U0351442

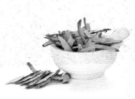

中国历来有『药食同源』一说。
药膳虽说不是什么新鲜玩意，
但食用得法是养生保健的法宝。

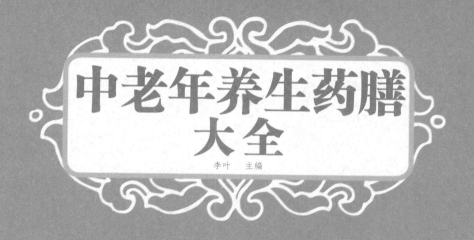

中老年养生药膳
大全

李叶 主编

北京联合出版公司
Beijing United Publishing Co.,Ltd.

北京科学技术出版社

图书在版编目（CIP）数据

中老年养生药膳大全 / 李叶主编 . — 北京：北京联合出版公司，2014.1
（2022.3 重印）

ISBN 978-7-5502-2423-0

Ⅰ . ①中… Ⅱ . ①李… Ⅲ . ①中年人 – 食物养生 – 食谱 ②老年人 – 食
物养生 – 食谱Ⅳ . ① R247.1 ② TS972

中国版本图书馆 CIP 数据核字（2013）第 293149 号

中老年养生药膳大全

主　　编：李　叶

责任编辑：史　媛

封面设计：韩　立

内文排版：盛小云

北京联合出版公司
北京科学技术出版社　出版
（北京市西城区德外大街 83 号楼 9 层　100088）
德富泰（唐山）印务有限公司印刷　新华书店经销
字数 350 千字　720 毫米 ×1020 毫米　1/16　20 印张
2014 年 1 月第 1 版　2022 年 3 月第 2 次印刷
ISBN 978-7-5502-2423-0
定价：68.00 元

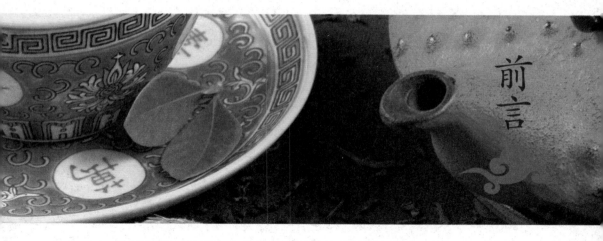

前言

　　健康长寿，是每个人尤其是老年人的美好愿望。在生活中，我们总会接触到一些老年人，他们当中有些年纪不大，身体却很差。但也有些高龄的老年人，身体却依然很硬朗。这是为什么呢？事实上，人的身体状况不仅取决于他们自身的体质，还与后天的保养有关。随着年龄的增长，人到老年以后，整个生理状况乃至各个器官功能都发生了很大的变化。这时候，老年人除了要积极锻炼身体、强壮体格外，合理的膳食安排也非常重要。而药膳养生，就是老年人养生防病、延年益寿的一条最有效途径，正确合理的食疗与药膳可以使人长寿。

　　人皆"厌于药，喜于食"，老年人更是如此。药膳"寓医于食，药食同源"，既能让老年人享受到食物的美味，又能起到药用疗效，一举两得，何乐而不为呢？但老年人的饮食选择及安排，不能等同于普通的成年人，而应有其独特的需要和禁忌。因此，我们要树立起科学的观念，根据老年人的生理特点和营养需求，将食物的特性同老年人的身体状况、消化能力和生活条件等因素结合起来，进行合理安排，做到膳食结构合理，营养需求平衡，从而最终达到使老年人强身健体、延年益寿的目的。

　　本书详细介绍了九种体质的特点，列举了每种体质首选的药材与食材，并且给出相应的养生药膳供老年人选择。老年人在选择药膳时，首先要熟悉药膳的原料，也就是要熟悉药材和食材的特性，即其四性、五味、五色，还要清楚其搭配宜忌、使用原则和一些必要的药膳制作常识。另外，老年人在日常饮食中适当地补充一些营养素以及有原则地选择食物、自觉避开禁吃的食物，对于老年人养生都有着非常大的意义。

本书还根据气候节令的变化、人体五脏六腑的需求以及老年人常见的病症，对老年人的饮食进行指导，如果老年人能够做到按季节特点，针对各种病症以及各个脏腑不同的需求来调理饮食，为身体补充所需的营养成分，不仅对身体健康大有裨益，还可防治疾病，让老年人真正体验到药膳"功效在饱腹之后，收益在享受之中"的神奇。

我们殷切希望本书能对每位老年朋友都有所帮助，愿本书能让老年朋友安享健康的生活。

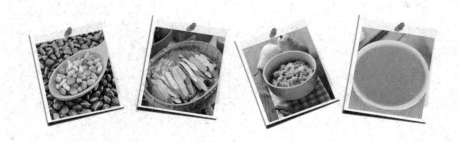

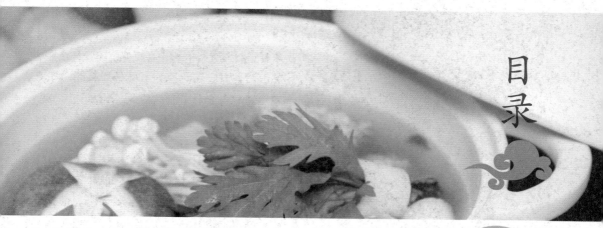

目录

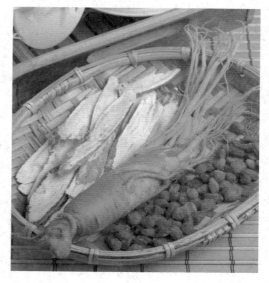

第一篇 | 研读《黄帝内经》《本草纲目》，破解药膳养生密码

第一章 辨清体质，因人施膳

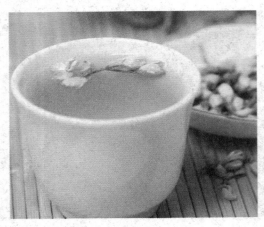

第二章 药材、食材要熟悉，药膳常识要清楚

第二篇 春夏秋冬各不同，四季膳食有讲究

第一章 春季药膳养生

第二章 夏季药膳养生

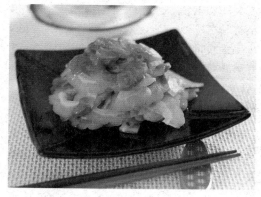

第三章 秋季药膳养生

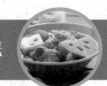

第三篇 | 五脏六腑好好养，健康状态调出来

第一章 药膳护理肝脏，拥护"大将军"

第二章 药膳养护心脏，保护"君主之官"

第三章 药膳调养脾胃，爱护"粮食局长"

第四章 药膳润肺益气，养好"相傅之官"

第五章 药膳温补肾脏，养护"作强之官"

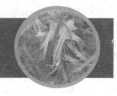

第四篇 研读《黄帝内经》《本草纲目》，药膳对症防治老年病

第一章 呼吸、消化科疾病食疗药膳

第二章 心脑血管、精神科疾病食疗药膳

第三章 骨科、五官科及皮肤科疾病食疗药膳

第四章 泌尿、生殖系统疾病食疗药膳

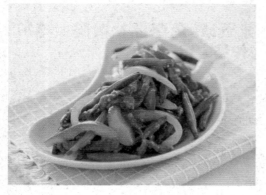

第一篇
研读《黄帝内经》
《本草纲目》，
破解药膳养生密码

中华民族自古就是一个注重养生的民族，"食"与"药"是日常生活中不可或缺的，也是养生的重中之重。自古就有"药食同源"之说，有些食物不仅可以充饥，而且还可辅助治疗疾病，而药物不仅能治病还能养生。

你对体质了解多少？如何根据体质施膳？药材、食材都有怎样的性质特点？药膳常识你是否已经掌握？老年人养生，日常饮食该如何安排？老年人慎食食物，你又是否一一牢记？让《黄帝内经》《本草纲目》带领你走进神奇的药膳养生之道吧！

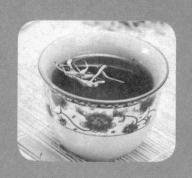

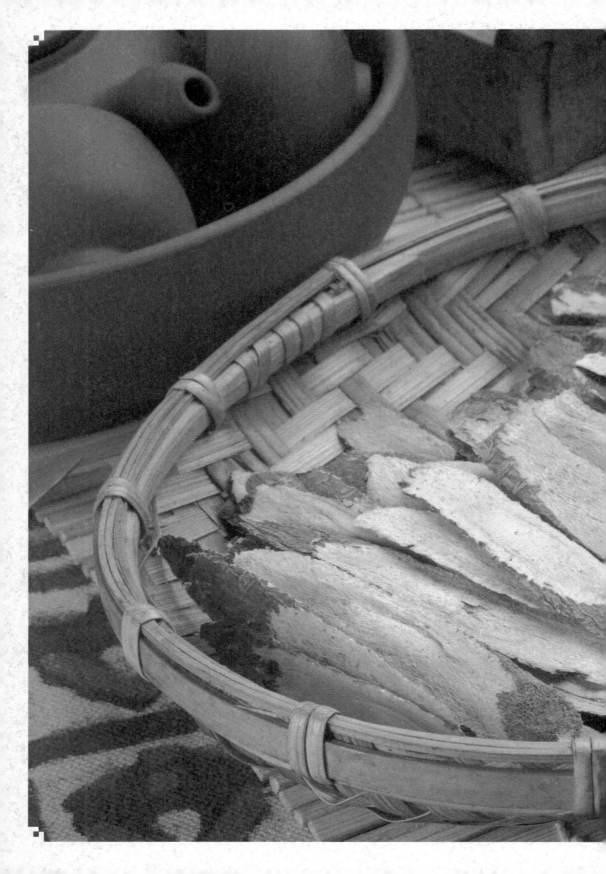

第一章

辨清体质，因人施膳

药膳是将中药材和食物配伍使用，然后经烹调制成美味的佳肴，这样食物因为加入了中药材而有了特殊的香气及味道，同时具有了药材的滋补调养功效。然而，药膳讲究因人施膳，不同体质的人，食疗方法也不同。例如人参、冬虫夏草、鹿茸、肉桂、杜仲、龙眼肉等中药材虽具有滋补强壮的作用，但不能长期不分对象地食用，否则可能会出现热盛火炎等不良反应；野菊花、苦瓜、金银花、夏枯草等属寒凉性药材、食材，体质虚寒的人吃了会寒上加寒。因此药膳配方必须要在中医学理论的指导下，经过正确辨证后才能调配，擅自配方不但会削减药膳的功效，还有可能产生毒副反应。因此，我们在选取药膳时需非常谨慎，只有在辨清自身体质状况的前提下，人们才能真正做到"对症下药，药到病除"。

现代中医体质论

※不同的人有不同的体质，人的体质是由先天遗传、后天的居住环境、饮食等多方面因素形成的。不同的体质带给我们不同的生命体验。那么中医学对体质有着怎样的看法呢？

什么是体质

所谓体质，是指在人的生命过程中，在先天禀赋和后天获得的基础上，逐渐形成的在形态结构、生理功能、物质代谢和性格心理方面，综合的、固有的一些特质。

体质可高度概括为形和神两个方面。形主要是形态结构，也就是人体看得见、摸得着的有形态结构的物质部分，如肌肉、骨骼等。神包括功能活动、物质代谢过程、性格心理精神，比如心跳、呼吸、吸收、消化、排泄以及人的性格特点、精神活动、情绪反应、睡眠等。形神结合就是生命，形神和谐才会健康，形神不和就会生病，形神相离就会死亡。

体质决定健康

体质的变化决定健康的变化。每个人的体质都具有相对的稳定性，但是也具有一定范围的动态可变性、可调性，才使体质养生具有很好的实用价值。通过调养，可以使体质向好的方面转化。体质养生就是顺应体质的稳定性，优化体质的特点，改善体质不好的变化和明显的偏颇。体质决定了我们的健康，决定了我们对于某些疾病的易感性，也决定了得病之后的反应形式以及治疗效果和预后转归，所以了解自己的体质并根据自身体质来制定养生方案，对我们每个人来说都非常重要。

养生需要分体质

一个人是否容易生病、身体状况如何，是由体质决定的。体质分先天和后天，先天的体质是父母赋予我们的，我们无法改变，但后天体质却是由我们自己掌握的。因此，我们要注重后天的体质养生。但并不是所有的人都适用于同一种养生方法，养生还需分体质。

人的形体有胖瘦、体质有强弱、脏腑有偏寒偏热的不同。其所受的病邪，也都根据每人的体质、脏腑之寒热而各不相同。或成为虚证，或成为实证，或成为寒证，或成为热证。就好比水与火，水多了火就会灭，火盛了则水就会干涸，事物总是在盛衰变化。也就是说，不同的体质易得不同的疾病。所以养生要因人而异，有的放矢，体现个体差异，绝不能所有的人都按照相同的方法养生保健。

九种体质自测法

※老年人要想通过食用药膳来养生，首先要辨清自己是何种体质，这样才能因人施膳，从而达到养生的目的。《黄帝内经》将人的体质大致分为以下九种。

平和体质

平和体质是一种健康的体质，其主要特征为：阴阳气血调和，体形匀称健壮，面色、肤色润泽，头发稠密有光泽，目光有神，鼻色明润，嗅觉通利，唇色红润，不易疲劳，不易生病，生活规律，精力充沛，耐受寒热，睡眠良好，饮食较佳，二便正常。此外，性格开朗随和，对于环境和气候的变化适应能力较强。平和体质者饮食应有节制，营养要均衡，饮食粗细搭配要合理，少吃过冷或过热的食物。

气虚体质

气虚体质是由于一身之气不足，以气虚体弱、脏腑功能状态低下为主要特征的体质状态。其主要特征为：元气不足，肌肉松软不实，平素语音低弱，气短懒言，容易疲乏，精神不振，易出汗，舌淡红，舌边有齿痕，脉弱，易患感冒、内脏下垂等病。此外，性格内向，不喜冒险，不耐受风、寒、暑、湿邪。气虚体质者平时应多食用具有益气健脾作用的食物，如白扁豆、红薯、山药等。不吃或少吃荞麦、柚子、菊花等。

阳虚体质

阳虚体质是指人体的阳气不足，人的身体出现一系列的阳虚症状。其主要特征为：畏寒怕冷，手足不温，肌肉松软不实，喜热饮食，精神不振，舌淡胖嫩，脉沉迟，易患痰饮、肿胀、泄泻等病，感邪易从寒化。此外，性格多沉静、内向，耐夏不耐冬，易感风、寒、湿邪。阳虚体质者平时可多食牛肉、羊肉等温阳之品，少吃或不吃生冷、冰冻之品。

阴虚体质

"阴虚"是指精血或津液亏损。其主要特征为：口燥咽干，手足心热，体形偏瘦，鼻微干，喜冷饮，大便干燥，舌红少津，脉细数，易患虚劳、失精、不寐等病，感邪易从热化。此外，性情急躁，外向好动、活泼，耐冬不耐夏，不耐受暑、热、燥邪。阴虚体质者平时应多食鸭肉、绿豆、冬瓜等甘凉滋润之品，少食羊肉、韭菜、辣椒等性温燥烈之品。

🐚 血瘀体质

血瘀体质的人血脉运行不通畅，不能及时排出和消散离经之血，久之，就会淤积于脏腑器官组织之中，而产生疼痛。其主要特征为：肤色晦暗，色素沉着，容易出现瘀斑，口唇暗淡，舌暗或有瘀点，舌下络脉紫暗或增粗，脉涩，易患痛证及血证等。此外，血瘀体质者易烦、健忘，不耐受寒邪。血瘀体质者应多食山楂、红糖、玫瑰等，不吃收涩、寒凉、冰冻之品。

🐚 痰湿体质

痰湿体质者脾胃功能相对较弱，气血津液运行失调，导致水湿在体内聚积成痰。其主要特征为：体形肥胖，腹部肥满，面部皮肤油脂较多，多汗且黏，胸闷，痰多，口黏腻或甜，喜食肥甘甜黏，苔腻，脉滑，易患消渴、中风、胸痹等病。此外，性格偏温和、稳重，多善于忍耐，对梅雨季节及湿重环境适应能力差。痰湿体质者饮食以清淡为主，多食粗粮，夏多食姜，冬少进补。

🐚 湿热体质

湿热体质是以湿热内蕴为主要特征的体质状态。其常表现为：面垢油光，易生痤疮，口苦口干，身重困倦，大便黏滞不畅或燥结，小便短黄，男性易阴囊潮湿，女性易带下增多，舌质偏红，苔黄腻，脉滑数，易患疮疖、黄疸、热淋等病。此外，容易心烦急躁，对夏末秋初湿热气候，湿重或气温偏高环境较难适应。湿热体质者饮食以清淡为主，可多食赤小豆，不宜食用冬虫夏草等补药。

🐚 气郁体质

气郁体质者大都性格内向不稳定，敏感多虑。其常表现为：神情抑郁，忧虑脆弱，形体瘦弱，烦闷不乐，舌淡红，苔薄白，脉弦，易患脏躁、梅核气、百合病及抑郁症等。此外，气郁体质者对精神刺激适应能力较差，不适应阴雨天气。气郁体质者宜多食一些行气解郁的食物，如佛手、橙子、柑皮等，忌食辛辣食物、咖啡、浓茶等刺激品。

🐚 特禀体质

特禀体质也就是过敏体质，属于一种偏颇的体质类型，过敏后会给患者带来各种不适。其主要特征为：常见哮喘、风团、咽痒、鼻塞、喷嚏等；患遗传性疾病者有垂直遗传、先天性、家族性特征；先天性禀赋异常者或有畸形，或有生理缺陷；患胎传性疾病者具有母体影响胎儿个体生长发育及相关疾病特征。此外，特禀体质者对外界环境适应能力差。特禀体质者饮食宜益气固表，起居避免过敏源，加强体育锻炼。

平和体质首选材料、药膳

※平和体质一般不需要特殊调理，但人体的内部环境也易受外界因素的影响，如夏季炎热、干燥少雨，人体汗出较多，易耗伤阴津，所以可适当选用一些滋阴清热的食材或药材，如百合、玉竹、银耳、枸杞、沙参、梨、丝瓜、鸭肉、兔肉等。在梅雨季节气候多潮湿，则可选用一些健脾祛湿的食物或药材，如鲫鱼、茯苓、白扁豆、山药、赤小豆、莲子、薏米、绿豆、马蹄、冬瓜等。

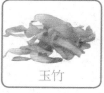 玉竹
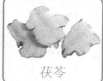 茯苓
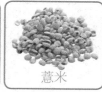 薏米
 枸杞
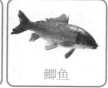 鲫鱼

玉竹枸杞粥

|配 方| 大米100克，玉竹30克，枸杞20克，白糖适量

|做 法| ①先将大米洗净，放入清水中浸泡；然后将枸杞、玉竹分别洗净备用。②锅置火上，加入清水，入大米煮至七成熟，加入玉竹、枸杞煮至粥将成，然后加入白糖调味即可。

功效 此品具有滋阴润燥、益气补虚的功效。

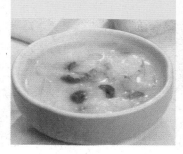

绿豆茯苓薏米粥

|配 方| 绿豆200克，薏米200克，茯苓15克，冰糖100克

|做 法| ①将绿豆和薏米淘洗干净，盛入锅中加6碗水。②茯苓碎成小片，放入盛有绿豆、薏米的锅中，以大火煮开，转小火续煮30分钟。③加冰糖煮溶即可。

功效 健脾益气，清热利湿，养心安神。

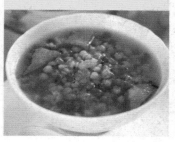

枸杞鲫鱼粥

|配 方| 鲫鱼肉50克，大米100克，盐3克，味精2克，料酒、枸杞、葱花、香油各适量

|做 法| ①大米洗净，清水浸泡；鲫鱼肉洗净切块，用料酒腌渍。②锅置火上，注清水，放入大米煮至五成熟。③放鱼肉、枸杞煮至米粒开花，加盐、味精、香油调匀，撒入葱花便可。

功效 健脾利水，滋补肝肾，明目。

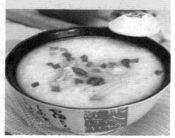

❀ 气虚体质首选材料、药膳

※气虚体质者宜吃性平偏温的、具有补益作用的药材和食材。比如中药有人参、黄芪、西洋参、党参、太子参、山药、莲子、艾实等；果品类有大枣、葡萄干、苹果、龙眼肉、白果、橙子等；蔬菜类有白扁豆、红薯、南瓜、包心菜、胡萝卜等；肉食类有鸡肉、猪肚、牛肉、羊肉、鹌鹑等；水产类有泥鳅、鳝鱼等；调味料有麦芽糖、蜂蜜等；谷物类有糯米、小米、黄豆等。

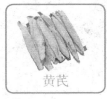
黄芪

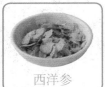
西洋参

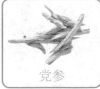
党参

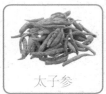
太子参

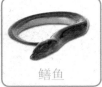
鳝鱼

黄芪豌豆粥

配方 荞麦80克，豌豆30克，黄芪3克，冰糖10克

做法 ①将荞麦入水中泡发，然后洗净；把豌豆、黄芪均洗净备用。②锅置火上，倒入清水，放入荞麦和豌豆，煮开。③加入黄芪、冰糖，同煮至浓稠状即可。

功效 补气养血，提高机体的抗病能力和康复能力。

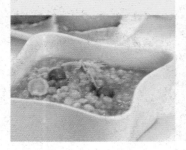

参果炖瘦肉

配方 猪瘦肉25克，太子参100克，无花果200克，盐、味精各适量

做法 ①将太子参略洗；把无花果洗净。②将猪瘦肉洗净然后切片。③把全部用料放入炖盅内，加滚水适量，盖好，隔滚水炖约2小时，加入盐、味精调味供用。

功效 此品具有益气养血、健胃理肠的功效。

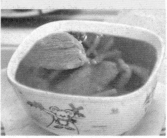

鳝鱼药汁粥

配方 鳝鱼50克，党参、当归各20克，大米80克，盐3克，姜末、葱花各适量，酱油少许

做法 ①大米洗净浸泡；党参、当归洗净；鳝鱼肉洗净切段。②油锅入料酒，下鳝段翻炒，加盐炒熟盛出。③锅内加水，入大米、党参、当归煮至五成熟；入鳝段、姜末煮至米粒开花，加入调料，撒入葱花即成。

功效 补气益血，滋补强身。

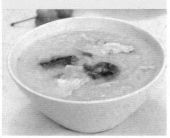

阳虚体质首选材料、药膳

※阳虚体质者可多食温热之性的药材和食材。比如中药有鹿茸、杜仲、肉苁蓉、淫羊藿、锁阳等。果品类有荔枝、榴莲、龙眼肉、板栗、大枣、核桃、腰果、松子等。干果中最典型的就是核桃，可以温肾阳，最适合腰膝酸软、夜尿多的老年人。蔬菜类包含生姜、韭菜、辣椒、山药等。肉食类有羊肉、牛肉、狗肉、鸡肉等。水产类有虾、鳝鱼、海参、鲍鱼、淡菜等。调料类有花椒、姜、茴香、桂皮等。

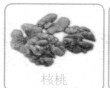
核桃

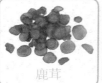
鹿茸

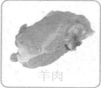
羊肉

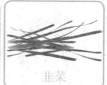
韭菜

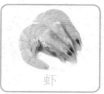
虾

鹿茸枸杞蒸虾

|配 方| 大白虾500克，鹿茸10克，枸杞10克，米酒50毫升

|做 法| ①大白虾剪去须脚，自背部剪开，以牙签挑去肠泥，冲净、沥干。②鹿茸以火烧去周边绒毛，并与枸杞先在米酒中浸泡20分钟。③虾盛盘，放入鹿茸、枸杞和米酒。④煮锅内加2碗水煮沸，将盘子移入隔水蒸8分钟即成。

|功 效| 此品可壮元阳，补气血，益精髓。

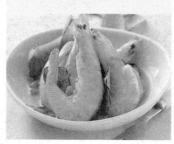

猪肠核桃汤

|配 方| 猪大肠200克，核桃仁60克，熟地30克，大枣10枚，姜丝、葱末、料酒、盐各适量

|做 法| ①猪大肠治净，入沸水中焯2~3分钟，捞出切块；核桃仁捣碎。②大枣洗净备用；熟地用干净纱布包好。③锅内加水适量，放入猪大肠、核桃仁、药袋、大枣、姜丝、葱末、料酒，大火烧沸，改用文火煮40~50分钟，拣出药袋，调入盐即成。

|功 效| 补肝肾，强筋骨。

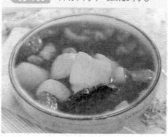

当归生姜羊肉粥

|配 方| 当归10克，羊肉100克，大米80克，料酒3克，生抽5克，姜丝3克，盐2克，味精2克，香油适量

|做 法| ①大米淘净，浸泡半小时；羊肉洗净，切片，用料酒、生抽腌制；当归洗净，浸泡至发透。②大米、当归入锅，加适量清水，旺火煮沸，下入羊肉、姜丝，转中火熬煮至米粒开花。③小火熬成粥，盐、味精调味，淋香油即可。

|功 效| 温阳散寒，活血。

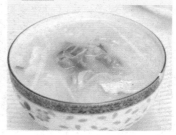

阴虚体质首选材料、药膳

※阴虚证表现为肾、肺虚的不同症状，应根据不同的阴虚症状而选用药材或食材。比如中药材有银耳、百合、石斛、玉竹、枸杞、罗汉果等。食材类有石榴、葡萄、柠檬、苹果、梨、香蕉、番茄、马蹄、冬瓜等。新鲜莲藕也非常适合阴虚内热的人，可以在夏天榨汁喝；如果藕稍微老一点，质地粉，补脾胃效果则更好。也可以利用以上的药材和食材做成药膳，不仅美味，而且营养丰富，滋阴润燥。

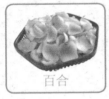
百合

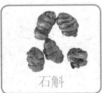
石斛

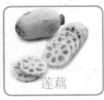
莲藕

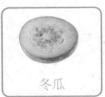
冬瓜

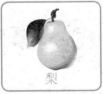
梨

冬瓜瑶柱汤

|配方| 冬瓜200克，瑶柱20克，虾30克，草菇10克，姜10克，盐5克，味精3克，鸡精1克，高汤适量

|做法| ①冬瓜去皮，切成片；瑶柱泡发；草菇洗净，对切。②虾剥去壳，挑去泥肠洗净；姜去皮，切片。③锅上火，爆香姜片，下入高汤、冬瓜、瑶柱、虾、草菇煮熟，加入调味料即可。

功效 此品可滋阴补血，利水祛湿。

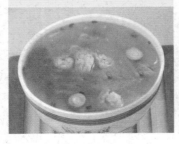

雪梨猪腱汤

|配方| 猪腱500克，雪梨1个，无花果8个，盐5克（或冰糖10克）

|做法| ①猪腱洗净，切块；雪梨洗净去皮切成块；无花果用清水浸泡，洗净。②把全部用料放入清水煲内，武火煮沸后，改文火煲2小时。③加盐调成咸汤或加冰糖调成甜汤供用。

功效 此品润肺清燥，降火解毒。

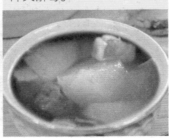

百合绿豆豆薯汤

|配方| 百合（干）150克，绿豆300克，豆薯1个，瘦肉1块，盐、味精、鸡精各适量

|做法| ①百合泡发；瘦肉洗净，切成块。②豆薯洗净，去皮，切成大块。③将所有原材料放入煲中，以大火煲开，转用小火煲15分钟，加入调味料调味即可。

功效 此品具有清火、润肺、安神的功效。

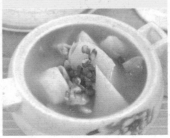

湿热体质首选材料、药膳

※湿热体质者养生重在疏肝利胆、祛湿清热，饮食应以清淡为主。中药方面可选用茯苓、薏米、赤小豆、玄参等有清热利湿功效的。食材方面可多食绿豆、芹菜、黄瓜、丝瓜、荠菜、芥蓝、竹笋、藕、紫菜、海带、四季豆、兔肉、鸭肉等甘寒、甘平的食物。湿热体质者还可适当喝些凉茶，如决明子、金银花、车前草、淡竹叶、溪黄草、木棉花茶等，这对湿热体质者也有很好的效果，可驱散湿热，但不可多喝。

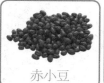 赤小豆
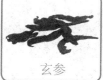 玄参
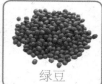 绿豆
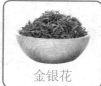 金银花
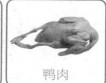 鸭肉

金银花饮

配方 金银花20克，山楂10克，蜂蜜250克

做法 ①将金银花、山楂一起放入锅内，加适量的水。②将锅置急火上烧沸，5分钟后取药液一次，再加水煎熬一次，取汁。③将两次药液合并，稍冷却，然后放入蜂蜜，搅拌均匀即可。

功效 此品具有清热祛湿、驱散风热的功效。

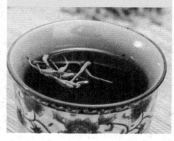

兔肉薏米煲

配方 兔腿肉200克，薏米100克，红枣6枚，盐少许，鸡精2克，葱、姜、油各适量

做法 ①兔腿肉洗净剁块；薏米洗净；红枣洗净备用。②炒锅上火倒入水，下入兔腿肉氽水冲净备用。③净锅上火倒入油，将葱、姜爆香，倒入水，调入盐、鸡精，下入兔腿肉、薏米、红枣，小火煲至入味即可。

功效 此品能清热利湿，益气补虚。

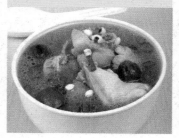

赤小豆炖鲫鱼

配方 赤小豆50克，鲫鱼1条（约350克），盐、味精适量

做法 ①将鲫鱼处理干净，备用。②将赤小豆清洗干净，备用。③鲫鱼和赤小豆放入锅内，然后加2000~3000毫升水清炖，一直炖至鱼熟烂，最后加盐、味精调味即可。

功效 此品可解毒渗湿，利水消肿。

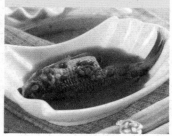

痰湿体质首选材料、药膳

※痰湿体质者养生重在祛除湿痰，畅达气血，宜食味淡，性温、平之食物。中药方面可选赤小豆、白扁豆、山药、薏米等有健脾利湿功效的，也可选生黄芪、茯苓、白术、陈皮等有健脾益气化痰功效的。食材方面宜多食粗粮等，如玉米、小米、黑米、高粱、大麦、燕麦、荞麦、黄豆、黑豆、芸豆、蚕豆、红薯、马铃薯等。有些蔬菜比如芹菜、韭菜，也含有丰富的膳食纤维，非常适合痰湿体质者食用。

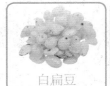
白扁豆

山药

白术

陈皮

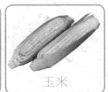
玉米

白扁豆鸡汤

|配方| 白扁豆100克，莲子40克，鸡腿300克，砂仁10克，盐5克

|做法| ①将清水1500毫升、鸡腿、莲子置入锅中，以大火煮沸，转小火续煮45分钟备用。②白扁豆洗净，沥干，放入锅中与其他材料混合，煮至白扁豆熟软。③再放入砂仁，搅拌溶化后，加入盐调味后即可关火。

功效 此品可健脾化湿，和中止呕。

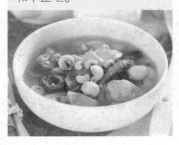

白术茯苓田鸡汤

|配方| 白术、茯苓各15克，白扁豆30克，芡实20克，田鸡（人工养殖）肉块200克，盐5克

|做法| ①白术、茯苓洗净入砂锅，加适量清水，用文火煲30分钟后，去渣取汁。②芡实、白扁豆洗净，入砂锅大火煮开后转小火炖20分钟，再将田鸡肉块放入锅中炖煮。③加入盐与药汁，一同煲至熟烂即可。

功效 此品具有健脾益气、利水消肿的功效。

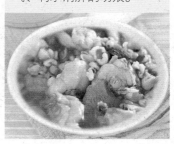

陈皮山楂麦芽茶

|配方| 陈皮12克，山楂10克，麦芽10克，冰糖10克

|做法| ①将陈皮、山楂、麦芽一起放入煮锅中。②锅中加入800毫升水，先以大火煮开，然后转小火续煮20分钟。③再加入冰糖，小火煮至溶化即可。

功效 此品具有理气健脾、祛湿润燥的功效，痰湿体质的人可常饮。

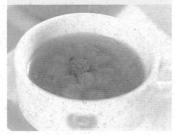

血瘀体质首选材料、药膳

※血瘀体质者养生重在活血祛瘀，补气行气。调养血瘀体质的首选中药是丹参，丹参是著名的活血化瘀中药，有促进血液循环，扩张冠状动脉，增加血流量，防止血小板凝结，改善心肌缺血的功效。另外，桃仁、红花、当归、三七、川芎等中药对于血瘀体质者也有很好的活血化瘀功效。食材方面如山楂、金橘、韭菜、洋葱、大蒜、桂皮、生姜、菇类、螃蟹、海参等都适合于血瘀体质者食用。

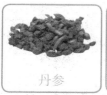 丹参
 桃仁
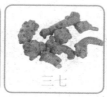 三七
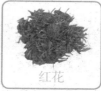 红花
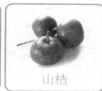 山楂

三七薤白鸡肉汤

|配 方| 鸡肉350克，枸杞20克，三七、薤白各少许，盐5克

|做 法| ①鸡肉收拾干净，斩件，汆水；三七洗净，切片；薤白洗净，切碎；枸杞洗净，浸泡。②将鸡肉、三七、薤白、枸杞放入锅中，加适量清水，用小火慢煲。③2小时后加入盐即可食用。

功效 此品可活血化瘀，散结止痛。

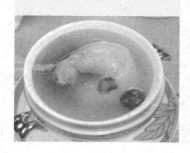

蛇舌草赤小豆汤

|配 方| 赤小豆200克，白花蛇舌草15克，红糖适量，水1200毫升

|做 法| ①中药材洗净，赤小豆治净浸泡备用。②将白花蛇舌草加水，大火煮滚后转小火煎煮至剩2碗水的分量，滤渣取药汁备用。③将药汁加赤小豆以小火续煮至赤小豆熟烂，加红糖调味即可。

功效 此品具有凉血解毒、活血化瘀的功效。

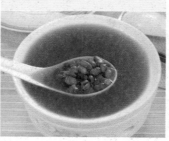

丹参红花陈皮饮

|配 方| 丹参10克，红花5克，陈皮5克

|做 法| ①将丹参、红花、陈皮洗净备用。②先将丹参、陈皮放入锅中，加水适量，选用大火煮开，然后转小火煮5分钟即可关火。③再放入红花，加盖焖5分钟，倒入杯内，代茶饮用。

功效 此品具有活血化瘀、疏肝解郁的功效。

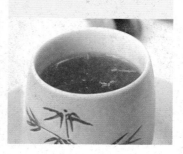

气郁体质首选材料、药膳

※气郁体质者养生重在疏肝理气。中药方面可选陈皮、菊花、酸枣仁、香附等。陈皮有顺气、消食、治肠胃不适等功效；菊花有平肝、宁神静思之功效；香附有温经、疏肝理气的功效；酸枣仁能安神镇静、养心解烦。食材方面可选橘子、柚子、洋葱、丝瓜、包心菜、香菜、萝卜、槟榔、大蒜、高粱、豌豆等有行气解郁功效的食物，醋也可多吃一些，山楂粥、花生粥也颇为相宜。

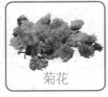 菊花
 香附
 酸枣仁
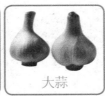 大蒜
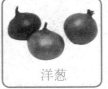 洋葱

山楂陈皮菊花茶

| 配 方 | 山楂10克，陈皮10克，菊花5克，冰糖15克

| 做 法 | ①山楂、陈皮放入锅中，加入400毫升水以大火煮开。②转小火续煮15分钟后，加入冰糖、菊花熄火，焖一会即可饮用。

功效 此品具有消食积、宁神静思的功效，适用于气郁体质者服用。

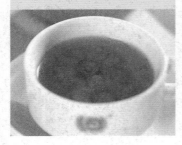

大蒜银花茶

| 配 方 | 金银花30克，甘草3克，大蒜20克，白糖适量

| 做 法 | ①将大蒜去皮，洗净捣烂。②金银花、甘草洗净，一起放入锅中，加水600毫升，用大火煮沸即可关火。③最后调入白糖即可服用。

功效 此品具有行气解郁、清热除燥的功效。

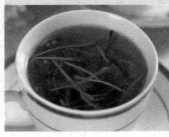

玫瑰香附茶

| 配 方 | 玫瑰花5朵，香附10克，冰糖15克

| 做 法 | ①香附放入煮壶，加入600毫升水煮开，转小火续煮10分钟。②陶瓷杯以热水烫温，放入玫瑰花，将香附水倒入冲泡，加糖调味即可饮用。

功效 此品具有疏肝解郁、行气活血的功效。

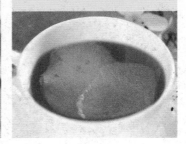

特禀体质首选材料、药膳

※特禀体质者在饮食上宜清淡、均衡，粗细搭配适当，荤素配伍合理。宜多吃一些益气固表的药材和食材。益气固表的中药中最好的是人参，虽然价格高，但效果明显。还有防风、黄芪、白术、山药、太子参等也有益气的作用。在食物方面可适当地多吃一些糯米、羊肚、燕麦、红枣、燕窝、泥鳅等。燕麦是特别适宜特禀体质的人的一种食物，常食可提高机体的免疫力，对防止过敏发生有很好的作用。

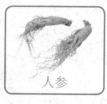
人参

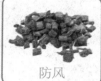
防风

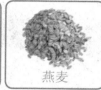
燕麦

糯米

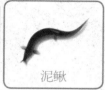
泥鳅

鲜人参炖竹丝鸡

| 配 方 | 鲜人参两根，竹丝鸡650克，猪瘦肉200克，生姜2片，花雕酒3克，金华火腿30克，味精、食盐各适量

| 做 法 | ①将竹丝鸡去毛、去内脏、切块；猪瘦肉切件；金华火腿切粒。②把所有的肉料焯去血污后，加入其他原材料，然后装入盅内，移入锅中隔水炖4小时；③加入调味料即可。

功效 此品可益气固表，强壮身体。

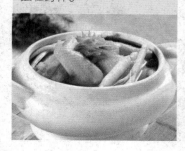

香附豆腐泥鳅汤

| 配 方 | 泥鳅300克，豆腐200克，香附10克，红枣15克，盐少许，味精3克，高汤适量

| 做 法 | ①将泥鳅处理干净；豆腐切小块；红枣洗净；香附洗净，煎汁备用。②锅上火倒入高汤，加入泥鳅、豆腐、红枣煲至熟，倒入香附药汁，煮开后，调入盐、味精即可。

功效 此品可补中益气，疏肝解郁。

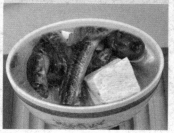

山药糯米粥

| 配 方 | 山药15克，糯米50克，红糖适量，胡椒末少许

| 做 法 | ①将山药去皮，洗干净，切成片状。②先将糯米洗净略炒，与山药共同煮粥。③粥将熟时，加入胡椒末、红糖，然后再稍煮即可。

功效 此品具有健脾暖胃、温中益气的功效，特禀体质者可常食。

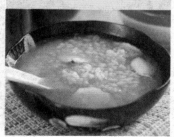

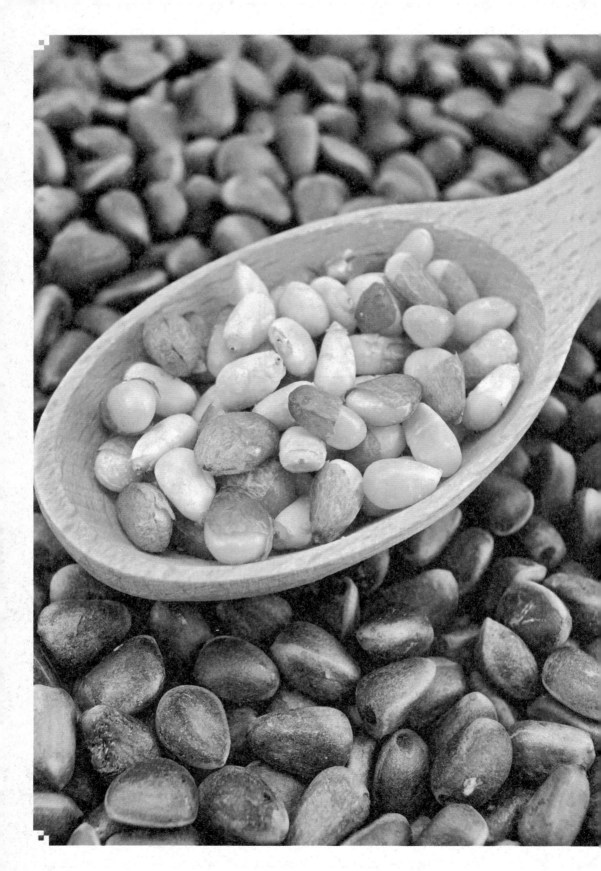

第二章

药材、食材要熟悉，药膳常识要清楚

从广义上来说，人们日常所用的食材和中药材，就是药膳原料的来源。每味中药材都具有独特的性能，每种食材的性味也不尽相同，药材和食材各自具有其不同的"性""味""色"，是其具有药效的基础。不同的药材和食材，在中医学、烹饪学和营养学的理论指导下，严格按照药膳配方组合应用，就形成了各种美味的、具有不同功效的药膳。巧妙搭配能使食材和药材的功效得到最大限度发挥，以达到保健、强身、治病的功效。药膳的选择需遵循一定的原则，如因证用膳、因时用膳、因人用膳、因地而异等，同时也应根据个人的体质不同，从而选择适合自己的药膳。此外，对于药膳的烹饪知识、工艺以及药膳养生禁忌、药膳原料的正确保存和使用方面也要有一定的了解，这样才能做出色、香、味俱全、功效显著的药膳。

寒、凉、温、热，四性因人制宜

※中医学将药材和食材分成四性、五味、五色，"四性"即寒、热、温、凉四种不同的性质，也是指人体食用后的身体反应。如食后能减轻体内热毒的食物属寒凉性，吃完之后能减轻或消除寒证的食物属温热性。

寒凉性药材与食材——清热、泻火、解暑、解毒……

寒凉性质的药材和食物大多有清热、泻火、解暑、解毒的功效，能解除或减轻热证，适合体质偏热，如易口渴、喜冷饮、怕热、小便黄、易便秘的人，或一般人在夏季食用。如金银花可治热毒疔疮；夏季食用西瓜可解口渴、利尿等。寒与凉只在程度上有差异，凉次于寒。

代表药材：金银花、菊花、石膏、知母、黄连、黄芩、栀子、桑叶、板蓝根、蒲公英、鱼腥草、淡竹叶、马齿苋、葛根等。

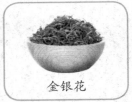
金银花

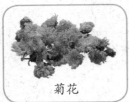
菊花

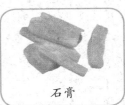
石膏

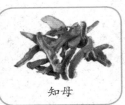
知母

代表食材：绿豆、西瓜、苦瓜、番茄、香蕉、梨、田螺、猪肠、柚子、山竹、海带、紫菜、竹笋、油菜、莴笋、芹菜、薏米、赤小豆、白萝卜、冬瓜等。

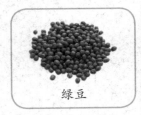
绿豆

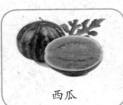
西瓜

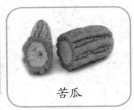
苦瓜

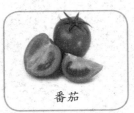
番茄

温热性药材与食材——抵御寒冷、温中补虚、暖胃……

温热性质的药材和食材均有抵御寒冷、温中补虚、暖胃的功效，可以消除或减轻寒证，适合体质偏寒，如怕冷、手脚冰冷、喜欢热饮的人食用。如辣椒适用于四肢发凉等怕冷的症状；姜、葱、红糖对缓解感冒、发热、腹痛等症状有很好的功效。

代表药材： 黄芪、五味子、当归、何首乌、大枣、龙眼肉、鸡血藤、鹿茸、杜仲、肉苁蓉、淫羊藿、锁阳、肉桂、补骨脂等。

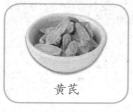 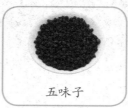 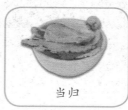 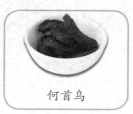

| 黄芪 | 五味子 | 当归 | 何首乌 |

代表食材： 姜、韭菜、荔枝、杏、栗子、葱、糯米、羊肉、狗肉、虾、鲢鱼、鳝鱼、辣椒、花椒、胡椒、洋葱、蒜、椰子、榴莲等。

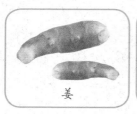 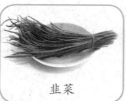 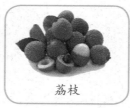 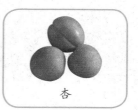

| 姜 | 韭菜 | 荔枝 | 杏 |

平性药材与食材——开胃健脾、强壮补虚

平性的药、食材介于寒凉和温热性药、食材之间，具有开胃健脾、强壮补虚的功效且容易消化。各种体质的人都适合食用。

代表药材： 党参、太子参、灵芝、蜂蜜、莲子、甘草、白芍、银耳、黑芝麻、玉竹、郁金、茯苓、桑寄生、麦芽、乌梅等。

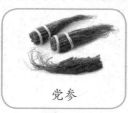 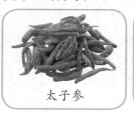 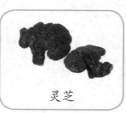 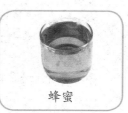

| 党参 | 太子参 | 灵芝 | 蜂蜜 |

代表食材： 黄花菜、胡萝卜、马铃薯、黄豆、大米、花生、蚕豆、无花果、李子、牛肉、黄鱼、鲫鱼、鲤鱼、牛奶等。

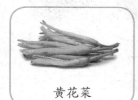 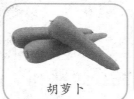 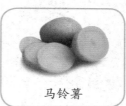 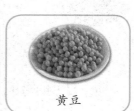

| 黄花菜 | 胡萝卜 | 马铃薯 | 黄豆 |

酸、苦、甘、辛、咸，五味各显其能

※ "五味"为酸、苦、甘、辛、咸五种味道，分别对应人体五脏，酸对应肝、苦对应心、甘对应脾、辛对应肺、咸对应肾，可根据各味对应的不同部位及其发挥的作用，选择适宜的药材和食材。

🍶 酸味药材与食材——"能收、能涩"

酸味药材和食材对应于肝脏，大体都有收敛固涩的作用，可以增强肝脏的功能，常用于盗汗、自汗、泄泻、遗尿、遗精等虚证，如五味子可止汗止泻、缩尿固精。食用酸味食物还可开胃健脾、增进食欲、消食化积，如山楂。酸性食物还能杀死肠道致病菌，但不能食用过多，否则会引起消化功能紊乱，引起胃痛等症状。

代表药材：浮小麦、吴茱萸、马齿苋、五味子、佛手、石榴皮、五倍子等。

代表食材：山楂、乌梅、葡萄、橘子、橄榄、荔枝、番茄、枇杷、醋等。

					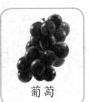
浮小麦	吴茱萸	马齿苋	山楂	乌梅	葡萄

🍶 苦味药材与食材——"能泻、能燥、能坚"

苦味药材和食材有清热、泻火、除燥湿和坚阴的作用，与心对应，可增强心的功能，多用于治疗热证、湿证等病症，但食用过量，也会导致消化不良。

代表药材：绞股蓝、白芍、骨碎补、赤芍、栀子、槐米、决明子、柴胡等。

代表食材：苦瓜、茶叶、青果等。

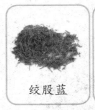	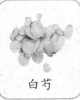	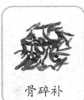		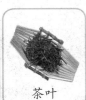	
绞股蓝	白芍	骨碎补	苦瓜	茶叶	青果

🍶 甘味药材与食材——"能补、能和、能缓"

甘味药材和食材有补益、和中、缓急的作用，可以补充气血、缓解肌肉紧张和疲劳，也能中和毒性，有解毒的作用。其多用于滋补强壮、缓和因风寒引起的痉挛、抽搐、疼痛，适用于虚证、痛证。甘味对应脾，可以增强脾的功能。但食用过多会引起血糖升高，胆固醇增加，导致糖尿病等。

代表药材：丹参、锁阳、沙参、黑芝麻、银耳、桑葚、黄精、百合、地黄等。

代表食材：莲藕、茄子、丝瓜、萝卜、牛肉、羊肉等。

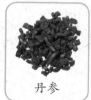   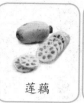

丹参　锁阳　沙参　莲藕　茄子　丝瓜

辛味药材与食材——"能散、能行"

辛味药材和食材有宣发、发散、行血气、通血脉的作用，可以促进肠胃蠕动，促进血液循环，适用于表证、气血阻滞或风寒湿邪等病症。但过量会使肺气过盛，痔疮、便秘的中老年人要少吃。

代表药材：红花、川芎、紫苏、藿香、生姜、益智仁、肉桂等。

代表食材：香菜、洋葱、芹菜、辣椒、花椒、茴香、韭菜、葱、大蒜、酒等。

   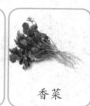 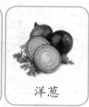 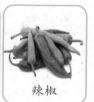

红花　川芎　紫苏　香菜　洋葱　辣椒

咸味药材与食材——"能下、能软"

咸味药材和食材有通便补肾、补益阴血、软化体内酸性肿块的作用，常用于治疗热结便秘等症。当发生呕吐、腹泻不止时，适当补充些淡盐水可有效防止发生虚脱。但有心脏病、肾病、高血压的中老年人不能多吃。

代表药材：蛤蚧、鹿茸、龟甲等。

代表食材：海带、海藻、海参、蛤蜊、猪肉、盐等。

 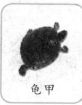 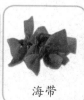

蛤蚧　鹿茸　龟甲　海带　海藻　海参

绿、红、黄、白、黑，五色养五脏

※ "五色" 为绿、红、黄、白、黑五种颜色，它们也分别与五脏相对应，能起到一定的滋补作用：绿色可养肝、红色可养心、黄色可养脾、白色可养肺、黑色可养肾。

绿色药材与食材——护肝

绿色食物中富含膳食纤维，可以清理肠胃，保持肠道正常菌群繁殖，改善消化系统，促进胃肠蠕动，保持大便通畅，有效减少直肠癌的发生。绿色药材和食材是人体的"清道夫"，其所含的各种维生素和矿物质，能帮助体内毒素的排出，能更好地保护肝脏，还可明目，对中老年人眼干、眼痛、视力减退等症状有很好的食疗功效，如桑叶、菠菜等。

代表药材和食材：桑叶、枸杞叶、夏枯草、菠菜、韭菜、苦瓜、绿豆、青椒、大葱、芹菜、油菜等。

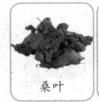桑叶 枸杞叶 夏枯草 菠菜 苦瓜 青椒

红色药材与食材——养心

红色食物中富含番茄红素、胡萝卜素、氨基酸及铁、锌、钙等矿物质，能提高人体免疫力，有抗自由基、抑制癌细胞的作用。红色食物如辣椒等可促进血液循环，缓解疲劳，驱除寒意，给人以兴奋感；红色药材如枸杞对中老年人头晕耳鸣、精神恍惚、心悸、健忘、失眠、视力减退、贫血、须发早白、消渴等多有裨益。

代表药材和食材：红枣、枸杞、牛肉、猪肉、羊肉、红辣椒、番茄、胡萝卜、红薯、赤小豆、苹果、樱桃、草莓、西瓜等。

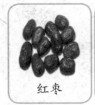红枣 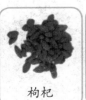枸杞 牛肉 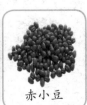赤小豆 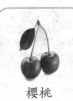樱桃 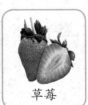草莓

🍐 黄色药材与食材——健脾

黄色食物中富含维生素C，可以抗氧化、提高人体免疫力，同时也可延缓皮肤衰老、维护皮肤健康。黄色蔬果中的维生素D可促进钙、磷的吸收，有效预防中老年人骨质疏松症。黄色药材如黄芪是民间常用的补气药，气虚体质的中老年人适宜食用。

代表药材和食材：黄芪、玉米、黄豆、柠檬、木瓜、柑橘、柿子、香蕉、姜等。

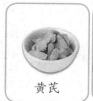   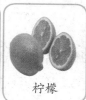

| 黄芪 | 玉米 | 黄豆 | 柠檬 | 木瓜 | 香蕉 |

🍐 白色药材与食材——润肺

白色食物中的米、面富含碳水化合物，是人体维持正常生命活动不可或缺的能量之源。白色蔬果富含膳食纤维，能够滋润肺部，提高免疫力；白肉富含优质蛋白；豆腐、牛奶富含钙质；白果有滋养、固肾、补肺之功，适宜肺虚咳嗽和老人肺气虚弱体质的哮喘；百合有补肺润肺的功效，肺虚干咳、久咳，或痰中带血的中老年人，非常适宜食用。

代表药材和食材：百合、白果、银耳、杏仁、莲子、白米、面食、白萝卜、豆腐、牛奶、鸡肉、鱼肉等。

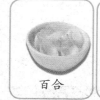   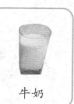

| 百合 | 银耳 | 莲子 | 白萝卜 | 豆腐 | 牛奶 |

🍐 黑色药材与食材——固肾

黑色食品含有多种氨基酸及丰富的微量元素、维生素和亚油酸等营养素，可以养血补肾，有效改善虚弱体质，同时还能提高机体的自愈能力。而其富含的黑色素类物质可清除体内自由基，富含的抗氧化成分能促进血液循环、延缓衰老，对中老年人有很好的保健作用。

代表药材和食材：何首乌、黑枣、木耳、黑芝麻、黑豆、黑米、海带、香菇、乌鸡等。

  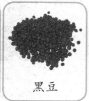 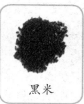 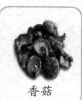

| 何首乌 | 黑芝麻 | 黑豆 | 黑米 | 香菇 | 乌鸡 |

熟悉中药材的配伍

※ "配伍"是指按病情需要和药性的特点，有选择地将两味以上的药物配合起来使用。但这不代表所有的中药都可配伍使用，中药的配伍也存在相宜相忌。以下让我们来熟悉一下中药材的配伍关系及其用药禁忌。

中药材的七种配伍关系

历代医家将中药材的配伍关系概括为七种，称为"七情"。

（1）单行

用单味药治病。如清金散，单用黄芩治轻度肺热咳血；独参汤，单用人参补气救脱。

（2）相使

将性能功效有共性的药配伍，一药为主，一药为辅，辅药能增强主药的疗效。如黄芪与茯苓配伍，茯苓能助黄芪补气利水。

（3）相须

将药性功效相似的药物配伍，可增强疗效。如桑叶和菊花配伍，可增强清肝明目的功效。

（4）相畏

即一种药物的毒性作用能被另一种药物减轻或消除。如附子配伍干姜，附子的毒性能被干姜减轻或消除，所以说附子畏干姜。

（5）相杀

即一种药物能减轻或消除另一种药物的毒性或不良反应。如干姜能减轻或消除附子的毒副反应，因此说干姜杀附子之毒。由此而知，相杀、相畏实际上是同一配伍关系的两种说法。

（6）相恶

即两药物合用，一种药物能降低甚至去除另一种药物的某些功效。如莱菔子能降低人参的补气功效，所以说人参恶莱菔子。

（7）相反

即两种药物合用，能产生或增加其原有的毒副反应。如配伍禁忌中的"十八反""十九畏"中的药物。

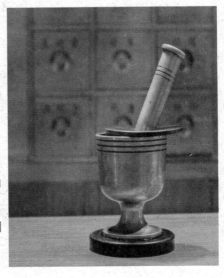

家庭药膳配伍，可取单行、相须、相使、相畏、相恶、相反的配伍一般禁用于家庭药膳中。

🍐 中药材用药之忌 ·······················

（1）配伍禁忌： 目前，中医学界共同认可的配伍禁忌为"十八反"和"十九畏"。"十八反"即甘草反甘遂、大戟、海藻、芫花，乌头反贝母、瓜蒌、半夏、白蔹、白及，藜芦反人参、沙参、丹参、玄参、苦参、细辛、芍药。"十九畏"即硫黄畏朴硝，水银畏砒霜，狼毒畏密陀僧，巴豆畏牵牛，丁香畏郁金，川乌、草乌畏犀角，牙硝畏三棱，官桂畏石脂，人参畏五灵脂。

（2）妊娠用药禁忌： 妊娠禁忌药物是指妇女在妊娠期，除了要中断妊娠或引产外，禁用或须慎用的药物。根据临床实践，将妊娠禁忌药物分为"禁用药"和"慎用药"两大类。禁用的药物多属剧毒药或药性峻猛的药，以及堕胎作用较强的药；慎用药主要是大辛大热药、破血活血药、破气行气药、攻下滑利药以及温里药中的部分药。

禁用药：水银、砒霜、雄黄、轻粉、甘遂、大戟、芫花、牵牛子、商陆、马钱子、蟾蜍、川乌、草乌、藜芦、胆矾、瓜蒂、巴豆、麝香、干漆、水蛭、三棱、莪术、斑蝥。

慎用药：桃仁、红花、牛膝、川芎、姜黄、大黄、番泻叶、牡丹皮、枳实、芦荟、附子、肉桂、芒硝等。

（3）服药食忌： 服药食忌是指服药期间对某些食物的禁忌，即通常说的忌口。忌口的目的是避免疗效降低或发生不良反应，影响身体健康及病情的恢复。一般而言，服用中药时应忌食生冷、辛辣、油腻、有刺激的食物。但不同的病情有不同的禁忌，如热性病应忌食辛辣、油腻、煎炸及热性食物，寒性病忌食生冷，肝阳上亢、头晕目眩、烦躁易怒者应忌食辣椒、胡椒、酒、大蒜、羊肉、狗肉等大热助阳之品，脾胃虚弱、易腹胀、易泄泻者应忌食黏腻、坚硬、不易消化之品，有皮肤病者应忌食鱼、虾、蟹等易引发过敏及辛辣刺激性食物。

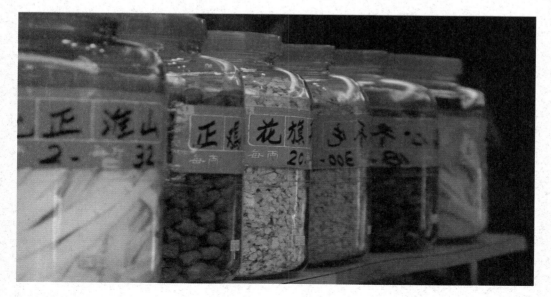

中药的科学煎煮有方法

※中药除了要有科学合理的搭配外，对于煎煮方法也很有讲究。在煎制中药汤剂时，可分为先煎、后下、包煎、另煎、烊化、冲服六种方法，人们可根据各种药物的特性选择适宜的煎煮方法。

煎煮中药应注意火候与煎煮时间。煎一般药宜先用大火后用小火。煎解表药及其他芳香性药物，应先用大火迅速煮沸，再改用小火煎10～15分钟即可。有效成分不易煎出的矿物类、骨角类、贝壳类、甲壳类药及补益药，宜用小火久煎，以使有效成分更充分地溶出。一般药物可以同时煎，但部分药物需做特殊处理。同一药物因煎煮时间不同，其性能与临床应用也存在差异。所以，煎制中药汤剂时应特别注意以下几点。

先煎

制川乌、制附片等药材，应先煎半小时后再放其他药同煎。生用时煎煮时间应加长，以确保用药安全。川乌、附子等药材，无论生用或制用，因久煎可以降低其毒性、烈性，所以都应先煎。磁石、牡蛎等矿物、贝壳类药材也应先煎30分钟左右再放入其他药材同煎。

后下

如薄荷、白豆蔻、大黄、番泻叶等药材，因其有效成分煎煮时容易挥发或分解破坏而不耐长时间煎煮者，煎煮时宜后下，待其他药材煎煮将成时投入，煎沸几分钟即可。

包煎

如车前子、葶苈子等较细的药材，含淀粉、黏液质较多的药材，辛夷、旋覆花等有毛的药材，这几类药材煎煮时宜用纱布包裹后再煎。

另煎

如人参、西洋参等贵重药材宜另煎，以免煎出的有效成分被其他药渣吸附，造成浪费。

烊化

如阿胶、鹿角胶、龟胶等胶类药，容易熬焦，宜另行烊化，再与其他药汁兑服。

冲服

如芒硝等入水即化的药材及竹沥等汁液性药材，宜用煎好的其他药液或开水冲服。

药膳选用原则

※药物是祛病救疾的，见效快，重在治病；药膳多以养生防病为目的，见效慢，重在"养"与"防"。药膳在保健、养生、康复中有很重要的地位，而人们在选用药膳时也要遵循一定的原则，才能真正发挥其最大作用。

因证用膳

中医讲辨证施治，药膳也应在辨证的基础上选料配伍，如血虚的患者多选用补血的食物，如红枣、花生、当归、龙眼肉等，阴虚的患者多使用枸杞、百合、麦冬、玉竹等，阳虚的人多选用杜仲、黄精、鹿茸、熟地、巴戟天等。只有因证用料，才能最大程度地发挥药膳的保健作用。

因时用膳

中医学认为，人与日月相应，人体脏腑气血的运行和自然界的气候变化密切相关。"用寒远寒，用热远热"，意思就是说在采用性质寒凉的药物时，应避开寒冷的冬天，而采用性质温热的药物时，应避开炎热的夏天。这一观点同样适用于药膳。如在夏季，人们应选择一些清凉的药材、食材，如金银花、淡竹叶、菊花、西瓜等，而在寒冷的冬天，就应选择阿胶、龙眼肉、鹿茸等温热性质的药材。

因人用膳

人的体质不同，用药膳时也应有所差异。小儿体质娇弱，选用原料不宜大寒大热；老人肝肾多不足，用药不宜温燥；孕妇恐动胎气，不宜用活血滑利之品。这些都是在药膳选用过程中应注意的。

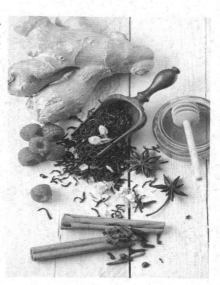

因地而异

不同的地区，气候条件、生活习惯均有一定差异，人体生理活动和病理变化也会不同。有的地方气候潮湿，该地的人们饮食多温燥辛辣；有的地方天气寒冷，该地的人们饮食多热而滋腻。在制作药膳时也应遵循同样的道理，要根据各地气候、生活习惯的不同选择不同的药膳。

药膳烹调知识和烹调工艺

※药膳与药材、食材一样，具有"四性"（寒、热、温、凉）和"五味"（酸、辛、甘、苦、咸）的特点，所以在制作药膳时，在考虑其功效的前提下，也要兼顾味道的可口。

🌸 烹饪药膳的要求

要炮制精美可口、功效显著的药膳其实没那么简单，除了要讲究烹饪技术之外，制作人员的中医药知识、药膳烹调的制作工艺、烹饪过程的清洁卫生等对药膳的功效和味道都有至关重要的影响。

（1）药膳制作人员除了要精于烹调技术外，还必须懂得中医、中药的知识，只有这样，才能制作出美味可口、功效显著的药膳。

（2）药膳的烹调制作必须建立在药膳调药师和药膳炮制师配制合格的药膳基础上，按照既定的制作工艺进行烹调制作，保证药膳制成之后，质量达到要求，色、香、味俱全。

（3）药膳烹调过程中的清洁卫生很重要，因为药膳是为民众的健康长寿服务的，清洁卫生工作的好坏直接关系到药膳的质量和功效。

（4）药膳的烹调制作，提倡节约的原则。在药膳的烹调制作中，取材用料十分严格。动物的头、爪、蹄、膀和内脏，植物的根、茎、叶、花和果实，在药膳中的运用都是泾渭分明的。在取用了主要部分后，剩余较多的副产物，如鸡内金、鳖甲、龟板、蛇鞭等，不要随意扔掉，可清理干净留待下次使用，这样就相应地降低了药膳的成本。

（5）药膳的烹调制作，应时刻牢记"辨证施膳"的原则。由于每个人的身体状况、所在的地区、时节各不相同，所以药膳烹调师应严格按照医生的处方抓药，然后让药物炮制师对药物进行炮制，最后才能进行药膳烹调。

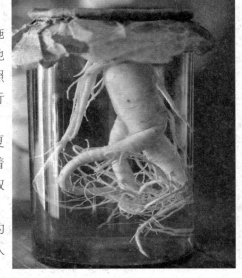

（6）对于名贵药物如人参、西洋参、冬虫夏草、燕窝、雪蛤等可与食物共烹，让食客能见着药物；对一些坚硬价廉药物可单独煮后滤渣提取药液与食物共烹。

（7）药膳烹调师在制作药膳前，要对药膳的制作有完整的设想，计划周密。是让全鸡、全鸭入膳，还是将食材切成块、丁入膳；是炒还是炖，都要先考虑好，然后按计划制作。

（8）药膳装盘上桌时要讲究造型美观。盛装药膳的餐具要适当，一般来说，条、丝用条盘，丁、块用圆盘，再配以适当的雕刻花朵和药膳功效说明，一款精美的药膳就可以上桌了。

🍶 药膳的烹饪方法

药膳的烹饪方法可分为"炖""焖""煨""蒸""煮""熬""炒"七种。可根据药膳原料的不同以及个人口味选择适合的烹饪方法。

（1）炖

先将食材放入沸水锅里汆去血污和腥膻味，然后放入炖锅内（选用砂锅、陶器锅为佳）；药物用纱布包好，用清水浸泡几分钟后放入锅内，再加入适量清水，大火烧沸后撇去浮沫，再改小火炖至熟烂。炖的时间一般在2~3小时。

特点：以喝汤为主，原料烂熟易入味，质地软烂，滋味鲜浓。

（2）焖

将食材冲洗干净，切成小块，锅内放油烧至六七成热，加入食材炒至变色，再加入药物和适量清水，盖紧锅盖，用小火焖熟即成。

特点：食材酥烂、汁浓、味厚，以柔软酥嫩的口感为主要特色。

（3）煨

煨分两种，第一种是将炮制后的药物和食物置于容器中，加入适量清水慢慢地将其煨至软烂；第二种是将所要烹制的药物和食材经过一定的方法处理后，再用阔菜叶或湿草纸包裹好，埋入刚烧完的草木灰中，用余热将其煨熟。

特点：加热时间长，食材酥软，口味醇厚，无需勾芡。

（4）蒸

将原料和调料拌好，装入容器，置于蒸笼内，用蒸气蒸熟。"蒸"又可细分为以下五种：①粉蒸，药食拌好调料后，再用米粉包好上蒸笼，如粉蒸丁香牛肉。②包蒸，药食拌好调料后，用菜叶或荷叶包好再上笼蒸制的方法，如荷叶凤脯。③封蒸，药食拌好调料后，装在容器中，用湿棉纸封闭好，然后再上笼蒸制的方法。④扣蒸，把药食整齐不乱地排放在合适的特制容器内，上笼蒸制的方法。⑤清蒸，把药食放在特制的容器中，加入调料和少许白汤，然后上笼蒸

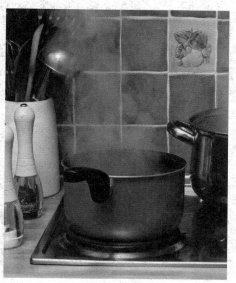

制的方法。

特点：营养成分不受损失，菜肴形状完整，质地细嫩，口感软滑。

（5）煮

将药物与食物洗净后放在锅内，加入适量清水或汤汁，先用大火烧沸，再用小火煮至熟。

特点：适于体小、质软一类的食材，属于半汤菜，其口味鲜香，滋味浓厚。

（6）熬

将药物与食物用水泡发后，去其杂质，冲洗干净，切碎或撕成小块，放入已注入清水的锅内，用大火烧沸，撇去浮沫，再用小火烧至汁稠、味浓即可。

特点：汤汁浓稠、食材质软。

（7）炒

先用大火将炒锅烧热，再下油，然后下原料炒熟。炒又可细分为以下四种：①生炒，原料不上浆，先将食物和药物放入热油锅中炒至五六成熟，再加入辅料一起炒至八成熟，加入调味品，迅速颠翻，断生即成。②熟炒，将加工成半生不熟或全熟后的食物切成片，放入热油煸炒，依次加入药物、辅料、调味品和汤汁，翻炒均匀即成。③滑炒，将原料加工成丝、丁、片、条，用盐、淀粉、鸡蛋清上浆后，放入热油锅里迅速滑散翻炒，加入辅料，用大火炒熟。④干炒，将原料洗净切好之后，先用调味料腌渍（不用上浆），再放入八成热的油锅中翻炒，待水气炒干，原料变微黄时，加入调料同炒，炒至汁干即成。

特点：加热时间短，味道、口感均较好。

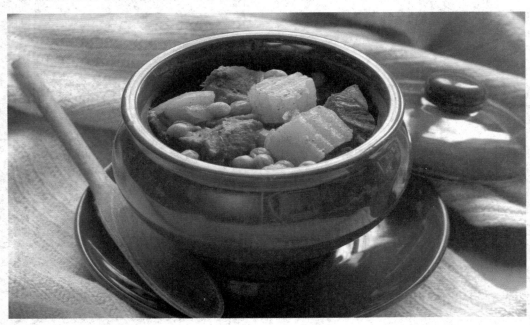

了解药膳的养生禁忌

※食物对疾病有食疗作用，但如果运用不当，也可以引发疾病或加重病情。因此，在使用药膳食疗的过程中一定要掌握一些食材的使用禁忌知识，才能避免走进误区，发挥食物的最大作用。

部分食材食用禁忌

（1）不适合某些人吃的食物

白萝卜：身体虚弱的人不宜吃。

茶：空腹时不要喝，失眠、身体偏瘦的人要尽量少喝。

姜：孕妇不可多吃。

胡椒：咳嗽、吐血、喉干、口臭、齿浮、流鼻血、痔漏的人不适合吃。

麦芽：孕妇不适合吃。

薏米：孕妇不适合吃。

杏仁：小孩吃得太多会产生疮痈、膈热，孕妇也不可多吃。

西瓜：胃弱的人不适合吃。

桃子：产后腹痛、经闭、便秘的人忌食。

绿豆：脾胃虚寒的人不宜食。

枇杷：脾胃寒的人不宜食。

香蕉：有胃溃疡的人不能吃。

（2）不宜搭配在一起食用的食物

牛奶和菠菜不能一起吃。

柿子和螃蟹一起吃会腹泻。

羊肉和奶酪一起吃会伤五脏。

螃蟹与花生一起吃会腹泻。

葱和鲤鱼一起吃容易引发旧病。

李子和白蜜一起吃会破坏五脏的功能。

芥菜和兔肉一起吃会引发疾病。

鸡蛋与豆浆一起吃会降低营养。

榴莲与酒一起吃会使湿热加重，引起上火症状。

猪肉不可和田螺一起吃，否则会使人眉毛脱落。

蜂蜜与葱、蒜、豆花、鲜鱼、酒一起吃会导致腹泻。

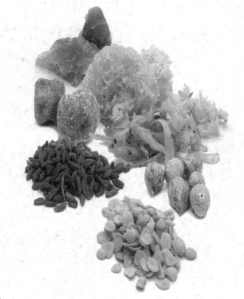

（3）不宜多吃的食物

葱多食令人神昏。

醋多吃会伤筋骨、损牙齿。

木瓜多吃会损筋骨，使腰部和膝盖没有力气。

乌梅多吃会损牙齿、伤筋骨。

杏仁吃太多会引起宿疾。

生枣多食，令人热渴气胀。

芋头多吃，令人腹胀。

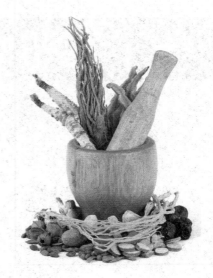

李子多吃，会使人虚弱。

番石榴多吃，损人肺部。

胡瓜多吃，动寒热、积瘀血热。

姜吃得太多，令人少智、伤心神。

酒喝得太多会伤肠胃、损筋骨、麻醉神经、影响神智和寿命。

盐吃得太多，伤肺喜咳，令人皮肤变黑、损筋力。

糖吃得太多，会生蛀牙，使人情绪不稳定、脾气暴躁。

饼干吃太多，动火气、使喉部干燥、容易感冒。

菱角吃得太多，伤人肺腑、损阳气。

肉类吃得太多，会使血管硬化、导致心脏病等。

🍐 药材与食材的配伍禁忌 ●————————————————————●

中药材与食物配伍禁忌是古人在日常生活中总结出来的经验，值得我们重视。在烹调药膳时，应特别注意中药与食物的配伍禁忌。

猪肉：不能和乌梅、桔梗、黄连、苍术、荞麦、鸽肉、黄豆、鲫鱼同食。猪肉与苍术同食，令人动风；猪肉与荞麦同食，令人毛发落、患风病；猪肉与鸽肉、鲫鱼、黄豆同食，令人滞气。

猪血：不能与海带、何首乌、黄豆同食。与海带同食，会导致便秘；与何首乌同食，不利于有效成分的吸收；与黄豆同食，会引起消化不良。

猪肝：不能与荞麦、豆酱、鲤鱼肠子、鱼肉同食。猪肝与荞麦、豆酱同食，令人发痼疾；猪肝与鲤鱼肠同食，令人伤神；猪肝与鱼肉同食，令人生痈疽。

鸭蛋：不能与李子、桑葚同食。与桑葚同食，会引起肠胃不适。

狗肉：不能与茶、鲤鱼同食。

羊肉：不能与乳酪、南瓜、醋同食。与乳酪同食会产生不良反应；与醋同食，功能相反；与南瓜同食，会导致胸闷腹胀。

鲫鱼：不能与芥菜、猪肝同食。与芥菜同食，会引起水肿；与猪肝同食，会产生强烈刺激。

正确保存和使用药膳原料

※药膳之所以能发挥疗效，是因为药膳中的药材与食材新鲜、没被污染，营养成分没被破坏。因此，我们要对药膳原料进行正确的保存。此外，正确使用药膳原料对于药膳的疗效发挥也有非常重要的影响。

药膳原料的保存

药膳原料的保存得当与否对药膳疗效的发挥有极大的影响，如果药膳材料保存不当，其发挥疗效的成分就会大大减少，从而失去其价值。

药膳材料一般都以放置在阴凉、干燥、通风处为佳。有些易腐烂、变质的食材像蛋类、蔬菜类可置于冰箱内保存。需要长时间保存的药材，最好放在密封容器内或袋子里，或者冷藏；药材都有一定的保质期，任何药材都不宜放太长时间。虫蛀或发霉的药材，不可再继续食用；如果买回来的药材上有残留物，可以在食用前用清水浸泡半小时，再用清水冲洗之后，才可入锅；药材受潮后，要放在太阳下，将水分晒干，或用干炒的方法将多余水分去除。

药膳原料的使用

药膳的制作除了要遵循相关医学理论，要符合食材、药材的宜忌搭配之外，还有一定的窍门，这样做出的药膳才能既美味又有效。

（1）适当添加一些甘味的药材

具有甘味的药材既有不错的功效，又可以增加菜肴的甜味，如汤里加一些枸杞，不仅能起到滋补肝肾、益精明目的作用，还能让汤更加香甜美味。

（2）用调味料降低药味

人们日常生活中所用的糖、酒、油、盐、酱、醋等均属药膳的配料，利用这些调味料可以有效降低药味。如果是炒菜，还可以加入一些味道稍重的调味料。

（3）将药材熬汁使用

这样可以使药性变得温和，又不失药效，还可以降低药味，可谓"一举三得"。

（4）药材分量要适中

切忌做药膳时用的药材分量与熬药时相同，这样会使药膳药味过重，影响菜品的味道。

（5）药材装入布袋使用

这样可以防止药材附着在食物上，既减少了苦味，还维持了菜肴的外观。

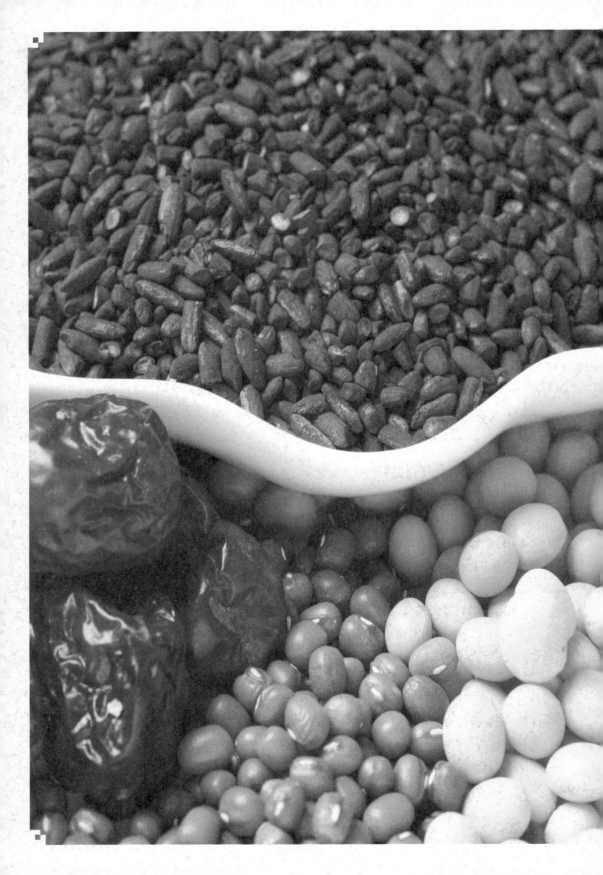

第三章

日常饮食巧安排，充分补充营养素

健康长寿，是每个人尤其是老年人的美好愿望。随着年龄的增长，老年人机体逐渐衰弱，免疫能力逐渐变弱，新陈代谢也逐渐变慢，因此，病痛多了，行动慢了，精力大不如以前了，所以老年人更加需要注意养生保健。保健主要因素有三点：饮食、睡眠、情绪。而饮食又占三大因素之首。所吃食物的质量直接影响着身体的质量。因此科学的饮食是我们必须要掌握的，日常的饮食也需要用心安排，充分补充各种营养。只要饮食调理得法，就会身体健壮，精神好，百病也就自然而然远离你。那么，老年朋友们应如何通过健康、科学的饮食保健身体、延年益寿呢？

中老年人一日三餐巧安排

※人到老年时身体各器官功能均有不同程度的衰退。与此同时，老年人的消化吸收功能也会明显下降，对食物的需求量也相对地减少。因此，对于老年人来说，热能的摄入量可以相应地减少，这样也有利于防止肥胖导致的各种慢性疾病。

早餐应"以软为主"

中老年人早餐的最佳时间在7:00～9:00。因为人体经过一夜睡眠，绝大部分器官得到了充分的休息，但是消化系统在夜间仍旧工作繁忙，紧张地消化，到早晨才处于休息状态，至少需要2个小时，消化系统才能恢复正常功能。而且中老年人各个组织器官的功能都已经逐渐衰老，如果过早进食早餐，机体的能量被转移用来消化食物，自然循环受到干扰，代谢物不能及时排除，积存在体内则会成为各种老年疾病的诱发因素。

早餐的食物应以软为主。因为中老年人早上的胃肠功能差，食欲会不佳，所以特别忌讳吃油腻、煎炸、干硬及刺激性食物，否则容易导致消化不良。主食一般应吃含淀粉的食物，如馒头、豆包、玉米面窝头等，还要适当地增加一些含蛋白质丰富的食物，如牛奶、豆浆、鸡蛋等，以及富含维生素C的食物，如蔬菜、果汁等，从而使中老年人精力充沛。

午餐要吃好、吃饱

午餐有"承上启下"的作用，其既要补充早餐后4～5个小时的能量消耗，又要为下午3～4个小时的生活做好必要的营养储备。如果不吃好午餐，下午3:00～5:00容易出现明显的低血糖反应，表现为头晕、嗜睡，甚至心慌、出虚汗等，严重的还会导致昏迷。因而，午餐应该吃好，还要吃饱。

午餐食物的选择大有学问，它所提供的能量应占全天总能量的35%，这些能量应来自足够的主食、适量的肉类、油脂和蔬菜。与早餐一样，午餐也不能吃得过于油腻。

晚餐宜清淡、易消化

晚餐至少要在睡前两个小时进餐。如果晚餐吃得过多、过饱，不容易消化也影响睡眠，而且多余的热量会合成脂肪在人体内贮存，易使人发胖。此外，摄入的热量过多会引起血胆固醇增高，容易诱发多种老年性疾病，同时也会增加胃肠等消化系统的负担，这对于中老年人的健康很不利。因此，建议中老年人晚餐少吃一些，摄取的热量不能超过全天摄取总热量的30%。

晚餐以清淡、容易消化为原则，主食可以选择粥、面条等，另外，搭配适量的蔬菜、肉类也是很有必要的。

中老年人饮食原则

※随着年龄的增长,老年人的消化功能发生了变化,心血管系统和其他器官的功能也开始退化了,致使老年人的饮食出现比较明显的特点,因此我们更应该注意老年人的饮食。那么对于老年人来说要如何进食才是健康的饮食之道呢?

饮食宜热

中老年人的抵抗力差,胃肠黏膜已发生退行性变化,胃酸及各种消化酶的分泌逐步减少,使消化功能下降。如吃冷食,可引起胃壁血管收缩,供血减少,并反射性引起其他内脏血液循环量减少,不利健康。因此,中老年人的饮食应稍热一些,以适口为宜。

蔬菜宜多

老年人应多吃新鲜蔬菜,它不仅含丰富的维生素和矿物质,还有较多的纤维素,对保护心血管和防癌、防便秘有重要作用,中老年人每天的蔬菜摄入量应不少于250克。

水果宜对

虽说多吃水果对身体的益处多多,但实际上,水果也是不能乱吃的。吃水果也要根据自身的体质而定,如芒果,湿热体质的中老年人就不宜吃;荔枝、龙眼等热性水果易致上火,中老年人也应少吃。因此说,吃对水果很重要。

饭菜宜香

中老年人味觉、食欲较差,吃东西常觉得缺滋少味。因此,为中老年人做饭菜要注意色、香、味的搭配,以提高中老年人的食欲。

食物宜杂

"杂"指粗细粮要合理搭配,主食品种要多样化。由于谷类、豆类、鱼肉类等食品的营养成分不同,多种食物的合理搭配有利于各种营养物质的互补和吸收。

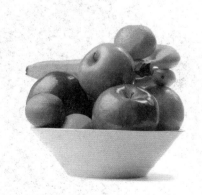

饭菜宜软

中老年人牙齿常有松动和脱落，咀嚼肌变弱，消化液和消化酶分泌量减少，胃肠消化功能降低，因此，饭菜质地以软烂为好，可采用蒸、煮、炖、烩等烹调方法。选择的食物尽量避免纤维较粗、不宜咀嚼的食品，如肉类可多选择纤维较短、肉质细嫩的鱼肉，牛奶、鸡蛋、豆制品都是最佳的选择。

质量宜好

中老年人体内代谢以分解代谢为主，需用较多的蛋白质来补偿组织蛋白的消耗。如多吃些鸡肉、鱼肉、兔肉、羊肉、牛肉、猪瘦肉以及豆类制品，这些食品所合蛋白质均属优质蛋白，营养丰富，容易消化。

吃饭宜早

从中医学的角度讲，上午7点到9点是胃经当令的时候，所以早饭最好安排在这个时间。中医还说"胃不和则卧不安"，因此晚饭也应尽量早吃，晚餐吃得太晚，不仅影响睡眠，囤积热量，而且容易引起尿路结石。

食量宜少

古人常说"饭吃八分饱，少病无烦恼"，就是说每餐饭少吃一两口，给肚子余两分的空间。如果长期贪多求饱，既增加胃肠的消化吸收负担，又会诱发或加重心脑血管疾病。

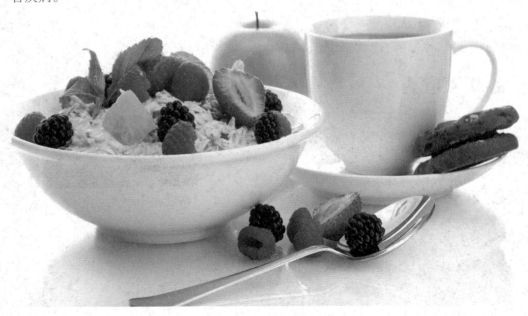

中老年人饮食宜忌

※在日常饮食中，老年人除了要巧妙安排一日三餐和熟知饮食原则外，良好的饮食习惯也是非常重要的。哪些饮食习惯宜坚持，哪些饮食习惯应该摒弃；哪些食物应该多吃，哪些食物不宜多吃，都非常重要。

中老年人宜少吃多餐

随着年龄的增长，中老年人由于咀嚼能力和吞咽能力的减弱，以及食欲的降低，每餐都吃不了多少东西，加上进食时间拖得较长，很多中老年人的日常三餐都不能定量，也就无法达到身体必需的食物需求。因此，为了每天摄取足够的热量和营养，可以在三次主餐之间加餐，把每天的进食次数分成五次或者六次，实现少量多餐。

中老年人宜补充植物性蛋白质

动物性蛋白质中的胆固醇和饱和脂肪酸的含量较高，中老年人在充分摄取营养价值高的动物性蛋白质的同时，不可避免地会吸收很多胆固醇和脂肪酸，这对于中老年人的身体健康是不利的。而植物性蛋白质中的胆固醇和脂肪酸的含量相对较少，如果将其与动物性蛋白质混合摄入，就能提高其吸收利用率和营养价值。因此，中老年人每天应限制动物性蛋白质食物的摄取量，并且要在饮食中添加富含植物性蛋白质的食物进行营养补充。

中老年人宜每天吃适量水果

水果是指部分可食用的植物果实和种子的统称，通常多汁液且有甜味，含有丰富的营养，能促进消化。水果是人们日常生活中不可缺少的食物，它除了能补充人体所需要的多种维生素外，还含有丰富的膳食纤维，既可以促进胃肠蠕动和消化腺分泌，又能有效地预防肠癌。所以，中老年人每日适量地吃些水果对身体是非常有益的。如苹果、香蕉、葡萄等都是非常适合中老年人食用的水果。但患有糖尿病的老人不宜食用含糖量较高的水果。

中老年人宜白天补充足够的水分

因为担心尿失禁或是夜间频繁上厕所，不少中老年人白天喝水少。其实，中老年人白天应补充足够的水分，因为充足的水分不仅可以保证血流通畅，改善内脏各器官的血液循环，有助于胃肠及肝、肾的代谢，促进体内废物排出，还能提高机体防病抗病能力，减少某些老年疾病的发生，从而有效延缓衰老进程。

🍐 中老年人宜吃些补脾益肾的食物

中老年人五脏虚弱，气血不足，而中老年人补养，又以调补脾肾最为重要。补脾健胃对延缓衰老、增强脏腑功能、防病抗病都有积极作用，特别对平素脾胃虚弱的中老年人更为有益。日常生活中要多吃具有健脾补气的作用的食物，诸如山药、红枣、芡实、扁豆、薏米、栗子、糯米、黑米、高粱、燕麦等。

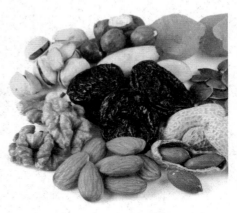

对于中老年人来说，除补脾健胃之外，还应注意补肾。根据阴虚、阳虚的不同，补肾又分为补肾益精和补益肾气两种，日常生活中常用的补肾益精的食物包括海参、牡蛎肉、淡菜、甲鱼肉、鱼鳔、黑芝麻、桑葚；补益肾气的食物有核桃仁、冬虫夏草、莲子、猪肾、虾等。补肾可与补脾同时进行，即所谓的"补先天以养后天"。

🍐 中老年人宜多食用藻类食品

人到老年，身体内的微量元素流失速度加快，易导致微量元素缺乏症。而日常的饮食又不能完全满足人体对微量元素的需求，此时不妨多食一些藻类食品，如紫菜、龙须菜、裙带菜、马尼藻、海带等，以使体液保持弱碱性。

此外，海藻类食品含有的优质蛋白质、不饱和脂肪酸，正是糖尿病、高血压、心脏病患者所需要的。如海带中的甘露醇有脱水、利尿作用，可治疗老年性水肿、肾衰竭、药物中毒；紫菜中的牛磺酸可防中老年人的大脑衰老。此外，海藻类食品还能滤除锶、镭、镉、铅等致癌物质，有预防癌症的功效，中老年人不妨多多食用。

🍐 中老年人忌油脂摄取过多

由于中老年人身体的特殊性，摄取的油脂要以植物油为主，动物性油脂（猪油、牛油等）尽量少吃，最好是玉米油、橄榄油等和花生油、葵花油等轮换着食用，以保证各种脂肪酸的均衡摄入。甜点糕饼类的零食属于高脂肪食物，油脂含量很高，中老年人应该少吃。另外，烹调食物时，要尽量避免油炸。因为，多元不饱和脂肪酸最不稳定，在油高温下最容易被氧化，而偏偏多元不饱和脂肪酸又是人体细胞膜的重要原料之一。

🍐 中老年人忌常吃精米、精面

现代人生活水平提高，食物也变得越来越精细。于是，很多中老年人都以精细加工的米、面为主食。但是，老年人如果长期吃这些精细的食物容易造成中营养缺乏。精米、面的糠麸明显减少，其中的纤维素也会减少，营养价值也大大降低。而在膳食中缺乏食物纤维，是导致结肠癌、高胆固醇血症、糖尿病以及便秘、痔疮等病的直接或间接病因。因此，中老年人更需要食用"完整食品"。

"完整食品"是指未经过细加工的食品或经过部分加工的食品，其所含营养尤其是微量元素更丰富，多吃这些食品可保证中老年人的营养供应。

🍶 中老年人忌乱喝药酒

很多中老年人喜欢用中药泡酒，一般是往白酒中加入人参、枸杞、蛤蚧等中药材。从目前一些自制泡酒的成分看，这些酒实际是药酒，应在医生指导下饮用。从中医学理论上讲：药对症，香附、大黄也补；药不对症，参、茸也毒。所以中老年人最好不要乱喝药酒。

🍶 中老年人忌生吃海鲜

在当代，生吃海鲜已成为了一种时尚。生鱼片、鲜生蚝等都频频出现在人们的餐桌上，甚至很多中老年人也喜欢食用，他们认为这样新鲜，但实际上这种食用方式是不科学的。因为在生猛海鲜类食品中，几乎都有寄生虫和各种病原体，例如华支睾吸虫、肺吸虫等。这些虫体的幼虫常常寄生在鱼、虾、蟹等体内，人吃了这些被污染的海鲜食品后，这些幼虫就会穿过人的肠胃壁进入血管或淋巴，并会随血液流到全身，主要聚集在肺部或肝脏，有的还会聚集在脑部，引起相应的病症。

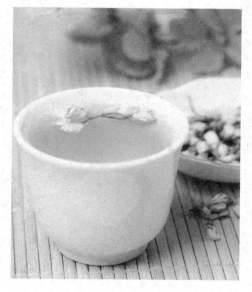

🍶 中老年人忌"饭后一杯茶"

许多中老年人有饭后喝茶的习惯，其实这并不可取。据科学家的实验证明，饭后喝茶会使食物中的铁吸收降低。茶叶中含有较多的酸和茶碱，酸进入肠胃以后会抑制胃液和肠液的分泌。因为刚吃过饭，胃内装满食物，胃液正在分泌，大量茶水入胃，会冲淡胃液，影响消化。同时，还加重了胃的负担，使腹压增加，对心脏也不利。

中老年人需要补充的营养素

※老年人必须补充的营养物质有蛋白质、脂肪、碳水化合物、维生素、矿物质等。老年人既要保证这些营养素的足量摄取，又要保证不能过多地摄入。本章会重点介绍20种老年人必须补充的营养素，以便老年朋友们参考。

蛋白质——生命的物质基础

（1）走近蛋白质

蛋白质是组成人体的重要成分之一，食物蛋白质中的各种必需氨基酸的比例越接近人体蛋白质的组成成分，越易被人体消化吸收，其营养价值就越高。一般来说，动物性蛋白质在各种必需氨基酸组成的相互比例上接近人体蛋白质，属于优质蛋白质。

（2）蛋白质的作用

蛋白质是生命的物质基础，是机体细胞的重要组成部分，是人体组织更新和修补的主要原料。人体的毛发、皮肤、肌肉、骨骼、内脏、大脑、血液、神经等都是由蛋白质组成的。随着年龄的增长，中老年人体内蛋白质的分解代谢会逐步增加，合成代谢会逐步减少。因而，中老年人适当补充蛋白质对于维持机体正常代谢，补偿组织蛋白消耗，增强机体抵抗力，具有重要作用。

（3）食物来源

蛋白质的主要来源是肉、蛋、奶和豆类食品。含蛋白质多的食物包括：畜肉类，如牛、羊、猪、狗肉等；禽肉类，如鸡、鸭、鹌鹑肉等；海鲜类，如鱼、虾、蟹等；蛋类，如鸡蛋、鸭蛋、鹌鹑蛋等；奶类，如牛奶、羊奶、马奶等；豆类，如黄豆、黑豆等。此外，芝麻、瓜子、核桃、杏仁、松子等干果类食品的蛋白质含量也很高。

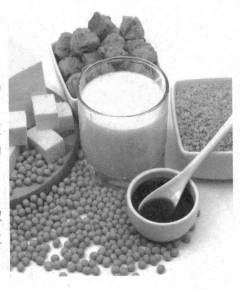

（4）建议摄取量

在70岁以前，中老年人每天对蛋白质的摄取量应不低于50克，大致与成年期持平。但70岁之后，中老年人就应该适当减少蛋白质的摄取量。

脂肪——能量的供应者

（1）走近脂肪

中老年人身体内部的消化、新陈代谢要有能量的支持才能得以完成。这个能量的供应者就是脂肪。脂肪是构成组织的重要营养物质，在大脑活动中起着重要的和不可替代的作用。脂肪主要供给人体以热能，是人类膳食中不可缺少的营养素。脂肪酸分为饱和脂肪酸和不饱和脂肪酸两大类。亚麻油酸、次亚麻油酸、花生四烯酸等均属在人体内不能合成的不饱和脂肪酸，只能由食物供给，又称作必需脂肪酸。必需脂肪酸主要含在植物油中，在动物油脂中含量较少。

（2）脂肪的作用

脂肪具有为人体储存并供给能量，保持体温恒定及缓冲外界压力、保护内脏等作用，并可促进脂溶性维生素的吸收，是身体活动所需能量的最主要来源。

（3）食物来源

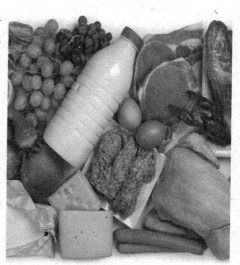

富含脂肪的食物有花生、芝麻、坚果、蛋黄、动物的皮和肉、花生油、豆油等。中老年人可摄取脂肪提供的热量占卡路里总量的17%~20%。最重要的是，要多选择含不饱和脂肪酸较多的油脂，因为它可以降低血中胆固醇含量，维持人体健康。

（4）建议摄取量

因为脂肪可以被人体储存，所以中老年人不需要刻意增加脂肪摄入量，只需要按正常的量摄取即可，每日大约为20克。

碳水化合物——维持生命活动所需能量

（1）走近碳水化合物

碳水化合物是人类从食物中取得能量最经济和最主要的来源。食物中的碳水化合物分为两类：人可以吸收利用的有效碳水化合物如单糖、双糖、多糖和人不能消化的无效碳水化合物。碳水化合物是一切生物体维持生命活动所需能量的主要来源。它不仅是营养物质，而且有些还具有特殊的生理活性，例如，肝脏中的肝素有抗凝血作用。

（2）碳水化合物的作用

碳水化合物是人体能量的主要来源。它具有供给热量、节省蛋白质、维持脑细胞正常功能、保肝解毒等作用。

（3）食物来源

碳水化合物的食物来源为谷物、蔬菜及水果等，具体有大米、小米、小麦、燕麦、高粱、西瓜、香蕉、葡萄、核桃、杏仁、榛子、胡萝卜、红薯、蜂蜜等。

（4）建议摄取量

由于中老年人体内胰岛素对血糖的调节功能降低，食糖过多容易发生血糖升高、血脂增加。所以，建议中老年人对碳水化合物的摄取量为每日150～250克，但需要根据具体情况适当增减。

膳食纤维——健康饮食必不可少

（1）走近膳食纤维

膳食纤维是一般不易被消化的食物营养素，主要来自植物的细胞壁，包含纤维素、半纤维素、树脂、果胶及木质素等。膳食纤维是人们饮食中不可缺少的，纤维在保持消化系统健康方面扮演着重要的角色，同时摄取足够的纤维也可以预防心血管疾病、癌症、糖尿病以及其他疾病。

（2）膳食纤维的作用

膳食纤维有增加肠道蠕动、减少有害物质对肠道壁的侵害、促进大便的通畅、减少便秘及其他肠道疾病的发生和增强食欲的作用，同时膳食纤维还能降低胆固醇以减少心血管疾病的发生、阻碍糖类被快速吸收以减缓血糖上升。

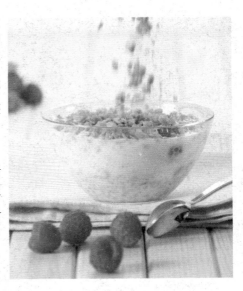

（3）食物来源

膳食纤维的食物来源有：糙米和胚芽精米，以及玉米、小米、大麦等；此外，根菜类和海藻类中膳食纤维较多，如牛蒡、胡萝卜、四季豆、赤小豆、豌豆、薯类和裙带菜等。

（4）建议摄取量

危害中老年人健康最严重的疾病是脑血管疾病、恶性肿瘤和心血管疾病，此外，糖尿病在中老年人中患病率较高，老年性便秘亦是中老年人比较苦恼的常见病。因此，中老年人不可忽视膳食纤维的摄入。中老年人每日摄入量建议为15~20克。

维生素A——促进生殖功能良好发展

（1）走近维生素A

维生素A的化学名为视黄醇，是最早被发现的维生素，是脂溶性维生素，主要存在于海产鱼类肝脏中。维生素A有两种，一种是维生素A醇，是最初的维生素A形态（只存在于动物性食物中）；另一种是 β 胡萝卜素，在体内转变为维生素A的预成物质（可从植物性及动物性食物中摄取）。

（2）维生素A的作用

维生素A具有维持人的正常视觉功能、维护上皮组织细胞健康的功能，可保持皮肤、骨骼、牙齿、毛发健康生长，还能促进生殖功能的良好发展。

（3）食物来源

富含维生素A的食物有鱼肝油、牛奶、胡萝卜、杏、西蓝花、木瓜、蜂蜜、香蕉、禽蛋、大白菜、荠菜、番茄、茄子、南瓜、韭菜、绿豆、芹菜、芒果、菠菜、洋葱等。

（4）建议摄取量

男性中老年人维生素A每日摄入量建议为800微克，女性中老年人建议每日摄入量为700微克。长期大剂量摄入维生素A会使肝脏受到损害，还会导致其他一些疾病。

维生素B_1——物质与能量代谢的关键物质

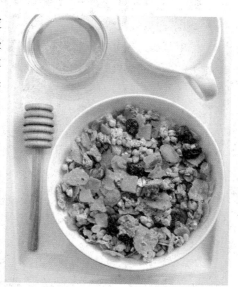

（1）走近维生素B_1

维生素B_1又称硫胺素或抗神经炎素，它又被称为精神性的维生素，是因为维生素B_1对神经组织和精神状态有良好的影响。中老年人需要充足的水溶性维生素，尤其是维生素B_1（硫胺素），因为中老年人需要维持良好的食欲与正常的肠道蠕动。

（2）维生素B_1的功效

维生素B_1是人体内物质与能量代谢的关键物质，具有调节神经系统生理活动的作用，可以维持食欲和胃肠道的正常蠕动以及促进消化。

（3）食物来源

富含维生素B_1的食物有谷类、豆类、干果类、硬壳果类，其中谷类的表皮部分含量很高，所以谷类加工时碾磨精度不宜过细。蛋类及绿叶蔬菜中维生素B_1的含量也较高。

（4）建议摄取量

中老年人适当地补充一些维生素B_1可预防脚气病、增加食欲，推荐摄入量每日为1.3毫克。

维生素B_2——提高机体对蛋白质的利用率

（1）走近维生素B_2

维生素B_2又叫核黄素，纯维生素B_2为黄棕色针状晶体、味苦，是一种促生长因子。维生素B₂是水溶性维生素，容易消化和吸收，被排出的量随体内的需要以及可能随蛋白质的流失程度而有所增减；它不会蓄积在体内，所以时常要以食物或营养补品来补充。如果维生素B₂摄入不足，蛋白质、脂肪、糖类等代谢都无法顺利进行。

（2）维生素B₂的作用

维生素B₂参与体内生物氧化与能量代谢，在碳水化合物、蛋白质、核酸和脂肪的代谢中起重要的作用，可提高机体对蛋白质的利用率，促进生长发育，维护皮肤和细胞膜的完整性。其具有保护皮肤毛囊黏膜及皮脂腺、消除口舌炎症、增进视力等功能。

（3）食物来源

维生素B₂的食物来源有奶类、蛋类、鱼肉、肉类、谷类、新鲜蔬菜与水果等动植物食物中。只要不偏食、不挑食，中老年人一般不会缺乏维生素B₂。

（4）建议摄取量

建议男性中老年人每天摄取维生素B₂1.4毫克，女性中老年人每天摄取1.2毫克。

维生素B₆——制造抗体和红细胞的必要物质

（1）走近维生素B₆

维生素B₆又称吡哆素，是一种水溶性维生素，遇光或碱易被破坏，不耐高温。维生素B₆是几种物质的集合，是制造抗体和红细胞的必要物质，摄取高蛋白食物时要增加它的摄取量。肠内的细菌具有合成维生素B₆的能力，所以多吃蔬菜是必要的。

（2）维生素B₆的作用

维生素B₆不仅有助于体内蛋白质、脂肪和碳水化合物的代谢，还能帮助转换氨基酸，形成新的红细胞、抗体和神经递质，有调节体液、稳定神经系统、维持骨骼肌肉的正常功能，并有利尿的作用。此外，维生素B₆还能降低血中胆固醇，有预防动脉粥样硬化的作用。

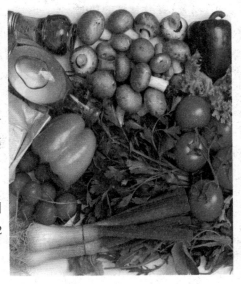

（3）食物来源

维生素B₆的食物来源很广泛，动植物中均含有，如绿叶蔬菜、黄豆、甘蓝、糙米、蛋、燕麦、花生、核桃等。

（4）建议摄取量

如果中老年人服用过量维生素B₆或服用时间过长，会对它产生依赖性，因此建议每日摄取2毫克。

维生素B₁₂——人体造血原料之一

（1）走近维生素B₁₂

维生素B₁₂又叫钴胺素，是人体造血原料之一，它是唯一含有金属元素钴的维生素。维生素B₁₂与四氢叶酸（另外一种造血原料）的作用是相互联系的。维生素B₁₂呈红色，容易溶于水和乙醇中，耐热，在强酸、强碱及光照下不稳定。

维生素B₁₂进入消化道后，在胃内通过蛋白水解酶作用而游离出来，游离的维生素B₁₂与胃底壁细胞所分泌的内因子结合后进入肠道，在钙离子的保护下，在回肠中被吸收进入血液循环，运送到肝脏储存或被利用。

（2）维生素B₁₂的作用

维生素B₁₂作为人体重要的造血原料之一，有预防贫血和维护神经系统健康的功效，有消除烦躁不安、集中注意力、提高记忆力的作用。另外，通过对其生理功能的研究可知，维生素B₁₂是一种人体重要的营养素，参与体内多种代谢，还可有效预防老年痴呆、抑郁症等疾病，对保持中老年人身体健康起着重要作用。

（3）食物来源

维生素B₁₂主要来源于肉类及其制品，包括动物内脏、鱼类、禽类、贝壳类软体动物、蛋类、乳及乳制品，各类发酵食物中也含有少量维生素B₁₂。维生素B₁₂含量丰富的食物包括动物的内脏，如牛羊的肝、肾、心，以及牡蛎等；维生素B₁₂含量中等丰富的食物有奶及奶制品，部分海产品，如蟹类、沙丁鱼、鳟鱼等；维生素B₁₂含量较少的食物有鸡肉、海产品中的龙虾、剑鱼、比目鱼、扇贝，以及发酵食物。

（4）建议摄取量

中老年人每日摄入维生素B₁₂的推荐量为2.4微克。

维生素C——促进机体蛋白质的合成

（1）走近维生素C

维生素C又叫L-抗坏血酸，是一种水溶性维生素，普遍存在于蔬菜水果中，但容易因外在环境改变而遭到破坏，很容易流失。维生素C由于其美肤作用而被大家熟知，它关系到毛细血管的形成、肌肉和骨骼的形成。此外，它还能够防治坏血病，它是细胞之间的粘连物，在人体代谢中具有多种功能，参与许多生化反应，促进机体蛋白质的合成，特别是结缔组织中胶原蛋白质和其他黏合物质的合成。中老年人必须从膳食中获得维生素C。

（2）维生素C的作用

维生素C可以促进伤口愈合、增强机体抗病能力，对维护牙齿、骨骼、血管、肌肉的正常功能有重要作用。同时，维生素C还可以促进铁的吸收，可以改善贫血、提高免疫力等。

（3）食物来源

维生素C主要来源于新鲜蔬菜和水果，水果中以柑橘、草莓、猕猴桃、枣等含量高；蔬菜中以番茄、豆芽、白菜、青椒等含量高。其他蔬菜也含有较丰富的维生素C，其在蔬菜中的叶部比茎部含量高，新叶比老叶含量高，有光合作用的叶部含量最高。

（4）建议摄取量

中老年人每日应摄入100毫克维生素C。

维生素D——钙磷代谢的重要调节因子之一

（1）走近维生素D

维生素D又称胆钙化醇、固化醇，是脂溶性维生素，是中老年人不可缺少的一种重要维生素。它被称作阳光维生素，皮肤只要适度接受太阳光照射便不会缺乏维生素D。维生素D也被称为抗佝偻病维生素，是人体骨骼正常生长的必要营养素，其中最重要的有维生素D_2和维生素D_3。维生素D_2的前体是麦角醇，维生素D_3的前体是脱氢胆固醇，这两种前体在人体组织内是无效的，但当受到紫外线照射以后就转变为维生素D。

（2）维生素D的作用

维生素D是钙磷代谢的重要调节因子之一，可以提高机体对钙、磷的吸收，促进机体生长和骨骼钙化，强健牙齿，并可防止氨基酸通过肾脏流失。

（3）食物来源

维生素D的来源并不是很多，鱼肝油、沙丁鱼、动物肝脏、蛋类，以及添加了维生素D的奶制品等都含有较为丰富的维生素D。其中，鱼肝油是其最丰富的来源之一。另外，通过晒太阳也能获得人体所需的维生素D。

（4）建议摄取量

建议摄入量为每日10微克，人体可耐受最高摄入量为每日20微克。

维生素E——延缓衰老、防癌抗癌

（1）走近维生素E

维生素E又名生育酚或产妊酚，属于酚类化合物。其在体内可保护其他可被氧化的物质，接触空气或紫外线照射则可延缓氧化变质。维生素E是一种很重要的血管扩张剂和抗凝血剂，在食油、水果、蔬菜及粮食中均存在。

近年来，维生素E被广泛应用于抗衰老方面，被认为可消除脂褐素在细胞中的沉积，改善细胞的正常功能，减慢组织细胞的衰老过程。

（2）维生素E的作用

维生素E是一种很强的抗氧化剂，可以改善血液循环、修复组织，对延缓衰老、预防癌症及心脑血管疾病非常有益，另外它还有保护视力、提高人体免疫力、抗不孕等功效。

（3）食物来源

含有丰富的维生素E的食物有核桃、糙米、芝麻、蛋、牛奶、花生、黄豆、玉米、鸡肉、南瓜、西蓝花、杏、蜂蜜，以及坚果类食物、植物油等。

（4）建议摄取量

建议中老年人每日摄入30毫克维生素E。

🍐 维生素K——促进血液凝固及骨骼生长

（1）走近维生素K

维生素K是脂溶性维生素，是促进血液正常凝固及骨骼生长的重要维生素，是形成凝血酶原不可缺的物质，有"止血功臣"的美誉。维生素K在细胞中有助于葡萄糖磷酸化，促进糖类吸收利用，并有助于骨骼中钙质的新陈代谢，对肝脏中凝血物质的形成起着重要的作用。

（2）维生素K的作用

人体对维生素K的需要量非常少，但它对促进骨骼生长和血液正常凝固具有重要作用。它可以减少生理期大量出血，防止内出血及痔疮，还可以预防骨质疏松。

（3）食物来源

鱼肝油、蛋黄、奶酪、海藻、藕、菠菜、甘蓝、莴苣、西蓝花、豌豆、大豆油等均是维生素K很好的膳食来源。

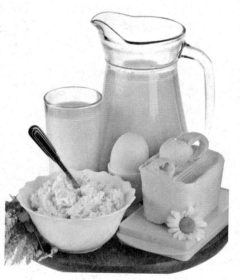

（4）建议摄取量

根据中老年人的体质特点，建议中老年人宜每日摄入70~140微克维生素K。

🍐 维生素P——减少血管脆性，降低血管通透性

（1）走近维生素P

维生素P是由柑橘属生物类黄酮、芸香素和橙皮素构成的。在复合维生素C中都含有维生素P，维生素P也是水溶性的。它能防止维生素C被氧化而受到破坏，增强维生素P的效果。人体无法自身合成维生素P，因此必须从食物中摄取。

（2）维生素P的作用

维生素P在对维生素C的消化吸收上是不可缺少的物质。它能减少血管脆性，降低血管通透性，增强维生素C的活性，预防脑出血、视网膜出血、紫癜等疾病。此外，它还能增

强毛细血管壁韧性，防止瘀伤。其有助于牙龈出血的预防和治疗，有助于因内耳疾病引起的水肿或头晕的治疗等。

（3）食物来源

柑橘类水果、杏、枣、樱桃、茄子、荞麦中都含有维生素P，在所有粮食作物、蔬菜、水果中，苦荞中维生素P含量最为丰富。

（4）建议摄取量

建议中老年人每日摄入12毫克维生素P。

钙——人体中最丰富的矿物质

（1）走近钙

钙是人体中含量最丰富的矿物质，是骨骼和牙齿的主要组成物质。胎儿骨组织的生长和发育及母体的生理代谢，均需大量的钙。血液、组织液等中也有一定的钙含量，虽然占人体含钙量不到1%，但对于骨骼的代谢和生命体征的维持有着重要的作用。

（2）钙的作用

钙是构成人体骨骼和牙齿硬组织的主要元素，除了可以强化牙齿及骨骼外，还可维持肌肉神经的正常兴奋、调节细胞和毛细血管的通透性和强化神经系统的传导功能等。

（3）食物来源

钙的来源很丰富，乳类与乳制品：牛、羊奶及其奶粉、乳酪、酸奶；豆类与豆制品：黄豆、毛豆、扁豆、蚕豆、豆腐、豆腐干、豆腐皮等；水产品：鲫鱼、鲤鱼、鲢鱼、泥鳅、虾、虾米、虾皮、螃蟹、海带、紫菜、蛤蜊、海参、田螺等；肉类与禽蛋：羊肉、猪肉、鸡肉、鸡蛋、鸭蛋、鹌鹑蛋等；蔬菜类：芹菜、油菜、胡萝卜、萝卜缨、香菜、雪里蕻等；水果与干果类：柠檬、枇杷、苹果、黑枣、杏仁、山楂、葡萄干、西瓜子、南瓜子、花生、莲子等。

（4）建议摄取量

建议中老年人每日补充1000毫克钙。

铁——人体构成必备元素

（1）走近铁

铁元素是构成人体的必不可少的元素之一。其在人体内含量很少，主要和血液有关系，负责氧的运输和储存。人体铁含量的2/3分布在血红蛋白中，是构成血红蛋白和肌红蛋白的元素。铁是人体生成红细胞的主要材料之一。中老年人缺铁可以影响细胞免疫和机体系统功能，降低机体的抵抗力，使感染率增高。

（2）铁的作用

铁元素在人体中具有造血功能，参与血红蛋白、细胞色素及各种酶的合成，促进生长；铁还在血液中起运输氧和营养物质的作用；人的颜面泛出红润之美，离不开铁元素。人体缺铁会发生小细胞性贫血、免疫功能下降和新陈代谢紊乱；如果铁质不足可导致缺铁性贫血，使人的脸色萎黄，皮肤也会失去光泽。

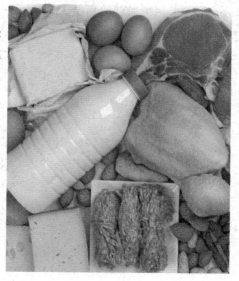

（3）食物来源

食物中含铁丰富的有动物肝脏和肾脏、瘦肉、蛋黄、鸡、鱼、虾和豆类。蔬菜中含铁较多的有菠菜、芹菜、油菜、苋菜、荠菜、黄花菜、番茄等。水果中以杏、桃、李、葡萄、红枣、樱桃等含铁较多，干果有核桃，其他如海带、红糖也含有铁。

（4）建议摄取量

中老年人每日应至少摄入15毫克铁。

锌——被科学家称为"生命之素"

（1）走近锌

锌是人体必需的重要微量元素，被科学家称为"生命之素"，对人体的许多正常生理功能的完成起着极为重要的作用。锌是一些酶的组成要素，参与人体多种酶活动，参与核酸和蛋白质的合成，能提高人体的免疫功能。同时，它对生殖腺功能也有着重要的影响。

（2）锌的作用

锌在核酸、蛋白质的生物合成中起着重要作用。锌还参与碳水化合物和维生素A的代谢过程。它参与维持胰腺、性腺、垂体、消化系统和皮肤的正常功能。此外，锌还能够提高中老年人清除自由基的能力，延缓细胞衰老，延长细胞寿命。

（3）食物来源

一般蔬菜、水果、粮食等均含有锌，其中含锌较多的有牡蛎、瘦肉、西蓝花、蛋、粗粮、核桃、花生、西瓜子、板栗、榛子、松子、腰果、杏仁、黄豆、银耳、小米、萝卜、海带、白菜等。

（4）建议摄取量

建议中老年人每日摄入15毫克的锌。

硒——稀有的非金属元素

（1）走近硒

硒是一种比较稀有的非金属元素。人体不能自身合成硒，要从食物中摄取。目前，天然食品中硒含量很少，目前的硒产品大多为含有有机硒的各种制品。

硒是人体必需的微量元素，它是谷胱甘肽过氧化物酶的重要组成成分，有免疫调节、抗氧化、排除体内重金属、预防基因突变作用。其被科学界和医学界称为"细胞保护神""天然解毒剂""抗癌之王"。

（2）硒的作用

硒能清除体内自由基，排除体内毒素，抗氧化，能有效抑制过氧化脂质的产生，防止血凝块产生，清除胆固醇，增强人体免疫功能。同时，还有促进糖分代谢、降血糖、提高视力、防止白内障、预防心脑血管疾病、护肝、防癌等作用。

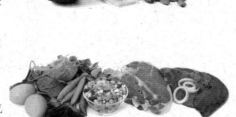

（3）食物来源

硒主要来源于猪肉、鲜贝、海参、鱿鱼、龙虾、动物内脏、大蒜、蘑菇、黄花菜、洋葱、西蓝花、甘蓝、芝麻、白菜、南瓜、萝卜、酵母等。

（4）建议摄取量

人体对硒的需求量很少，中老年人每日只需摄入50微克硒。

钾——维持心肌正常运动

（1）走近钾

钾是人体内不可缺少的元素，是机体内重要的电解质，其主要功能是调解与维持细胞内液的容量及渗透压，保证心肌正常运动。人体钾缺乏可引起心跳不规律和加速、心电图异常、肌肉衰弱和烦躁，最后导致心跳停止。一般而言，身体健康的中老年人，身体会自动将多余的钾排出体外。但肾病患者则要特别留意，避免摄取过量的钾。

（2）钾的作用

钾可以调节细胞的渗透压和体液的酸碱平衡，参与细胞内糖和蛋白质的代谢。有助于维持神经健康、心跳正常，可以预防中风，并协助肌肉正常收缩。在摄入高钠而导致高血压时，钾具有降血压作用。

（3）食物来源

含钾丰富的水果有猕猴桃、香蕉、草莓、柑橘、葡萄、柚子、西瓜等，菠菜、山药、毛豆、苋菜、黄豆、绿豆、蚕豆、海带、紫菜、黄鱼、鸡肉、牛奶、玉米等也含有一定量的钾。各种果汁，特别是橙汁，也含有丰富的钾，而且能补充水分和能量。

（4）建议摄取量

建议中老年人每日摄入2000毫克钾。

第二篇
春夏秋冬各不同，四季膳食有讲究

　　《黄帝内经》云："人以天地之气生，四时之法成。"可见，人体健康是与四季的气候变化息息相关的。膳食养生只有顺应春、夏、秋、冬四个季节的阴阳变化规律，才能使气血阴阳平和，达到健康长寿的目的。正如《黄帝内经》所讲的"智者之养生也，必顺四时而适寒暑。如是则辟邪不至，长生久视。"人类要健康长寿，需要在衣、食、住、行和动、静中，顺应周而复始的四季、昼夜变化规律。

　　根据春、夏、秋、冬四个季节的特点和变化规律，《黄帝内经》制定了"春生""夏长""秋收""冬藏"的四季养生原则。中医学认为，药膳养生要重视五味调和，以"五谷为养，五果为助，五畜为益，五菜为充"，用食性、食养、食疗、食节、饮食禁忌及药养等调养精气，纠正脏腑阴阳之偏，防治疾病，延年益寿。

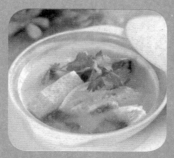

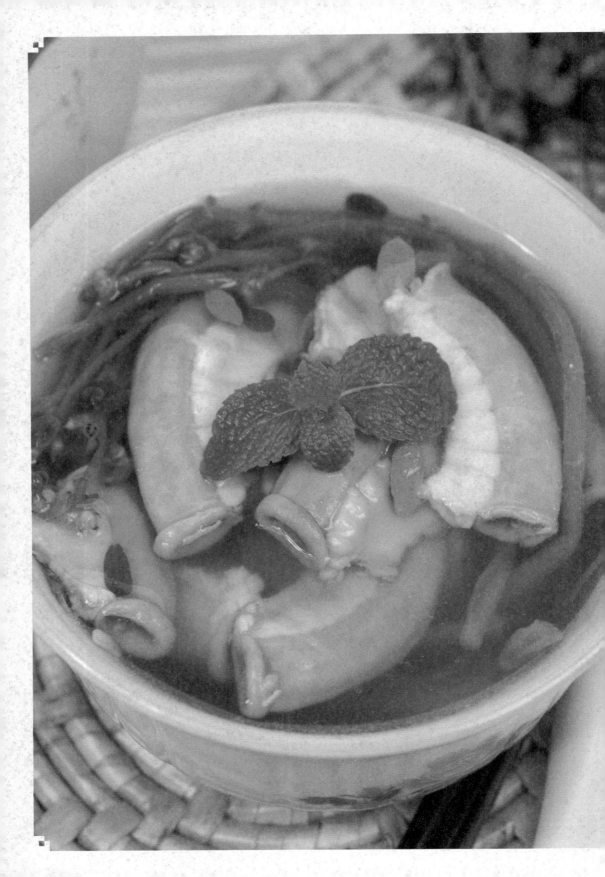

第一章

春季药膳养生

　　《素问·四气调神大论篇》里有这样一段内容：春三月，此谓发陈，天地俱生，万物以荣。夜卧早起，广步于庭，被发缓行，以使志生，生而勿杀，予而勿夺，赏而勿罚，此春气之应，养生之道也。逆之则伤肝，夏为寒变，奉长者少。大意为：春季的三个月，谓之发陈，是推陈出新，生命萌发的时令。天地自然，都富有生气，万物显得欣欣向荣。这个时候，人们应该入夜就睡，早些起床，披散开头发，解开衣带，使形体舒缓，放宽步子，在院子中漫步，使精神愉快，胸怀开畅，保持万物的生机。不要滥行杀伐，多施予，少敛夺，少惩罚，这就是适应春季的时令，保养生发之气的方法。如果违逆了春生之气，便会损伤肝脏，使提供给夏长之气的条件不足，到了夏季就会发生寒性病变。那么老年人春季饮食养生应该注意什么呢？

《黄帝内经》讲解春季饮食要点

※春三月是指立春、雨水、惊蛰、春分、清明、谷雨6个节气。春季从冬季过来，冬天属阴，春天属阳，也可以说春天是从阴到阳的过渡，是阳气开始发动的时候，万物复苏，百花齐放，此谓"发陈"。因此，春季宜升发阳气，饮食宜升补。根据春季的特点，老年人养生宜从以下七个要点着手。

要点1：春季饮食宜"升"补

春季，天气逐渐转暖，万物生发，阴消阳长，人体阳气与自然界相应，向上向外流发，各种生理功能逐渐活跃，新陈代谢也日趋旺盛。在春天温暖的气候里，人的活动量日渐增加，血液循环因而相应增强，人体的皮肤腠理由致密开始变得疏松，气血渐渐趋于表，就像大自然的冰冻融化，河道通畅，树木新生、抽枝发芽一样。但是春季气候多变，气温时高时低，天气暖和时，人体气血趋于表，而寒冷时，又流回内脏，春季气血运行的波动较大，机体要适应由寒转暖的变化，频繁调节，如果调适不当，就容易生病。

春季正是肝气升发的时候，为了让身体像大自然一样绽放出生机，春季的饮食要顺应阳气升发向上、万物始生的特点，所以选择药膳宜清轻升发，温养阳气，着眼于一个"升"字。此时的饮食宜减咸酸，增辛辣味，助肾补肺，安养胃气，顺养肝气。另外，还可选择一些药膳以进行食补，其原则是升发阳气。

春季饮食要讲究"三优"。一优为选择热量较高的主食，平时可选食谷类、芝麻、花生、核桃和黄豆等，以补充冬季的热量消耗以及提供春季活动所需的热量。二优为选择蛋白质丰富的食物，如鱼肉、畜肉、鸡肉、奶类和豆制品，这些食物有利于在气候多变的春季增强机体抗病能力。三优为选择维生素和无机盐含量较多的食物，维生素含量多的食物有番茄、韭菜、芹菜、苋菜等，而海带等海产品及黄、红色水果中含无机盐比较多。

根据春温阳气生发、肠胃积滞较重、肝火易旺、心情易烦躁抑郁、春季瘟疫易于流行的季节特点以及人体阴阳气血的变化，老年人养生应从养肝护肝、疏肝解郁、调补气血、调和脾胃、祛邪化湿、清热泻火六个方面着手，逐步调整食物结构，减少高脂肪膳食，增加植物性食物，注意摄入水果和蔬菜。饮食应以辛温、甘甜、清淡为主，可使人体抗拒风寒、风湿之邪的侵袭，健脾益气，增强体质，减少患病。

🥒 要点2：保护肝脏，清除身体毒素

肝脏相当于一个国家的将军，是力量的象征。清代医学家周学海在《读医随笔》中说："医者善于调肝，乃善治百病。"肝脏统领健康全局，肝脏出了问题其他器官就会跟着"倒霉"，所以我们必须要加强对肝脏的养护。

春季养生，尤其要注重肝脏的保养。春气通肝，春季易使肝旺。中医学认为，肝脏有藏血之功，《素问·五脏生成篇》云："故人卧血归于肝，肝受血而能视，足受血而能步。"若肝血不足，易使两目干涩、视物昏花、肌肉拘挛。因此养肝补血是春季养生的重中之重。春季养护肝脏，最重要的是饮食要清淡，尽量少吃或不吃辛辣、刺激性食物，这些食物会损伤肝气，直接影响到肝。如生姜、辣椒这些东西要尽量少吃。要多吃新鲜蔬菜、水果；摒弃暴饮暴食或饥饱不匀的坏习惯。

肝开窍于目，如果肝血不足，则易使两目干涩，视物昏花。中医有一句话："春令进补有诀窍，养肝明目是首要。"丹参黄豆汤是养肝的不错选择，即把丹参洗净放砂锅中，黄豆洗净用凉水浸泡1小时，捞出倒入锅内加水适量煲汤，至黄豆烂，拣出丹参，加蜂蜜调味更好。养肝还有一条很重要的原则，就是多饮水、少饮酒。因为肝脏代谢酒精的能力是有限的，所以多喝酒必伤肝。同时要保持五味不偏，食物中的蛋白质、碳水化合物、脂肪、维生素、矿物质等要保持相应的比例。因此，不偏食也很重要。

在运动调养方面，春天也是要顺应"升发"的特点，多做伸展运动。如伸懒腰，中医有"人卧血归肝""人动血运于诸经"之说。春季常伸懒腰，可使血液循环加快，全身肢体关节、筋骨得到活动，激发肝脏的功能。还可在柔和的晨光下，在庭院、公园、林荫道等地方进行体育锻炼，可选择散步、慢跑、快步走等，也可多做一些如广播体操等的伸展运动或练习太极拳等，既可舒展形体，又可调理气血。同时，在优美的环境中锻炼还可起到开阔心胸、愉快心情的效果。

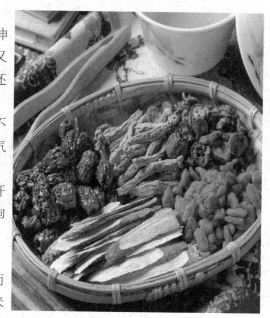

中医学认为，春季宜补肝。因肝血不足，或摄取不当，积劳内伤，均可导致气虚，使人感到精神疲乏、四肢乏力、懒言、易出汗等。此时，应选择些甘平益气、养肝血类的食物，如动物肝脏、菠菜、红枣、枸杞、带鱼等。

动物肝脏： 春季饮食养肝可以脏补脏，鸡肝和猪肝都是不错的选择，鸡肝味甘而温，具有补血养肝的作用，新鲜鸡肝与大米煮粥食用还可以用于治疗老年人肝血不足、饮食不佳、眼睛干涩或流泪等病症；猪肝营养丰富，常食可预防眼睛干涩、疲劳，可调节和改善贫血患者造血系统的生理功能，还能帮助去除机体中的一些有毒成分。补肝血以鸭血为佳，以血补血是中医常用的治疗方法，鸭血与鲫鱼和大米煮粥食用有补肝血的作用，可辅治贫血。

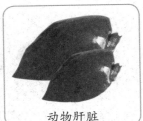
动物肝脏

枸杞：枸杞滋肾、润肺、补肝、明目，可降低血压、血脂，防治动脉硬化，抗衰老，对肝肾阴亏、腰膝酸软、头晕目眩、目昏多泪、虚劳咳嗽、消渴、遗精、高血压、高血脂等症状有很好的改善作用。枸杞与菊花、栀子泡茶饮用，可清肝明目，治疗目赤肿痛；与苦瓜、大蒜清炒食用，可治疗高血压；与红花、丹参煎汁当茶饮，能疏通血管，有效预防动脉硬化；枸杞与龙眼肉、银耳煮成甜汤食用，可养肝补血，改善血虚面色萎黄。

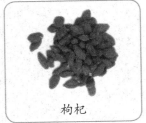
枸杞

菠菜：菠菜是春天的常用时蔬，具有滋阴润燥、舒肝养血等作用，对肝气不舒并发胃病的辅助治疗常有良效。菠菜搭配猪肝煮汤食用，可养肝补虚，还可改善贫血症状；与核桃仁清炒食用，可润肠通便；与大蒜同食，可杀菌利肠，增强抵抗力；与胡萝卜同食，可保持心血管畅通；与鸡血同食，可保护肝脏；与鸡蛋同食，可预防贫血、营养不良；与粉丝同食，可养血润燥和滋补肝肾；与羊肝同食，可恢复体力。

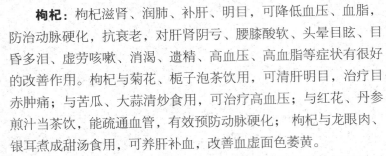
菠菜

红枣：红枣也是很好的补血食物，具有补脾和胃、养肝补血、益气生津、调营卫、解药毒的功效，还能抗过敏、宁心安神、益智健脑，与乌鸡、龙眼炖食可治贫血头晕；与枸杞、菊花泡茶频频饮用可治高血压；与百合、莲子煮汤食用可治心律失常；与小麦、甘草同食可补血润燥、养心安神；与大米同食，可健脾胃、补气血；与黑木耳同食，可治贫血。

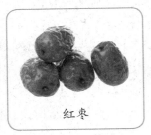
红枣

带鱼：带鱼能养肝补肾、暖胃泽肤、补气养血、舒筋活血、消炎化痰、提神抗乏。带鱼的脂肪含量高于一般鱼类，且多为不饱和脂肪酸，对心血管系统有很好的保护作用，可预防高血压、心肌梗死等心血管疾病。带鱼与芹菜、大蒜清炒食用，可降低血压；与山药、胡萝卜红烧食用，可改善营养不良症状；与木耳、鲜百合清炒食用，可改善皮肤干燥症状。

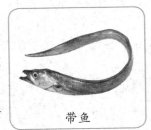
带鱼

♣ 要点3：疏肝解郁，忘掉烦恼忧愁 ·······················●

朱丹溪在《格致余论》提到："司疏泄者，肝也。"若疏泄不及，则易使情绪低落、抑郁，胸胁、肝区、乳房等部位出现闷胀不适；若疏泄太过，则易使头目胀痛、急躁易怒、胃脘胀痛等。春季肝气升发，特别是春分时节，肝气最旺，故春季宜调节肝脏的疏泄功能，使之舒畅，即疏肝解郁。春季疏肝解郁是多方面的，首先是在情绪上要保持乐观，像万物萌发一样舒展、畅达，不宜抑郁或暴躁，因为抑郁、暴躁会伤害肝脏。其次，在生活起居上要有规律，适当早起、早睡，以适应春季的生机勃勃，使人体保持旺盛的精力；在穿着方面要尽量选择温暖、宽松、舒适的衣服，使气血流畅。适当的参加户外运动也是疏肝解郁很好的选择，比如进行郊游、踏青，亲近大自然，听听鸟语花香，呼吸新鲜空气，可以畅达胸怀、陶冶性情、活动筋骨，对身心均有很大的好处。

利用健身来养肝是一种比较简易的方法，以下介绍三种比较简单的健身方法：①平卧床上，两足自然分开，与肩同宽，全身放松，自然呼吸，呼气时，两手捂口（不能紧捂），取呼出之水蒸气，轻摩面部。摩面时宜闭气，待闭至欲吸气时，暂停摩面，徐徐吸气，如此反复3～5遍。②平身正坐，两脚前伸，自然呼吸，吸气后闭气，两手慢慢上提，在胸前十指交叉，互相紧夹，两手向两边用力，反复3～5次后，十指交叉不松动，两手一并上提，上头，过头顶，下项，按压项后，头部用力住后仰，使头项与两手间形成一股抗衡的力。吸气，十指松开，两手慢慢下移，轻按两膝上，重复3～5遍。③吸气后闭气，两手相叠，按压左侧大腿上，上身向右侧倾，到达极点，然后向左倾，到想要呼气时，恢复正坐姿势，反复做3～5遍。

春季，老年人宜多梳头，梳头具有宣行郁滞、疏利气血的作用，常梳头，可加强对颜面和头部穴位的摩擦，疏通血脉，增加血液循环，使得头发得到滋养，发根牢固。方法为：两手十指弯曲成自然弓状，自前额发际开始，经头顶向后，到颈部为止，轻抓头皮。然后以头部前后正中线为中心，两手逐渐向两边移开，同时轻抓头皮，到两耳上部结束，按摩30次，第一次用力宜轻，然后用力逐渐加重。

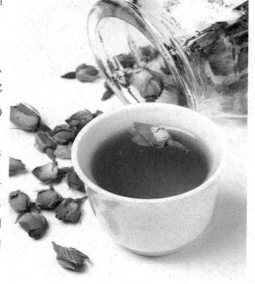

进入春季后，由于气候变化多端，阴晴不定、春雨绵绵，容易引发一系列心理精神上的变化，即春愁。对于春愁的患者，在饮食上应多食用具有疏肝理气、解郁安神的食物，如玫瑰花茶、柴胡、决明子、猕猴桃、桑葚、鲼鱼、生菜等。

柴胡：柴胡具有和解表里、疏肝、升阳、退热的作用，可有效解除胸闷胁痛，开郁调经，对流感病毒有强烈的抑制作用。主治寒热往来、胸满胁痛、口苦耳聋、头痛目眩、疟疾、下利脱肛、月经不调、子宫下垂、流行性感冒。柴胡与香附、酸枣仁煎水服用，可疏肝理气、解郁安神；与猪肚、白术炖汤食用，可治疗老年人久泻脱肛；与郁金、川芎煎取药汁，可治疗经前乳房胀痛；与当归、合欢皮煎汁服用，可治疗更年期综合征。

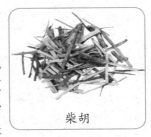

柴胡

决明子：决明子泻火除烦、清肝明目、利水通便，还可降低血压、抗菌消炎。主治风热赤眼、青盲、雀目、高血压、肝炎、肝硬化、腹水、习惯性便秘等病症。决明子与菊花、桑叶煎汁当茶饮，可治疗目赤肿痛；与玉米须、枸杞煎汁当茶饮，可治疗高血压；与火麻仁、蜂蜜泡茶频频饮用，可防治老年人便秘；与金银花、黄连煎汁饮用，可治疗口腔溃疡。

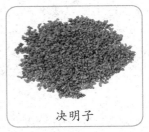

决明子

鳙鱼：鳙鱼是一种高蛋白、低脂肪、低胆固醇的鱼类食物，不仅能疏肝解郁，对心血管系统也有保护作用，还具有补虚弱、暖脾胃、补头眩、益脑髓、健脾利肺、祛风寒、益筋骨之功效。鳙鱼富含磷脂，可改善记忆力，特别是其头部脑髓中磷质含量很高，经常食用，能治眩晕、益智商、助记忆、延缓衰老。春季吃鳙鱼能对某些疾病起到辅助治疗的作用，例如与益智仁、核桃仁炖汤食用，能改善老年痴呆症的症状；与莲子、龙眼肉炖汤食用对神经衰弱有一定的疗效；鳙鱼头与豆腐炖汤食用具有疏肝解郁、养心安神、益智补脑的功效。

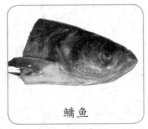

鳙鱼

生菜：生菜富含维生素A、维生素C、钙、磷等营养成分，具有清热安神、清肝利胆、养胃生津、降压降脂的功效，对内火旺盛所致的心烦失眠、口舌生疮、目赤肿痛、小便黄赤等症以及高血压、高血脂均有一定食疗效果，常食还可减肥，有利于女性保持苗条的身材。生菜与大蒜炒熟食用，可有效降低高血压；与黄瓜、木耳炒熟食用，可降脂减肥；与苦瓜、丝瓜炒熟食用，清肝泻火。

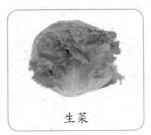

生菜

猕猴桃：猕猴桃中含有丰富的维生素C，具有调中理气、生津润燥、解热除烦的功效。其含有的血清促进素具有稳定情绪、镇静心情的作用。另外，它所含的天然肌醇，有助于脑部活动，因此能帮助忧郁之人走出情绪低谷。

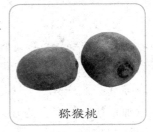

猕猴桃

要点4：调补气血，使气顺血和

中医学认为，人之生以气血为本，人之病无不伤及气血。《医林改错》有言云："治病之要诀，在明气血。"春季阴消阳长，人体阳气与自然界相应，向上向外流发，各种生理功能逐渐活跃，新陈代谢日趋旺盛，春天气候变暖，人的血液循环因而相应增强，人体的皮肤腠理由致密开始变得疏松，体内的阳气开始向外宣发，气血渐渐趋于表。但是春季气候多变，气温时高时低，气血运行也相应受到影响，如果调适不当，是很容易生病的。所谓调理气血，是根据人们体质的差异，采用"补之不足，泻之有余"的原则，使气血和顺。

春季在运动调养方面也要顺应"升发"的特点，宜多做伸展运动，宜在柔和的晨光下，在庭院、公园、林阴道等地方进行体育锻炼，可选择散步、慢跑、快步走等，也可练太极拳，既可舒展形体，又可调理气血。气可温养机体和抵御外邪入侵，气虚则易使人精神萎靡、畏寒、头晕、心悸等。血有调养脏腑、经络、骨骼、精神的作用，血虚则易使人毛发干枯、视物昏花、失眠多梦、健忘心悸等。春季阳气升发，新陈代谢旺盛，人体内的循环系统功能加强，故人们应顺应自然，在此时调和气血，使气顺血和。

春季进补宜讲究科学，一般来说，体虚的人才需要进补，而虚证又分为气虚、血虚、阳虚、阴虚等类型。概括起来说，气虚者补气，血虚者补血，阴虚者补阴，阳虚者补阳，老年人以气虚、血虚为主，应气血双补。

气虚证主要表现为少气乏力、语声低微、呼吸微弱、食欲缺乏、食后腹胀、腹泻或便溏、脱肛、易出汗、怕风寒易感冒、面色萎黄或苍白、脉虚无力等。春季常用的补气药物与食物有人参、党参、太子参、黄芪、灵芝、山药、白术、西洋参、五味子、绞股蓝、甘草、莲子、大枣、牛肉、鸡肉、鸽肉、鹌鹑肉、海参、猪肚、羊肚等。

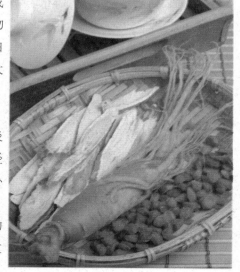

血虚证主要表现为面色苍白或萎黄，唇色淡白，头晕眼花，心悸失眠，手足发麻，妇女行经量少、月经延期甚至经闭等对于血虚证应采用补血治疗。常见的补血药材和食物有当归、熟地、阿胶、何首乌、白芍、龙眼肉、鸡血藤、动物血、动物肝脏、黑米、鳝鱼、菠菜、黑芝麻、发菜、红糖等。

当归：当归补血和血、调经止痛、润燥滑肠，能抗血小板凝聚，抑制血栓形成，促进血红蛋白及红细胞生成，有抗贫血的作用。其主治月经不调、经闭腹痛、崩漏、肿瘤、瘀血疼痛、血虚头痛、眩晕、便秘、跌打损伤。当归常与乌鸡、黄芪、党参煲汤食用，能补益气虚，可有效治疗贫血、低血压；与核桃仁、银耳煮成甜汤食用，可治疗体虚便秘；与红花、三七煎汁服用，可辅助治疗动脉硬化；与猪肾煲汤食用，可用于治疗心悸、气短；与姜同食，可用于治疗产后腹痛、胁肋胀满。

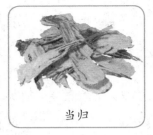

当归

龙眼肉：龙眼肉可补血养心、安神助眠，对失眠、心悸、神经衰弱、记忆力减退、贫血有较好的疗效，其营养丰富，具有增进红细胞及血红蛋白活性、升高血小板、改善毛细血管脆性、降低血脂、增加冠状动脉血流量的作用，对心血管疾病有防治作用。龙眼肉与乌鸡、熟地煲汤食用，具有补肾养血的功效，可治疗贫血；与酸枣仁、莲子煮汤食用，可养心安神，有效治疗失眠；龙眼肉与小米、百合煮粥食用，可辅助治疗神经衰弱；龙眼肉与五味子、百合煮汁服用，可辅助治疗心律失常；龙眼肉与核桃仁、益智仁煮汤食用，可防治老年痴呆症；龙眼肉与百合、红糖煮汤食用，可治疗失眠；龙眼肉与甲鱼、山药煮汤食用，可补脾胃、益心肺、滋肝肾。

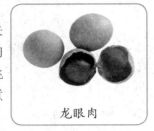

龙眼肉

黑米：黑米性温、味甘；入脾、胃、肺经，具有补血益气、滋阴补肾、暖脾养肝、解郁安神的功效，对气血亏虚、脾胃虚弱、失眠心悸、潮热盗汗的患者均有一定的食疗作用。黑米与红枣、阿胶粉煮粥食用，可有效治疗贫血；与莲子、龙眼煮粥食用，可改善睡眠，缓解失眠症状；与排骨、板栗蒸成饭团食用，可防治老年人骨质疏松；与干贝、马蹄一同煮粥食用，可治疗男性前列腺肥大；与小麦、大枣煮粥食用，可缓解女性更年期综合征，改善心烦失眠、潮热盗汗等症状；与鸡蛋同食，可补气养血、健脾益胃，对春季食欲缺乏、面色苍白或萎黄者的症状有很好的改善作用。

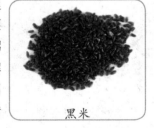

黑米

鳝鱼：鳝鱼具有补气养血、祛风湿、强筋骨、壮阳等功效，对降低血液中胆固醇的浓度，预防因动脉硬化而引起的心血管疾病有显著的食疗作用，还可用于辅助治疗面部神经麻痹、中耳炎、乳房肿痛等病症。用鳝鱼搭配当归、枸杞煲汤食用，可有效改善贫血症状；与肉桂、干姜炒食，可防治肩周炎；与芹菜清炒食用，可有效防治高血压、动脉硬化等心脑血管疾病；鳝鱼与五加皮、桑寄生煮汤食用，可有效缓解风湿性关节炎症状；与莲藕煮汤食用，可以保持体内酸碱平衡；与青椒炒食，可降低血糖；与韭菜炒食，口感好，可增强免疫力。

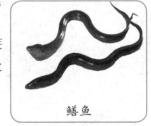

鳝鱼

要点5：调和脾胃，为迎接夏季做准备

明代藏象学说提出：脾胃五行属土，属于中焦，人体的气血均由脾胃从食物转化而来。胃主受纳，即胃接受食物并进行初步消化；脾主运化，即脾将食物进一步消化后，将营养物质运送至全身。脾胃的关系是"脾为胃行其津液"，二者共同完成食物的消化吸收，从而为机体补充气血。初春空气湿润且温和，最适合调和脾胃。明代医家张景岳有言："胃强则强，胃弱则弱，有胃则生，无胃则死，是以养生家必当以脾胃为先。"

中医学认为："内伤脾胃，百病由生。"脾胃乃人后天之本，气血生化之源，关系到人体的健康，以及生命的存亡。内伤脾胃，就容易感受外邪，招致百病。春季湿气较重，易伤脾胃，脾虚容易造成腹胀、腹泻、厌食等症状。所以，中医十分强调胃对人体的重要作用，认为养生要以固护脾胃为主，春季更要注重调养脾胃。

养脾要与养胃结合起来。因为脾胃起升清降浊的作用，所以饮食千万不要过饱，过饱之后就增加了脾胃的负担，会引起很多的问题。此外，适当运动也可增强脾胃之气，增强其运化功能。青年人可做仰卧起坐，在每天起床和睡前各做20~40次；老年人宜做摩腹，即仰卧于床，以脐为中心，顺时针用手掌旋转按摩，有助于脾胃调养，可缓解食后腹胀、厌食、便秘等症状。

春季饮食宜清淡、新鲜、易消化，青菜、胡萝卜、马兰头、芹菜、小白菜、荸荠、山楂等食物都是不错的选择。尽可能少吃油腻的肉类食品，以便于肠道的消化吸收；适量常吃一些葱、姜、蒜等辛味食物，它们具有祛湿、避秽浊、促进血液循环、兴奋大脑中枢的作用。同时，还可用生薏米30克、扁豆20克、山药10克煮粥吃，或用木棉花20克、赤小豆15克煎茶喝。采取上述方法，对脾虚便稀、食欲缺乏、食积腹胀能起到较好的效果。

古代养生著作《摄生消息论》认为："当春之时，食味宜减酸益甘，以养脾气。"春季多吃甜食有利于加强脾、胃的功能。春季应当进食的甜味食物主要有红糖、蜂蜜、花菜、胡萝卜等。同时，春季不能吃太多的酸味食物，更不能过食大辛大热如羊肉、狗肉等食物，否则耗气伤阴。以下介绍几种健脾益胃的常见药材和食材。

党参：党参具有补中益气、健脾益肺的功效，用于治疗脾肺虚弱、气短心悸、食少便溏、虚喘咳嗽、内热消渴、内脏下垂等病症。党参与白术、茯苓、薏米、粳米搭配煮粥食用，可健脾化湿、补中益气，能辅助治疗脾胃气虚所致的食欲缺乏、面色萎黄等症；党参搭配杏仁、猪肺煮汤食用，可用来治疗老年人慢性支气管炎；与猪肚、升麻、黄芪炖汤食用，可辅助治疗胃下垂、子宫脱垂等内脏下垂病症；与玉竹、生地煎汁当茶饮用，可滋阴益气，治疗消渴病（糖尿病）。

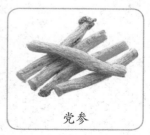

党参

山药：山药补肺、脾、肾三脏，具有补脾养胃、生津益肺、补肾涩精等功效。可用

于脾虚食少、久泻不止、肺虚喘咳、肾虚遗精、带下、尿频、虚热消渴等常见病症的治疗。研究证明山药有降血糖作用，对糖尿病有一定疗效，此外还有抗氧化、抗衰老作用。对于老年人脾虚大便稀薄、腹泻日久不愈者，可用山药、干莲子、芡实、薏米搅打成粉，做成糊食用。将新鲜山药搭配莴笋、南瓜清炒食用，可

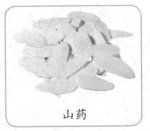

山药

有效治疗糖尿病；干山药配伍白果、五味子煮汤食用，可辅助治疗老年人肾虚遗精、遗尿症状；对于体质虚弱者，可用干山药搭配牛肉、板栗焖炒食用；干山药搭配红枣与肉炖汤食用，可补血养颜；干山药与鸭肉煮汤食用，可滋阴润肺；新鲜山药与玉米粒或扁豆清炒食用，可增强人体免疫力。

猪肚：猪肚不仅可供食用，而且有很好的药用价值，具有补虚损、健脾胃的功效，多用于治疗脾虚腹泻、虚劳瘦弱、产后体虚、内脏下垂、消渴、小儿疳积、尿频或遗尿。猪肚与山楂、白术搭配煲汤食用，可健脾益胃，有效治疗厌食、消化不良；猪肚与玉竹、干木耳炒食，可辅助治疗糖尿病；与白果、金樱子煲汤食

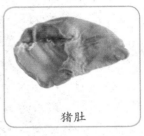

猪肚

用，可辅助治疗老年人夜尿频多、遗尿症状。猪肚配伍人参、升麻煲汤食用，可治疗各种虚弱性疾病，如胃下垂、脱肛、严重营养不良等；煮猪肚汤时，可加几片生姜，能阻止胆固醇的吸收；猪肚搭配莲子煮汤食用，可补脾健胃。

小米：小米是最养胃的食物之一，其性凉，味甘、咸，陈者性寒，味苦，归脾、肾经，具有健脾、和胃、安眠等功效。小米含蛋白质、脂肪、铁和维生素等，消化吸收率高，是幼儿的营养食品。小米含有大量的碳水化合物，对缓解精神压力、乏力等有很好的作用，尤其适合脾胃虚弱、反胃呕吐、体虚胃弱、精血受损、食欲缺乏等患者食用。小米与龙眼肉、柏子仁煮粥食用，可养心安神，改善失眠多梦症状；与鸽肉、芡实一起煮粥食用，适合产后体虚、老年人肾

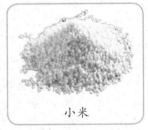

小米

虚者食用；与山楂、薏米煮粥食用，可健胃消食；与猪肾、何首乌煮粥食用，可滋补肾气、养心安神，适合更年期女性食用；与鸡蛋煮粥食用，可提高蛋白质的吸收；与绿豆或肉类煮粥食用，营养成分互补，吸收营养更充分；与红糖、红枣煮粥食用，可补虚、补血。

麦芽：麦芽具有消食化积的作用，常用来治疗食积不消、腹满泄泻、恶心呕吐、食欲缺乏等症，常与山楂、神曲、陈皮同用。麦芽兼能疏肝解郁，用于肝气郁滞或肝胃不和之胁痛、脘腹痛等，可与其他疏肝理气药同用。

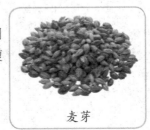

麦芽

🍂 要点6：祛湿化邪，使气机通畅 ·····························●

中医学中的"湿"有多种含义。自然界之湿，是指自然界的一种气候特征。春季雨水较多，尤其在梅雨季节，是一年中湿气最重的时期，"湿"就是这一时期的气候特征，是一年中正常的气候变化。其次，它是一种致病因素，当人体抵抗力下降或湿气过剩时，可以使人体发生疾病。这时，"湿"作为病因侵袭人体并导致机体发生疾病，中医称之为"湿邪"。"湿邪"有内湿、外湿之分，由于受到自然界的湿气侵袭而发生疾病的称之为外湿证；若饮食不节，过食甘甜、油腻厚味之物，使脾运化水湿功能减退，从而湿从内生，发生疾病，称为内湿证或脾湿证。湿邪致病，无处不到，上下内外皆可侵犯，患病后的临床表现也多种多样，中医统称为"湿证"，是一组证候的总称。

春季阴雨绵绵，空气湿润，此时，会有"湿邪"入侵人体，而湿邪最易损伤脾阳。湿邪困脾，使运化水液功能受损，水湿积聚，可出现水肿、小便不利等症。同时脾气不升，则胃气不降，可出现嗳气、恶心、呕吐、食少、口中黏腻等症。脾胃乃人"后天之本"，其功能受损，必将影响整个机体的功能。中医学认为"胖人多痰湿"，意为肥胖的人多属痰湿体质，易患湿证。环境阴暗潮湿、多雨季节或喜吃甜食、生冷食物，饮酒，肥甘厚腻食物等都是易产生湿证的原因。因此，一定要把好"病从口入"这一关，不吃腐烂变质食物，不喝生水，生吃瓜果、蔬菜一定要洗净，应多食清热利湿的食物，使体内湿热之邪从小便排出。

湿属于阴，为阴邪，阴盛则阳病，湿邪为病，易伤阳气。脾有运化水湿的功能，且为阴土，喜燥恶湿，对湿邪又有特殊的易感性，所以脾具有运湿而恶湿的特性。因此湿邪侵犯人体，易伤脾胃，脾胃受损就会导致运化功能失常，导致水液不能代谢出去，停聚在体内，发为腹泻、水肿、小便不利等症，因此可以运用健脾利湿、通利小便的方法将体内的湿邪排泄出去，使得气机通畅，水道通调。春季祛湿化邪可选用砂仁、茯苓、白术、陈皮、芹菜、白扁豆、薏米、芡实等药材或食材。

砂仁：砂仁是中医常用的一味健脾化湿药，其性温、微辛，归脾、胃、肾经。砂仁具有行气调中、和胃健脾、化湿止泻的功效，用于治疗消化不良、食积腹胀、寒湿泻痢、虚寒胃痛，还可治疗妊娠呕吐、妊娠胎动不安而与脾胃虚寒有关者，适合消化不良、食积腹胀、慢性胃炎、寒湿型呕吐腹泻、食管癌等患者食用，但阴虚有热者忌服。砂仁与生姜、粳米煮粥食用，可治疗妊

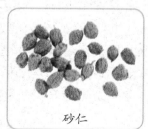

砂仁

娠呕吐；与猪肚与肉豆蔻煲汤食用，可治疗虚寒性腹泻；与神曲、山楂煮汁当茶饮，可治疗食积腹胀；与豆芽、鲫鱼同食，有健脾化湿、降脂减肥、降低血糖等功效，适合春季食用，也适合高血压、肥胖、高血脂等患者食用。

陈皮：陈皮具有理气、健脾、调中、燥湿、化痰的功效，主要用于治疗脾胃气滞之脘

腹胀满或疼痛、消化不良，湿浊阻中之胸闷腹胀、纳呆便溏以及痰湿壅肺之咳嗽气喘等病症。治疗湿浊中阻所致的胸闷腹胀、纳呆便溏，常搭配厚朴、白术、砂仁等煎水饮用。治疗脾胃虚弱、消化不良、腹胀，常配山楂、神曲、麦芽同用，可消食化积，行气除胀。此外，食用补药或肉食，可适当加点陈皮，皆可帮助消化，还可除肉类的膻味。

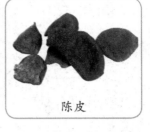

陈皮

茯苓：茯苓渗湿利水、益脾和胃、宁心安神，常用来治疗小便不利、水肿胀满、痰饮咳逆、呕吐、泄泻、遗精、淋浊、惊悸、健忘等症。茯苓与赤小豆、鲫鱼煲汤食用，可利水消肿，有效治疗肾炎水肿、小便不利等症状；与猪大肠、芡实煮汤食用，可治疗慢性腹泻；与泽泻、荷叶煮汁当茶饮用，可利水化湿、降脂减肥；与小米、莲子煮粥食用，可养心安神，改善失眠症状。与绿

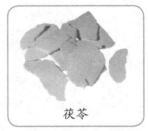

茯苓

豆、薏米煮成甜汤食用，可治疗尿路感染；与马蹄搭配煮汤食用，对鼻癌、胃癌、肝癌有辅助治疗作用；与猪肝搭配煮汤食用，可治疗贫血、头昏、目眩等症；与鲤鱼蒸食或煮汤食用，可用于治疗肝病或肾病引起的轻度水肿；与猪舌同食，可利水渗湿。

扁豆：扁豆是甘、淡、温和的健脾化湿药，能健脾和中、消暑清热、解毒消肿，适用于脾胃虚弱、便溏腹泻、体倦乏力、水肿、白带异常以及夏季暑湿引起的呕吐、腹泻、胸闷等病症。扁豆高钾低钠，常食有利于保护心脑血管，调节血压。扁豆还具有除湿止泻的功效。白扁豆搭配白术、石榴皮煎水服用，可治暑湿腹泻；扁豆与赤小豆、薏米煮汤食用，可利水消肿；白扁豆与鱼

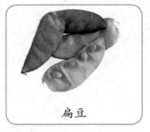

扁豆

腥草、马齿苋煎取药汁食用，可解毒止痢；与干山药、芡实煮汤食用，可燥湿止带，改善带下异常症状；与山药、粳米煮粥食用，可健脾益胃；与鸡肉炒食可添精补髓、活血调经；与老鸭肉同食，可滋阴补虚、养胃益肾。

芹菜：芹菜具有清热除烦、平肝降压、利水消肿、凉血止血的作用，对高血压引起的头痛头晕、暴热烦渴以及黄疸、水肿、便秘、小便热涩不利、妇女月经不调、赤白带下、痄腮、血热出血等病症有食疗作用。芹菜与苦瓜、黑木耳炒食，可降低血压和血脂；芹菜与猪肝烹炒食用，可有效防治缺铁性贫血；与泥鳅焖烧食用，可治疗尿路感染；与香蕉、芝麻榨汁饮用，可防治老年

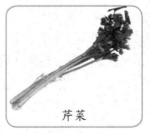

芹菜

人习惯性便秘；与牛肉炒食，可增强免疫力；与羊肉同食，可强身健体；与番茄或茭白同食，可降低血压；与红枣同食，可补血养颜；与核桃同食，可美容养颜和抗衰老。

要点7：清热泻火，清除体内积热

春季气温逐渐回升，人体的水分容易通过出汗而大量流失，加上大风使地表蒸发强烈，驱走大量水气，空气湿度极大地减少，这会使人口干唇裂，鼻腔黏膜变得干燥、弹性减少，容易出现微小的裂口，防病功能随之降低，使许多病菌乘虚而入，导致呼吸疾病的发生。如果人体内的积热被春天的暖风所鼓动向外发散，就会使得津液外泄，导致阴虚而火旺。

由于人体的水分流失增加，加上人们的饮食和穿衣还不能完全适应春天多变的天气以及工作紧张、睡眠不足等因素，人们容易出现三焦积热。所谓三焦积热，分别指热气累积在上焦的心肺，主要症状为面色红赤、口舌生疮、牙龈肿痛、咳嗽痰黄或干咳痰中带血、咽干鼻燥、酒糟鼻等；热气累积在中焦的肝、胆、脾、胃，主要表现为舌苔黄、胃内嘈杂、口臭、头胀头痛、烦躁易怒、口唇周围长痤疮等；热气累积在下焦的肾、膀胱、大肠、小肠，主要表现为小便黄、便秘、痔疮、潮热盗汗、五心烦热以及膀胱炎、尿路感染、肠炎腹泻、痢疾等。

如何判断自己体内是否有积热呢？中医学认为：嘴唇红润是健康的证明，不过若是像涂了口红样深红，是体内有热的表现，当胃肠有积热时还会表现为舌红苔黄、口臭、口干、口舌生疮、易饥饿、大便干结、小便黄赤等，同时在嘴角容易长痘，舌尖容易长火疱，而且脸色偏黄，出现以上症状，就能断定体内有积热。此外，热邪首先易犯肺，患者容易出现咳嗽痰黄或干咳痰中带血、咽干鼻燥、鼻出血等，因此治疗时要兼顾润肺。

因此春要注意及时清除体内的积热，以防热毒到夏季更加肆虐。此时饮食应注意清淡，忌食辛辣刺激性食物，忌燥热性食物，戒烟限酒，宜经常食用清热类食物，如香椿、春笋、枇杷、苋菜、马蹄、绿豆、梨、银杏、苦瓜等。

香椿：自古以来，香椿就被公认为是春季时令名品，具有清热解毒、化湿杀虫的功效，适合患肠炎、痢疾、尿道炎、疔疮疖肿等湿热性病症的患者食用。香椿的食用价值很高，可以烹制出多种特色菜肴，如塞北山村的香椿拌豆腐，可清热泻火；此外还有湖南的凉拌香椿、四川的香椿芽炒肉丝、西安的香椿鱼等都别有风味。香椿与竹笋搭配炒食，可清热解毒；与豆腐搭配食用，可美容润肤；与羊肉搭配炒食，可治疗风湿性关节炎。

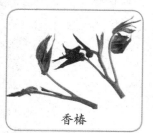

香椿

春笋：春笋被列为"蔬中第一品"，是春季的时令佳蔬，也是一味很有效的良药。中医学认为，春笋味甘，性寒，有"利九窍、通血脉、化痰涎、消食胀"和"清肠、透毒、发痘疹"及"主消渴、利小便、益气阴"等功效，用春笋烧肉，可滋阴益气；芝麻油焖春笋，可化痰消食、利肠通便。春笋还具有吸

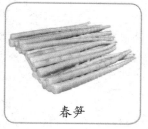

春笋

附脂肪，促进食物消化的功能，常食对单纯性肥胖者大有裨益。

苋菜：苋菜性凉，味微甘；归肺、大肠经，具有清热利湿、凉血止痢的功效，主治赤白痢疾、二便不通、目赤咽痛、鼻出血等热性病症。苋菜与鲜马齿苋、猪肠同食，煮汤食用，可清热解毒、凉血止痢，辅助治疗痢疾、急性肠炎；苋菜与新鲜枸杞叶清炒食用，可清肝明目，有效缓解目赤肿痛、结膜炎等；与火龙果、香蕉一起榨汁饮用，可治疗上火引起的便秘；与黄瓜、芹菜一起榨汁饮用，可治疗单纯性肥胖症；与猪肝一起清炒食用，可增强免疫力；与猪肉一起炒食或煮汤，可治疗慢性尿道疾病；与鸡蛋同食，可滋阴润燥。

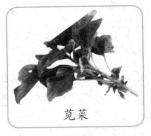

苋菜

白果：白果又名为银杏，它含有白果酸、白果酚，可抑菌、杀菌，可治疗呼吸道感染性疾病，具有敛肺气、定喘嗽、化痰、止带浊、缩小便的功效。此外，白果还具有收缩膀胱括约肌以及辅助治疗心脑血管疾病的作用。白果搭配杏仁、粳米煮粥食用，对肺虚咳嗽咳痰有一定食疗作用；白果与覆盆子、莲子煮汤服用可治疗男子遗精、早泄等症。白果与猪肚、芡实炖汤食用，可治疗夜尿频多、遗尿等症。

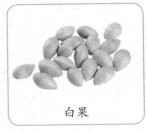

白果

枇杷：枇杷具有清肺和胃、降气化痰的功效，为清解肺热和胃热的常用药，主治肺热咳痰、咯血、衄血、胃热呕哕。枇杷与川贝、梨炖蒸服用，可治疗肺热咳嗽；与生地、玉竹煎水服用，可滋阴清热，治疗咯血、消渴病；枇杷与罗汉果、薄荷泡茶饮用，可辅助治疗咽炎；治疗胃热呕吐，可用枇杷搭配玄参、黄连煎水饮用；枇杷与银耳、百合煮糖水食用，可生津止渴；枇杷与丁香、人参、麦片一同食用，可治反胃、呕逆；在煎枇杷汤时，加入适量的冰糖，不仅可清肺、化痰、止咳、降气，还能增添汤的美味；枇杷与姜片同食，可防止反胃呕逆；与蜂蜜同食，可治伤风感冒；与海蜇同食，可清热、化痰、止咳。

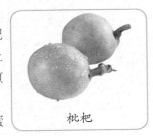

枇杷

马蹄：马蹄具有清热解毒、凉血生津、利尿通便、化湿祛痰、消食除胀的功效，对黄疸、痢疾、小儿麻痹、便秘等疾病有食疗作用。另外，其含有一种抗菌成分，对降低血压有一定的效果，这种物质还对癌症有预防作用。马蹄与银耳、玉竹煮成甜汤食用，可缓解咽喉干燥、鼻干、口干等。马蹄配伍车前子、核桃仁煮汤食用，可辅助治疗尿路感染、尿路结石；搭配石榴皮、赤小豆煮汤食用，可治疗腹泻、痢疾。

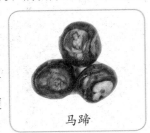

马蹄

春季养生药膳 选用原则

　　春天万物复苏，气候由寒变暖。古人云，天人相应，因此老年人养生也要顺应季节的气候变化，老年人在饮食上要注意"三春"的不同，在春季养生药膳选料方面要遵循一定的原则，这样才能发挥药膳的真正疗效，让老年人健康地度过春季。

🍂原则一：养护肝脏，少酸多甘

　　首先，春季饮食应以养肝为先，因为肝与春气相通应。中医学有以脏养脏的说法，补养肝脏可以通过食用动物肝脏来补养，如猪肝、鸡肝等；而补养肝血，则以猪血、鸭血为佳。其次，早春饮食应遵循高热量、高蛋白的原则，早春天气还较寒冷，人体为了御寒，要消耗一定能量来维持基础体温，所以早春饮食中，除了谷物类，还应选用豆类、芝麻、花生、核桃等食物，以便补充能量，另外，需要补充优质蛋白质，如鸡蛋、鱼类、虾、牛肉、鸡肉等。第三，春季宜遵循少酸多甘的饮食原则，中医学认为，"春日宜省酸增甘，以养脾气"。因为春季肝气较旺，肝旺容易犯脾，所以容易出现脾胃虚弱症状，而酸味的食物会使肝气偏亢，所以春季饮食应少酸涩，忌油腻食物；宜选用甘温之品，以养脾胃，可食用党参、枸杞、大米、鱼肉、豆腐、竹笋、番茄、胡萝卜等。

🍂原则二：调补气血，当需食补

　　春季宜调补气血，根据春季气候乍暖还寒、人体阳气上升的特点，应以升补、柔补为原则，根据自身的虚弱情况，辨证选用助正气或补元气的滋补品。通常情况下，应选用党参、黄芪、红枣、山药、当归、熟地、首乌等中药材调补气血，还可选用鸡肉、鸭肉、冬菇、鲫鱼、牛奶、豆浆等食物，以健脾胃之气。春季养生宜"当需食补"，但必须根据春季人体阴气逐渐升发的特点，对于身体虚弱的老年人可选用药酒来滋补，如首乌酒，即用首乌泡酒饮用，可滋补肝肾、乌发明目、养血活血。有风湿性疾病的患者可服用樱桃酒，将鲜樱桃捣碎或者捣烂，浸入米酒中，可补中益气、祛风除湿，对身体虚弱、风湿关节痛、四肢麻木、腰酸腿痛的老年患者有很好的调理作用。对于肝气郁结、胸闷腹胀的老年人，可选用佛手酒、玫瑰花酒饮用，可疏肝理气、解郁安神、活血化瘀，二者对春季肝郁不乐者也有一定的疗效。

春季养生药膳

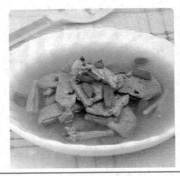

党参枸杞猪肝汤

养肝护肝

配方 党参、枸杞各15克，猪肝200克，盐适量

做法 ①将猪肝洗净切片，余水后备用。②将党参、枸杞用温水洗净后备用。③净锅上火倒入水，将猪肝、党参、枸杞一同放进锅里煲至熟，最后加盐调味即可。

功效 本汤具有滋补肝肾、补中益气、明目养血等功效，适合春季食用，老年人常食可改善头晕耳鸣、两目干涩、视物昏花等症状。体虚者常食，可改善肤色萎黄、贫血、神疲乏力等症状。

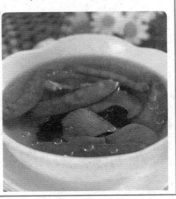

首乌鸡肝汤

养肝护肝

配方 何首乌15克，鸡肝50克，荷兰豆5片，生姜1小块，盐2小匙

做法 ①鸡肝剔去肥油、血管等杂质，洗净，沥干，切大片。②荷兰豆撕去边丝，洗净；生姜洗净，切丝。③何首乌放入煮锅，加4碗水以大火煮开，转小火续煮15分钟，转中火让汤汁再沸，放入鸡肝煮熟，放入荷兰豆和姜丝，加盐调味即可。

功效 中医学有"以脏补脏"的说法，动物肝脏均有补肝作用，还能增进视力，缓解眼睛疲劳。

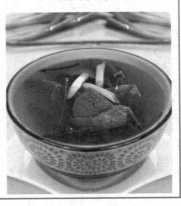

旱莲猪肝汤

养肝护肝

配方 旱莲草5克，猪肝300克，葱1根，盐1小匙

做法 ①旱莲草放入锅中，加4碗水以大火煮开，转小火续煮10分钟；猪肝冲净，切片。②只取汤汁，转中火待汤沸，放入肝片，待汤开，即加盐调味熄火；葱洗净，切丝，撒在汤面即成。

功效 旱莲草可凉血止血、滋补肝肾、清热解毒；配猪肝，有补血兼止血、养肝护肝的作用，对春季养肝藏血均有很好的食疗效果。

兔肉百合枸杞汤

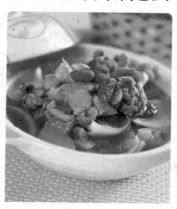

养肝护肝

配方 兔肉60克，百合130克，枸杞50克，葱花、盐各适量

做法 ①将兔肉洗净，斩成小块；百合洗净，剪去黑边；枸杞泡发。②锅中加水烧沸，下入兔肉块，焯去血水，去浮沫后捞出。③在锅中倒入一大碗清水，再加入兔肉、盐，用中火烧开后倒入百合、枸杞，再煮5分钟，放入葱花，立即起锅即成。

功效 枸杞、百合均可药食两用，合用能养肝明目、清心安神，兔肉含高蛋白、低脂肪、低胆固醇，老年人常食不仅能补虚、滋阴，还能预防心脑血管疾病。

红枣带鱼粥

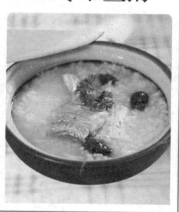

养肝护肝

配方 陈皮10克，红枣5颗，糯米50克，带鱼50克，葱花15克，姜末10克，香油15克，盐5克

做法 ①糯米洗净，泡水30分钟；带鱼洗净切块，沥干水分；红枣泡发。②陈皮、红枣、糯米加适量水大火煮开，转用小火煮成粥。③加入带鱼煮熟，再拌入调味料，装碗后撒入葱花、姜末即可。

功效 此粥具有养肝补血、行气健脾、增强食欲等功效，适合春季食用，常吃能预防高血压、心肌梗死等心脑血管疾病，还能改善体虚症状。

葡萄干红枣汤

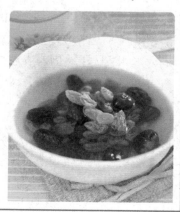

养肝护肝

配方 红枣15克，葡萄干30克

做法 ①葡萄干洗净，备用。②红枣去核，洗净。③锅中加适量的水，大火煮沸，先放入红枣煮10分钟，再下入葡萄干煮至枣烂即可。

功效 红枣可补中益气、养血生津；葡萄干可补血强智、滋肾益肝。此汤具有养肝补血、滋阴明目的功效，适合春季食用，可改善眼睛干涩、视物模糊、贫血等病症。女性朋友常食此汤，可美容养颜。

鱼头豆腐汤

疏肝解郁

配方 鳙鱼鱼头200克，水豆腐250克，姜片、盐、鸡精、葱花各5克，香油3克，胡椒粉2克，油、鲜汤各适量

做法 ①鳙鱼头洗净剁块，水豆腐洗净切成块。②油锅烧热，下入鱼头煎干，再炒香姜片，掺入鲜汤，加盐、胡椒粉、鸡精、豆腐煮至入味。③待汤熬至乳白色时起锅装碗，淋入香油，撒入葱花即可。

功效 本品疏肝解郁、养心安神、益智补脑，非常适合春季食用。此外，老年人以及脑力劳动者常食，有安神益智的作用。

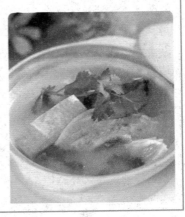

蒜蓉生菜

疏肝解郁

配方 生菜500克，蒜蓉10克，植物油、盐、味精、鸡精各适量

做法 ①将炒锅洗净，加适量水，放入盐、植物油，下生菜氽水，捞出再用冷水冲凉。②锅内放适量植物油烧热，下入蒜蓉炒香后下入生菜、盐、味精、鸡精。③炒熟后起锅装入盘内即可。

功效 生菜中含有莴苣素，具有疏肝解郁、镇静催眠，还可辅助治疗神经衰弱；大蒜具有杀菌解毒的作用。常食此菜可增强抗病能力，预防流感等病症。

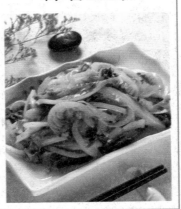

大米决明子粥

疏肝解郁

配方 决明子15克，大米100克，盐2克，葱8克

做法 ①大米泡发洗净；决明子洗净；葱洗净，切花。②锅置火上，倒入清水，放入大米，以大火煮至米粒开花。③加入决明子煮至粥呈浓稠状，调入盐拌匀，再撒上葱花即可。

功效 此粥具有清肝明目、降脂降压、润肠通便之功效，对肝火旺盛所致的便秘、眼干眼痛，高血压、高血脂等患者均有食疗效果。

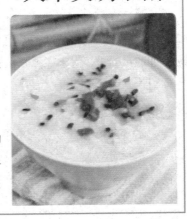

西米猕猴桃粥

疏肝解郁

配方 鲜猕猴桃200克，西米100克，白糖适量

做法 ①将鲜猕猴桃冲洗干净，去皮，取瓤切粒；西米用清水浸泡发好。②锅置火上，放入清水，旺火烧开，加入猕猴桃、西米，旺火煮沸。③再改用小火略煮，然后加入白糖调味即成。

功效 猕猴桃富含多种维生素，有稳定情绪、镇静心情的作用，能帮助忧郁之人走出情绪低谷。此外，本品还可解热止渴、利尿通淋，对烦热、口渴、小便黄等均有食疗效果。

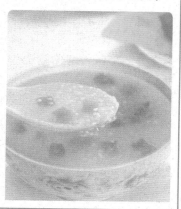

柴胡疏肝茶

疏肝解郁

配方 柴胡5克，绿茶3克

做法 ①将柴胡和绿茶洗净，放入杯中。②冲入沸水后加盖冲泡10分钟，等茶水稍温后即可饮用。③可反复冲泡至茶味渐淡。

功效 柴胡具有疏肝、理气、解郁的功效；绿茶排毒。本品具有疏肝除烦、清热解表、排毒瘦身的功效，常饮此茶可缓解上火、抑郁、流行性感冒等病症。

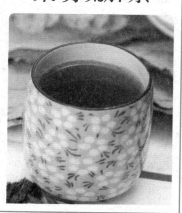

玫瑰醋

疏肝解郁

配方 醋300毫升，干玫瑰花40朵，桃子400克，冰糖适量

做法 ①桃子去核，洗净。②把桃子、冰糖、干玫瑰花放入罐中，倒入醋，没过食材后封罐。③发酵45~120天即可饮用。

功效 玫瑰醋可疏肝解郁，促进新陈代谢，帮助消化、调节生理功能、减少疲劳感，能使人肌肤红润、充满活力，还有非常好的美容祛斑功能。桃子富含多种有机酸和膳食纤维，能通便排毒，对老年人很有益处。

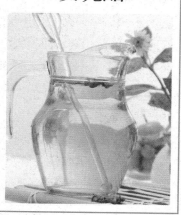

葡萄当归煲猪血

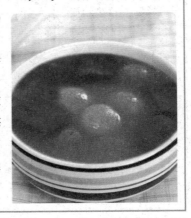

调补气血

配方 新鲜葡萄150克，当归15克，党参15克，阿胶10克，猪血块200克，料酒、葱花各适量

做法 ①将新鲜葡萄洗净、去皮备用。当归、党参择洗干净，切成片。②猪血块洗净，入沸水锅汆透，切方块，与当归、党参同放砂锅，加水适量，大火煮沸，烹入料酒，改用小火煨煮30分钟，加葡萄，继续煨煮。③放入阿胶熔化，加葱花即成。

功效 此品有补气益脾、养血补血等功效，常食可改善面色萎黄或苍白、少气乏力、困倦等体虚症状。

竹笋炒鳝段

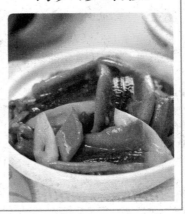

调补气血

配方 鳝鱼250克，竹笋100克，葱花、姜末各少许，料酒、油、酱油、白糖、香油、鲜汤各适量

做法 ①竹笋洗净切片；鳝鱼宰杀干净，切成长段。②油锅烧热，下鳝段汆透。③下竹笋片煸炒，烹入料酒加盖略焖，随即加入酱油、白糖、鲜汤，旺火烧开后，出锅装盘，撒入葱花、姜末，淋入香油即可。

功效 本品具有活血通络、补气养血、滋阴润燥的功效，老年人常食还能预防心脑血管疾病。

山药炖猪血

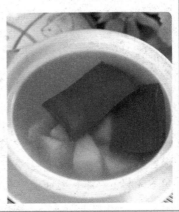

调补气血

配方 猪血100克，鲜山药适量，盐、味精各适量

做法 ①鲜山药洗净，去皮，切片。②猪血切片，放开水锅中汆一下捞出。③猪血与山药片同放另一锅内，加入油、盐和适量水烧开，改用文火炖15~30分钟，加入味精即可。

功效 猪血味甘、苦，性温，有解毒清肠、补血美容的功效。猪血富含铁，对贫血所致面色苍白有改善作用，具有很好的美容养颜功效。

红枣龙眼粥

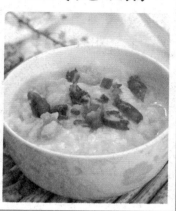

调补气血

配方 粳米100克，龙眼40克，红枣20克，盐、葱花各适量

做法 ①将粳米淘洗干净，放入清水中浸泡；龙眼去壳留仁，红枣洗净备用。②锅置火上，注入清水，放入粳米、龙眼肉、红枣，煮至粳米开花。③加入盐煮至酥烂，撒入葱花即可。

功效 红枣、龙眼均可药食两用，是补益气血的佳品，粳米健脾益气，三者合用，对改善气血亏虚、面色萎黄有很好的效果。

党参红枣黑米粥

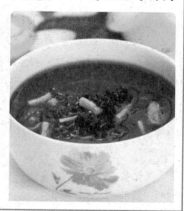

调补气血

配方 黑米80克，党参、红枣各适量，白糖4克

做法 ①黑米洗净，泡发；红枣洗净，切片；党参洗净，切小段。②锅置火上，倒入清水1500毫升，放入黑米大火煮开。②加入红枣、党参同煮，转小火煮至米粒开花至浓稠状，调入白糖拌匀即可。

功效 此粥能补脾养胃、润肺生津、健运中气，适合脾胃虚弱、气血不足、面色萎黄的患者食用，久病体虚、血虚的老年人可长期食用。

番茄阿胶薏米粥

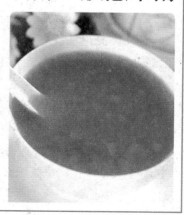

调补气血

配方 番茄150克，阿胶10克，薏米100克，盐5克，味精3克

做法 ①先将番茄洗干净，放入温开水中浸泡片刻，冲洗后，撕去皮，将其切碎，并剁成番茄糊，盛入碗中，备用。②薏米淘洗干净，放入砂锅，加水适量，大火煮沸，改用小火煨煮30分钟，调入番茄糊，继续用小火煨煮。③阿胶洗净，放入砂锅中，待阿胶完全烊化，拌匀，再煮至薏米酥烂，加盐、味精即可。

功效 本品能补虚养血、益气健脾。

山楂麦芽猪腱汤

配方 猪腱、山楂、麦芽各适量，盐2克，鸡精3克

做法 ①山楂洗净，切开去核；麦芽洗净；猪腱洗净，斩块。②锅上水烧开，将猪腱氽去血水，取出洗净。③瓦煲内注水用大火烧开，下入猪腱、麦芽、山楂，改小火煲2.5小时，加盐、鸡精调味即可。

功效 山楂、麦芽均具有健脾益胃、消食化积的功效，常食本品可改善脾虚腹胀、饮食积滞、排便不畅等症状。

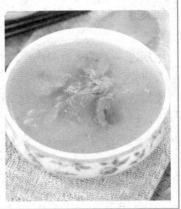

山药排骨煲

配方 山药100克，排骨250克，胡萝卜1个，姜片5克，葱6克，盐5克，味精3克，油适量

做法 ①排骨洗净，砍成段，胡萝卜、山药均去皮洗净切成小块。②锅中加油烧热，下入姜片爆香后，加入排骨后炒干水分。③再将排骨、胡萝卜、山药一起放入煲内，以大火煲40分钟后，调入味即可。

功效 本品富含多种维生素、氨基酸和矿物质，有增强人体免疫力、健脾益气、延缓衰老的功效。

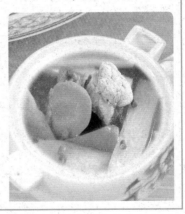

党参马铃薯煲

配方 党参15克，马铃薯300克，料酒10克，姜、葱、盐、味精、芝麻油各适量

做法 ①将党参洗净，润透，切薄段；马铃薯去皮，切薄片；姜切片，葱切段。②将党参、马铃薯、姜、葱、料酒同时放入炖锅内，加水，置大火上烧沸。③再用文火烧煮35分钟，加入盐、味精、芝麻油调味即成。

功效 马铃薯富含膳食纤维，容易让人有饱腹感，多食也不会发胖，是减肥女性的一大优选；党参补中益气、健脾益肺。

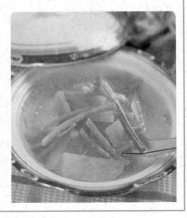

白术党参茯苓粥

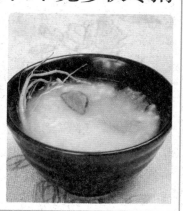

调和脾胃

配方 红枣5颗，党参、白术、茯苓各15克，甘草3克，薏米50克，盐适量

做法 ①将红枣、薏米洗净，红枣去核，备用。②将白术、党参、茯苓、甘草洗净，加入4碗水煮沸后，以慢火煎成2碗，过滤取出药汁。③在煮好的药汁中加入薏米、红枣，以武火烧开，再转入文火熬煮成粥，加入适量的调味料即可。

功效 本品具有健脾化湿、补中益气的功效，可用于脾胃气虚所致的食欲缺乏、面色萎黄等症。

小米瘦肉粥

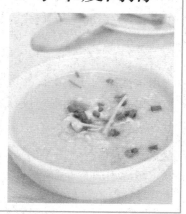

调和脾胃

配方 小米80克，瘦肉150克，料酒6克，姜丝10克，盐3克，葱花少许，油适量

做法 ①瘦肉洗净，切小块，用料酒腌制；小米淘净，泡半小时。②油锅烧热，爆香姜丝，放入腌好的瘦肉过油，捞出备锅；锅中加适量清水烧开，下入小米，旺火煮沸，转中火熬煮。③慢火将粥熬出香味，再下入瘦肉煲5分钟，加盐调味，撒入葱花即可。

功效 本品健脾益气、养血补虚，对体虚者有很好的食疗作用。

生姜猪肚粥

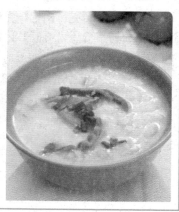

调和脾胃

配方 猪肚120克，大米80克，生姜30克，盐3克，味精2克，料酒5克，葱花适量，香油适量

做法 ①生姜洗净，去皮，切末；大米淘净，浸泡半小时；猪肚洗净，切条，用盐、料酒腌制。②锅中注水，放入大米，旺火烧沸，下入腌好的猪肚、姜末，中火熬煮至米粒开花。③改小火熬至粥浓稠，加盐、味精调味，滴入香油，撒入葱花即可。

功效 本粥具有温暖脾胃、益气补虚的作用，对春季胃痛日久且伴有体虚者有很好的辅助治疗作用。

砂仁豆芽瘦肉汤

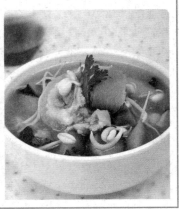

祛湿化邪

配方 砂仁8克，猪瘦肉220克，水发冬菇100克，胡萝卜35克，黄豆芽30克，精盐6克

做法 ①将猪瘦肉洗净切块，水发冬菇洗净、切片，胡萝卜去皮、洗净、切块，黄豆芽洗净备用。②净锅上火倒入水，调入精盐，先下入猪肉、水发冬菇、胡萝卜、黄豆芽煲至熟。③再将砂仁放入锅，煮5分钟即可。

功效 此汤具有化湿行气、健脾止泻、利尿通淋等功效，对春季脾虚湿盛引起的厌食、恶心、呕吐、腹泻等症均有疗效。

陈皮飘香鸡

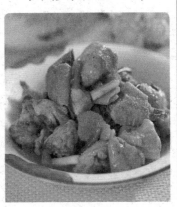

祛湿化邪

配方 鸡肉500克，陈皮45克，干椒25克，姜15克，油、盐各适量

做法 ①鸡肉洗净剁成块，姜切片，干椒切段，陈皮用水洗净。②锅中放油烧热，下入陈皮、姜片、干椒炒出香味。③加入鸡块翻炒，注入适量清水，烧10分钟，调味即可食用。

功效 本品具有调中行气、燥湿化痰、开胃消食的功效，主治脾胃气滞之脘腹胀满或疼痛、消化不良。适合脾胃虚弱的老年人食用。

茯苓豆腐

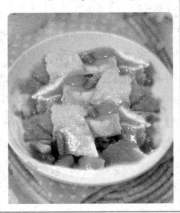

祛湿化邪

配方 茯苓30克，枸杞10克，豆腐500克，香菇、油、清汤、淀粉、精盐、料酒各适量

做法 ①豆腐挤压出水，切成小方块，撒上精盐；香菇切成片。②将豆腐块下入高温油中炸至金黄色。③清汤、精盐、料酒倒入锅内烧开，加淀粉勾成白汁芡，下入炸好的豆腐、茯苓、香菇片、枸杞炒匀即成。

功效 此菜具有健脾化湿、降脂减肥、降低血糖的功效，适合春季食用，也适合患有高血压、肥胖、高血脂的老年人食用。

西芹山药木瓜

祛湿化邪

配方 西芹300克，山药200克，木瓜200克，盐4克，味精1克，油适量

做法 ①西芹洗净切成小段，木瓜去皮、子切成块，山药去皮切块。②锅置火上，加水烧开，下入西芹段、木瓜块、山药稍氽后捞出沥水。③锅上火加油烧热，下入原材料、调味料一起炒至入味即可。

功效 西芹含有利尿成分，可利尿消肿，有一定的瘦脸功效。木瓜可祛脂减肥、帮助消化，还能通便排毒，加山药同煮，还可预防营养不良。

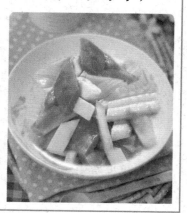

排骨苦瓜煲陈皮

祛湿化邪

配方 苦瓜200克，排骨175克，陈皮8克，葱、姜各2克，盐6克，胡椒粉5克

做法 ①将苦瓜洗净，去子切块；排骨洗净，斩块氽水；陈皮洗净，备用。②煲锅上火倒入水，调入葱、姜，下入排骨、苦瓜、陈皮煲至八成熟。③调入胡椒粉和盐即可食用。

功效 陈皮可理气化湿，苦瓜清热泻火，两者合用，可改善湿热中阻引起的食欲缺乏、腹胀腹泻症状。

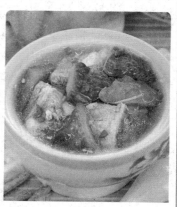

山药白扁豆粥

祛湿化邪

配方 山药25克，白扁豆20克，大米100克，盐2克，味精1克，香油5克，葱少许

做法 ①白扁豆洗净；山药去皮洗净，切小块；葱洗净，切花；大米洗净。②锅内注水，放入大米、白扁豆，用旺火煮至米粒绽开，放入山药。③改用文火煮至粥成闻见香味时，放入盐、味精、香油调味，撒入葱花即可食用。

功效 此粥具有补脾和中、化湿消暑的功效，可用于暑湿泄泻、食欲缺乏等。

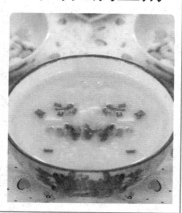

苋菜头猪大肠汤

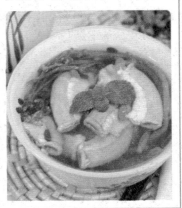

配方 猪大肠200克，苋菜头100克，枸杞少许，盐3克，姜片5克

做法 ①猪大肠洗净切段；苋菜头、枸杞均洗净。②锅注水烧开，下猪大肠汆透。③将猪大肠、姜片、枸杞、苋菜头一起放入炖盅内，注入清水，大火烧开后再用小火煲2.5小时，加盐调味即可。

功效 本品可清热解毒、凉血止血，适合春季易上火者食用，此外，本品还可清热止痢，可辅助治疗下痢脓血等症。

白果枝竹薏米汤

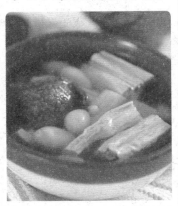

配方 白果15克，枝竹100克，陈皮10克，薏米50克，黑枣5颗，精盐少许

做法 ①白果去壳取肉，洗净备用；薏米和陈皮洗净备用。②枝竹用清水浸软，洗净切段，黑枣洗净。③瓦煲内加入适量清水，烧开后放入白果肉、陈皮、薏米和黑枣，待水再滚起，改用中火继续煲2小时左右，再放入枝竹并以少许精盐调味，再煲30分钟左右即可。

功效 本汤水鲜甜美味，适合一家大小日常佐膳饮用，又可以清热气、除热痰，使小便畅顺，防止燥热性疾病。

竹笋鲫鱼汤

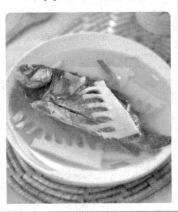

配方 竹笋200克，鲫鱼1条(约300克)，黄酒、姜丝、葱花、盐、味精各适量

做法 ①将鲫鱼去鳃，留鳞，剖腹去内脏，加黄酒、姜丝、精盐拌匀。②炒锅置旺火上，下油，烧至八成热时，倒入竹笋加姜丝，加盐炒匀，加盖稍焖。③再倒入鲫鱼块同焖片刻，注入清水500毫升，烧开后，转用小火煮至熟透，调入味精，撒入葱花即可。

功效 竹笋清热解毒、滋阴生津，鲫鱼具有补阴血、通血脉、利水消肿之功效。

枇杷花炖翅

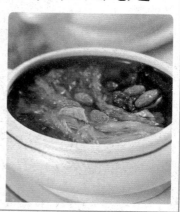

清热泻火

配方 鱼翅50克，枇杷花5克，枸杞2克，花旗参2克，老鸡半只，猪脚100克，瘦肉200克，盐5克，味精3克，鸡精粉5克

做法 ①老鸡、猪脚、瘦肉入锅煲8小时成上汤。②加入其余原料，调入调味料，用文火炖15分钟即可。

功效 枇杷花具有清肺热、止吐逆、润五脏等功效；鱼翅滋阴、益气、补虚、开胃，适合春季咽干口燥、口腔溃疡等上火者食用。

马蹄冬菇鸡爪汤

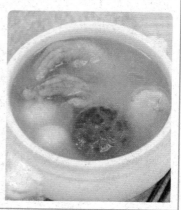

清热泻火

配方 鸡爪300克，马蹄100克，茯苓、白术各15克，冬菇50克，枸杞20克，盐、鸡精各适量

做法 ①鸡爪洗净；马蹄洗净，去皮，切块；冬菇、枸杞洗净，浸泡。②锅中注水烧沸，放入鸡爪余水，取出洗净。③将鸡爪、马蹄、冬菇、枸杞、茯苓、白术放入锅中，加入清水慢火炖2小时，调入盐、鸡精即可。

功效 本品可清热解毒、利尿通淋，对上火引起的小便不利、疼痛赤涩者有很好的食疗效果。

绿豆苋菜枸杞粥

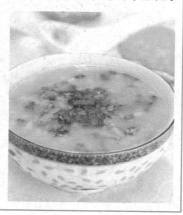

清热泻火

配方 大米、绿豆各40克，苋菜100克，枸杞5克，冰糖10克

做法 ①大米、绿豆均泡发洗净，苋菜洗净，切碎，枸杞洗净，备用。②锅置火上，倒入清水，放入大米、绿豆、枸杞煮至开花。③待煮至浓稠状时，加入苋菜、冰糖稍煮即可。

功效 绿豆可清热解毒、利尿通淋；苋菜可清热利湿、凉血止血，对内热引起的各种症状均有食疗作用。

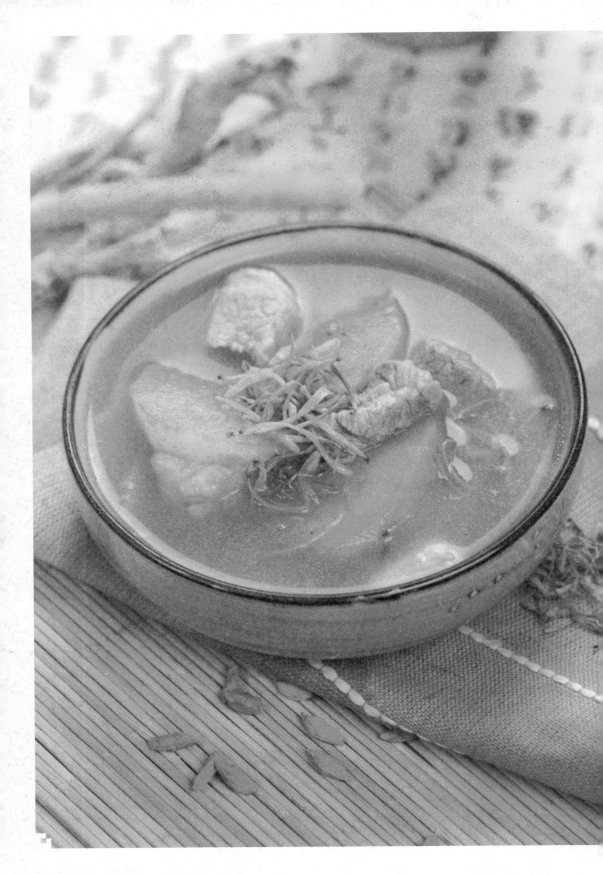

第二章

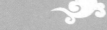

夏季药膳养生

《素问·四气调神大论篇》曰：夏三月，此谓蕃秀，天地气交，万物华实。夜卧早起，无厌于日，使志无怒，使华英成秀，使气得泄，若所爱在外，此夏气之应，养长之道也。逆之则伤心，秋为痎疟，奉收者少，冬至重病。大意为：夏季的三个月，谓之蕃秀，是自然界万物繁茂秀美的时候，这个时候，天气下降，地气上腾，天地之气相交，植物开花结果，长势旺盛，人们应该在夜晚睡眠，早早起床，不要厌恶白天日长，应保持心情愉快，不要发怒，要使精神之英华适应夏气以成其秀美，使气机宣畅，通泄自如，精神外向，对外界的事物有浓厚的兴趣。这是适应夏季的气候，保护长养之气的方法。如果违逆了夏长之气，就会损伤心脏，提供给秋收之气的条件就会不足，秋天容易发生疟疾，冬天再次发生疾病。那么夏季养生有着怎样的诀窍呢？

《黄帝内经》讲解夏季饮食要点

※夏天三个月为"蕃秀"，"蕃秀"就是指万物繁荣秀丽，天地之气开始上下交合，树木万物开花结果，也就是说阳气更加旺盛。此时期人体处于阳气偏盛的状况，阳盛则容易导致火旺，因此夏季饮食宜以"清"补为主，"清"有饮食宜清淡，食物性质宜清凉之意。

要点1：夏季饮食宜"清"补

夏季天气炎热，肌肤腠理开泄，毛孔张开，汗液排泄增多，导致体内正气消耗比其他季节多，同时由于昼长夜短、睡眠不足等原因，到了夏天，人们的体质往往都会有所下降，常使人有"无病三分虚"的感觉。由此，中医养生学提出了"清补"的理论。所谓清补，即选用一些性寒味酸、补心养肺的中药或食物来补充人体的营养及消耗的体力，从而达到增强体质，改善虚弱状态的目的。

夏季气温逐渐升高，并且达到一年中的最高峰，人体的阳气在这个时候也较为旺盛，人们要晚睡早起，多去户外活动，使体内阳气能够向外宣通开发，这就是适应夏季保护长养之气的道理。由于天气炎热，人体阳气旺盛，也容易导致体内心火过旺，容易出现心烦气躁、食欲缺乏等，因此饮食宜清淡，尽量少吃油腻食物；夏季汗出较多，耗气伤阴，饮食应该多吃清凉可口、容易消化的食物，如喝粥。而在菜肴的搭配时，要以素为主，以荤为辅。选择新鲜、清淡的各种时令蔬菜。除了蔬菜，夏季也是水果当道的季节。水果不仅可以直接生吃，还能用来做各种饮品，既好吃，又解暑。

此外，在夏季是治冬病的好时机。许多冬季常发生的疾病或因体质阳虚而发生的病症，可通过在夏天增强人体抵抗力，减少发病概率。冬病夏治是抓住了夏季阳气最盛、冬季阴盛阳衰的特点。久咳、哮喘、痹证、泄泻等疾病用冬病夏治的方法治疗效果较好，常用的方法有针灸和进补。

根据夏季的季节特点，老年人养生应从滋养心阴、养心安神、敛汗固表、防暑避邪、发汗泻火、运脾化湿六个方面着手，逐步调整饮食结构，减少高脂肪、高热量膳食，增加饮水量，多摄入水果和蔬菜。饮食应以寒凉、清淡、甘润为主，可使人体预防暑热、暑湿邪气的侵袭，并健脾益胃，加强食欲，增强体质，减少患病。

要点2：滋养心阴，使血液流畅

夏属火，其气热，通于心，即夏季心气最为旺盛。心气包括心阳和心阴，心阳即心的阳气，若心阳虚，可出现心悸气短、脉微弱、精神萎靡甚至大汗淋漓、四肢厥冷等症状，心阴与心阳相对而言，表现为五心烦热、心慌、咽干、失眠、脉细数等。夏季心阳最为旺盛，而夏热却会耗伤心阴，故夏季应注意滋养心阴。

夏季天气炎热，暑邪当令，是万物繁荣秀丽的季节，天气下降，地气上腾，天地之气上下交合，植物开花结果，人们要晚睡早起，多去户外活动，使人体内阳气能够向外宣通开发，这就是适应夏季保护长养之气的道理，反之阳气散发不出去就会损伤心阴，出现阴虚火旺现象。

暑为夏季六节气的主气，为火热之气所化，独发于夏季六节气。暑邪侵入人体，常使腠理开而多汗，汗出过多导致体液减少，此为伤津的关键，津伤后，即见口渴好饮、唇干口燥、大便干结、尿黄、心烦闷乱等病。如果不及时治疗，开泄太过，则伤津可以进一步发展，超过一定限度就必将耗伤元气，此时便会出现身倦乏力、短气懒言等一系列阳气外越的症状，甚至猝然昏倒、不省人事而导致死亡。

夏天昼长夜短，气温高，人体新陈代谢旺盛，消耗也大，更容易感到疲劳。保证充足的睡眠，可使大脑和身体各部分都得到充分的休息，既利于工作和学习，也是滋养心阴的一种重要方法，但睡觉时应注意不要躺在空调的出风口或电风扇下。

夏天宜清补，多食滋阴清热的时令蔬菜、新鲜水果，如生菜、黄瓜、番茄、桃子、杏、西瓜、甜瓜等，都可以用来补充水分。另外，乳制品既能补水，又能满足身体对营养的需要。此外，不要等口渴了才喝水，因为口渴表示身体已经缺水了。最理想的是根据气温的高低，每天喝1.5~2升水。出汗较多时可适当饮用一些盐水，弥补人体因出汗而失去的盐分。另外，夏季人体容易缺钾，使人感到倦怠疲乏，含钾茶水是极好的消暑饮品。

夏季药膳滋养心阴，常用的药材、食材有麦冬、百合、龟肉、苦瓜等。

麦冬：麦冬味甘、微苦，性微寒，归心、肺、胃经，具有养阴生津、润肺清心的功效。用于肺燥干咳、虚痨咳嗽、津伤口渴、心烦失眠、内热消渴、肠燥便秘等症。此外，还有抗心肌缺血、抗血栓、降血糖、增加机体免疫力、抗肿瘤及抗辐射的作用。麦冬与玉竹、百合煮汤食用，可滋养心阴、肺阴，有效治疗干咳、咯血等症；与山楂、菊花煎水同饮，可降低血压、血糖，还能消食、清热；与白芍、猪肚、玄参同食，可滋阴养胃、止痛，对消化性溃疡有一定的食疗效果；与天门冬、杨桃、紫苏梅煮汤同食，可清心养阴，改善口干的作用。

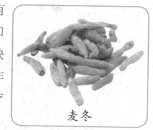

麦冬

百合：百合有润肺、清心、调中之效，可止咳、止血、开胃、安神、润肺止咳、清心安神，主治肺热久嗽、咳吐痰血、热病后余热未清、虚烦惊悸、神志恍惚等。还有助于增强体质、抑制肿瘤细胞的生长、缓解放疗反应。适宜体虚肺弱、慢性支气管炎、肺气肿、肺结核、支气管扩张者，咳嗽者，睡眠不宁、惊醒易醒者，肺癌、鼻咽癌患者食用。百合、莲子、小米一起煮粥食用，可治疗心悸失眠；与银耳、玉竹煮汤食用，可治疗肺燥干咳；与芦根、雪梨炖熟食用，可滋阴清热，缓解口干咽燥症状；与杏仁一起煮汤食用，可祛痰利湿；与龙眼一起食用，可滋阴补血；与鸡肉一起食用，可开胃增食。

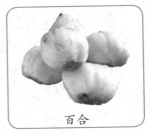

百合

龟肉： 龟肉具有滋阴补血、益肾健骨、强肾补心、壮阳之功效，而龟甲气腥，味咸，性寒，具有滋阴降火、补肾健骨、养血补心等多种功效，可以有效治疗肿瘤。此外，龟血可用于治疗脱肛、跌打损伤以及抑制肿瘤细胞的生长；龟胆汁味苦，性寒，主治痘后目肿、月经不调以及抑制肉瘤生长等。龟肉与当归、龙眼肉炖汤食用，可治疗贫血；与五味子、浮小麦炖汤食用，治疗阴虚自汗、盗汗；与茯神、莲子炖汤食用，可治疗心律失常；与无花果、三七炖汤食用，对多种肿瘤、癌症均有食疗作用；与黄芪、白术炖汤食用，可治疗子宫脱垂。

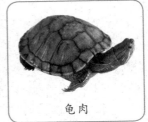

龟肉

苦瓜： 苦瓜具有滋养心阴、清暑除烦、清热消暑、解毒、明目、降低血糖、补肾健脾、提高机体免疫能力的功效。对治疗痢疾、疮肿、热病烦渴、痱子过多、结膜炎、小便短赤等病症有一定的疗效。此外，还有助于加速伤口愈合，多食有助于皮肤细嫩柔滑。苦瓜与冬瓜、芹菜清炒食用，可滋阴止消渴，治疗糖尿病；与猪肝、鲜枸杞叶煮汤食用，可清肝明目；与马蹄、甘蔗榨汁频频饮用，可清心火、利小便；与茄子一起炒食，可延缓衰老、益气壮阳；与瘦肉一起炒食，可提高人体对铁元素的吸收。

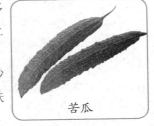

苦瓜

番茄： 性凉，味甘、酸，具有生津止渴、清热解毒、降压利尿、凉血平肝、防癌抗癌的功效，可辅助治疗反复的宫颈癌、膀胱癌、胰腺癌等。另外，还能美容和辅助治疗口疮。番茄与猕猴桃、龙眼肉榨汁饮用，可滋阴养心、生津止渴，缓解夏季炎热所致的口干舌燥、心烦失眠、大便秘结等症；番茄与芹菜同食，可降压、健胃消食；与蜂蜜同食，可补血养颜；与鸡蛋炒食，可抗衰防老；与花菜同食，可预防心血管疾病；与山楂同食，可降低血压；与酸奶一起榨汁饮用，可补虚降脂。

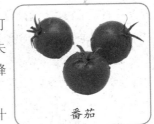

番茄

🍂 要点3：养心安神，维持机体功能的有序进行 ·········●

中医学认为"心藏神"，心可主宰人体的一切生理活动和精神意识、思维活动。而在四季中夏天属火，通于心，且心也为火脏，此时正是"两火相逢"，故夏季最易扰动心神，从而出现心神不宁、失眠多梦、心烦气躁等症状。所以夏季养生应注意养心安神。《黄帝内经》中指出："静则神藏，躁则消亡"。若心神正常，机体各部分的功能就能互相协调，互为补益，则令身体安康；若心神不宁，机体各部分功能会发生紊乱，从而发生疾病。

夏季炎热，人的心情也容易烦躁，紧张工作了一天，如何能使我们的"心"彻底放松一下呢？你不妨试一试用柏树精油和杜松精油，这种芳香疗法可以给心脏一个舒展轻松的空间。柏树精油和杜松精油有两种使用方法。

（1）足浴

足浴是消除足部肿胀，疏解足部和心脏压力最好的方法。自古就有"人老先老脚，树老先老根""足为人体第二心脏"之说。所以足浴是非常重要的。足浴时，在温水盆里滴入五六滴纯精油，放松心情，将双脚完全浸入水中，盆内水的高度要盖过足踝。每日1次，每次浸泡的时间至少15分钟。

（2）泡浴

泡浴是最放松的芳香疗法了。泡浴借由蒸气的挥发和水温的媒介，可同时达到生理与心理两方面的促进功能。泡浴最好选用温水浴，水温在32～40℃，滴八九滴纯精油。心情会非常舒缓、愉悦。

夏季还可利用经络来护心，可使用屈指通心法。具体方法：采用自然站姿或坐姿，身体放松。一手握拳，小指伸直，其余四指握拢，然后小指用力向掌心屈伸80次，两手交替。在经络学中，小指乃手少阴心经循行之末端，心经与心、大脑的神经活动有着密切的关系，运动小指时，可刺激神经系统，强心健脑，防止视神经萎缩，故经常屈伸小指有循经强心的功效。

在夏季，人容易心火过旺，因此饮食应清淡，多食清心泻火、养心安神的食物，如柏子仁、阿胶、莲子、猪心、丝瓜、龙眼肉、百合等。

柏子仁：柏子仁是一味常用的养心安神良药，其性平、味甘，归心、肾、大肠经，具有养心安神、润肠通便的功效，主治惊悸、失眠、遗精、盗汗、便秘等症。柏子仁与酸枣仁、猪心炖汤食用，可有效治疗失眠；与麻子仁、核桃共磨成粉，用蜂蜜拌成丸服用，可治疗习惯性便秘；与五味子、牡蛎煎汤食用，可治疗阴虚盗汗；与大枣、小米煮粥同食，可养心安神，改善心烦失眠、心悸等症状。

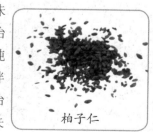

柏子仁

阿胶：阿胶性平，味甘，归肺、肝、肾经。阿胶为补血止血、滋阴安神的良药，临床上常用于血虚萎黄、眩晕心悸、肌痿无力、心烦失眠、肺燥咳嗽、胎动不安、便血、吐血、崩漏等症，是年老体弱、贫血者的滋补佳品，长期服用阿胶，还可滋养皮肤、防衰抗老。阿胶与鸡蛋黄、黄连煮汤食用，可治疗心火旺、心血虚引起的心烦失眠、面色苍白症状；与三七、小蓟煎水同食，可补血止血，用于治疗各种出血症。阿胶与鸡肉一起煮汤食用，可滋阴补血、增强体质；与枸杞一起煎汤食用，有养胎、安胎的功效；与糯米一起煮粥食用，可养血益气、安胎。

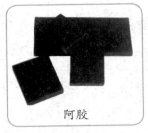

阿胶

莲子： 莲子具有养心安神、固精止带、补脾止泻的功效，主治遗精、滑精、带下清稀量多、腰膝酸软、食欲缺乏、脾虚泄泻、虚烦、心悸失眠等症。此外，莲子还有防癌抗癌、降低血压的作用。莲子与山药、芡实，做成糊当主食食用，可治疗小儿久泻、老年人慢性腹泻；与覆盆子、猪肾炖汤食用，可治疗肾虚遗精；与百合、酸枣仁煮汤食用，可养心安神，治疗心悸、失眠；带心莲子与荷叶、枸杞煮汤饮用，可治疗高血压；莲子与猪肚煮汤食用，可补气血；与银耳煮汤食用，可滋补健身；与百合煮汤食用，可清心安神；与红枣煮汤食用，可促进血液循环、增进食欲；与枸杞煮汤食用，可乌发明目、轻身延年。

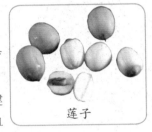

莲子

猪心： 猪心含有蛋白质、脂肪、钙、磷、铁、维生素B_1、维生素B_2、维生素C以及维生素B_3等营养成分，具有补虚、安神定惊、养心补血的功效，主治心虚多汗、自汗、惊悸恍惚、失眠多梦等症。猪心与酸枣仁、龙眼肉炖汤食用，可养心安神，治疗心律失常；与丹参、玉竹炖汤食用，可治疗冠心病；与当归、红枣炖汤食用，可治疗贫血；与浮小麦、五味子炖汤食用，可治疗自汗、盗汗；与莲子、茯神炖汤食用，可辅助治疗神经衰弱。

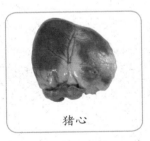

猪心

丝瓜： 丝瓜性凉，味甘，归肝、胃经。丝瓜有清暑凉血、解毒通便、祛风化痰、润肌美容、通经络、行血脉、下乳汁、调理月经不调等功效，还能用于治疗热病身热烦渴、痰喘咳嗽、肠风痔漏、崩漏带下、血淋、痔疮痈肿、产妇乳汁不下等病症。适宜月经不调者以及身体疲乏、痰喘咳嗽、产后乳汁不行的妇女食用。丝瓜与百合清炒食用，可清心泻火、养心安神；与西瓜皮、苦瓜榨汁饮用，可降低血压；丝瓜搭配猕猴桃、梨榨汁饮用，可治疗口腔溃疡。丝瓜与鸡肉炒食或煮汤食用，可清热利肠；与菊花同食，可清热养颜、洁肤除雀斑；与鸡蛋同食，可润肺、补肾。

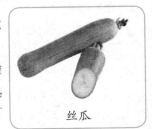

丝瓜

🍐要点4：敛汗固表，预防心气虚损

夏季气温较高，人容易出汗，这也是人体体温调节的重要方式，但是如果出汗过多，一方面会伤及津液而有损于心血，另一方面人体的元气也会随着汗液而散泄出去，使卫气虚弱，会出现多汗、自汗、盗汗、黄汗等不正常的出汗现象，而这些现象都是机体某些疾病的表现。汗多者可选择黄芪、五味子、小麦、蛤蜊等敛汗固表、滋阴益气的药材和食材。

夏季人体的新陈代谢非常活跃，最明显的是出汗多，出汗时如不注意补充水分，可致机体产生高渗性脱水，临床表现为口渴、全身乏力等。中医学认为，汗液是人体经过阳气的蒸腾气化，从汗孔排出的液体，因此《黄帝内经》中有言：阳加于阴谓之汗。由于汗为津液化生，血与津液又同出一源，因此有"血汗同源"之说，因此汗出过多，必耗伤津液，进而损伤心血。心气虚损，则可见自汗、盗汗。

现代医学研究证明，大量出汗会导致体内水分和盐分流失过多，导致人体处于缺水状态，严重者会出现脱水、器官衰竭；同时血容量减少，血液黏稠度增加，从而容易出现冠心病、动脉硬化等心脑血管疾病。

因此，夏季人体大量出汗后仅仅补充水分，而不注意补充适当的盐分，则使高渗性脱水转化为低渗性脱水，细胞外的水分向细胞内转移，从而造成细胞内水肿，使人感到不适、恶心、呕吐，严重者可抽搐甚至昏迷。所以，大汗淋漓时，应饮用2‰左右的淡盐水，且喝水以少量多次为宜。此外，汗出过多，会使得体内一定量的微量元素钾随汗液排出，如果体内缺钾，往往会使人感到倦怠乏力，精力、体力下降，同时还会出现代谢紊乱、心律失常和全身肌肉无力等。因此，大量汗出后要适当补钾，最好的方法是在日常膳食中多吃些含钾丰富的食物，如大豆、赤小豆、油菜、芹菜、海带、紫菜等。

夏季敛汗固表，除多食富含钾的食物外，还可选择黄芪、五味子、小麦、蛤蜊、鸭肉等。

黄芪： 黄芪是一味既能敛汗又能补虚的药材，其性温、味甘，归肺、脾、肝、肾经，具有补气固表、化气利尿、排脓敛疮、生肌的功效。黄芪与五味子、玉竹煎汁饮用，可滋阴益气、敛汗固表，对表虚自汗、阴虚盗汗均有疗效；黄芪、猪肚、升麻一起炖汤食用，可补气升阳，对胃下垂、子宫脱垂、脱肛等内脏下垂疾病有一定疗效；黄芪与玉竹、麦冬煎汁代茶饮用，对糖尿病有疗效；黄芪与山药、鲫鱼煮汤食用，可益气健脾、敛汗固表、利水消肿、增强免疫，能有效改善因夏季汗出过多所致的体虚症状。

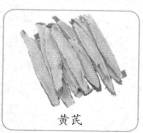

黄芪

五味子： 五味子具有收敛固涩、益气生津、补肾宁心的作用，常用于治疗自汗、盗汗、虚喘久咳、遗精早泄、消渴病、久泻不止、心悸、失眠多梦等症。五味子与玉竹、防风煎汁饮用，可治疗气虚自汗、盗汗；与葛根、枸杞煎汁代茶频饮，可滋阴止渴，常用于治疗消渴病（糖尿病）；与酸枣仁、甲鱼炖汤服用，可治疗心悸失眠；与白果、猪肺炖汤服用，可治疗肺虚久咳；与金樱子、鹌鹑肉炖汤服用，可补肾固精，治疗遗精早泄；与核桃仁同食，可用于肾虚耳鸣及神经衰弱；与鳝鱼同食，可作为慢性肝炎的食疗方；与桑葚同食，可作为酒后吐泻、虚汗者的食疗方；与蜂蜜同食，可用于咳喘无痰、口燥咽干等症。

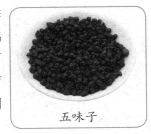
五味子

小麦：小麦具有养心神、敛虚汗、生津止汗、养心益肾、镇静益气、健脾厚肠、除热止渴的功效，对于体虚多汗、舌燥口干、心烦失眠等病症患者有一定辅助疗效。小麦与五味子、五倍子煎汤食用，可敛阴止汗，有效治疗自汗、盗汗；小麦与猪肚、莲子煮粥食用，可治疗脾胃虚弱等症；小麦与甘草、大枣煮汤食用，可治疗更年期综合征；与莲子、酸枣仁煮粥食用，可治疗心律失常、失眠等症；与糯米、青枣煮粥食用，可治疗腹泻；与粳米煮粥食用，可养心神、补脾胃。

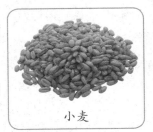
小麦

蛤蜊：蛤蜊有滋阴、软坚、化痰的作用，可滋阴润燥，能用于五脏阴虚消渴、自汗、干咳、失眠、目干等病症的调理和治疗，对淋巴结肿大、甲状腺肿大也有较好疗效。蛤蜊含蛋白质多而含脂肪少，适合血脂偏高或高胆固醇血症者食用。蛤蜊与五味子、玉竹煮汤食用，可治疗阴虚潮热、盗汗；与海带、紫菜煮汤食用，可治疗甲状腺肿大；与苦瓜煮汤食用，可降低血糖；与麦冬、沙参炖汤食用，可有效治疗肺结核；蛤蜊与合欢皮、百合煮汤食用，可治疗心烦失眠。

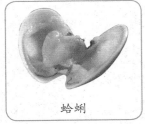
蛤蜊

鸭肉：中医学认为，大暑进补宜食用鸭子，3年老鸭比新鸭的滋补效果更好。鸭肉性凉，具有滋阴养胃、利水消肿的功效，且营养丰富，能补五脏之阴，清虚热，对阴虚、气虚引起的汗出过多、自汗、盗汗等症均有食疗作用，可配伍黄芪、浮小麦同用；对体质虚弱、厌食、少气无力、大便难解等老年人均有很好的补益作用，可配伍西洋参、玉竹、山药、天麻等炖汤食用；鸭肉与山药同食，可滋阴润肺；与地黄同食，可提供丰富营养；与干冬菜同食，可止咳润肺；与金银花同食，可滋润肌肤；与干贝同食，可提供丰富的蛋白质；与豆豉同食，可降低人体内的脂肪，起到减肥效果。

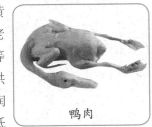
鸭肉

🍐 要点5：防暑避邪，解除疲劳免暑毒 ·················●

夏属火，其气热，通于心，暑邪当令。暑乃夏季的主气，其性质和致病特点包括：暑为阳邪，其性炎热；暑邪伤人，多出现高热、心烦、多汗、脉象洪大等阳热症状；暑性升散，扰神伤津耗气；暑邪侵犯人体，可致口渴、唇干、尿少等；暑多挟湿。夏季不仅气候炎热，而且多雨潮湿，故暑邪致病，也常见困倦、胸闷、恶心等症状。由此可见，夏季防暑辟邪很重要。

夏季避暑要注意，运动时皮肤不宜过露。赤膊或露背只能在皮肤温度高于环境温度时，才能通过增加皮肤的辐射、传导散热起到降温的作用。而酷暑之日，最高气温一般都接近或超过37℃，皮肤不但不能散热，反而会从外界环境中吸收热量，因而夏季赤膊或露背会感觉更热，而且在强烈的紫外线照射下，还会引起皮肤病。

夏季劳作或运动后宜补充水分，最好饮用淡盐水，因为人在高温下劳作或进行运动时，身体大量出汗，造成体内水分和盐分丢失，若没有及时补充体内所缺失的盐分，血液中的氯化钠浓度就会降低，肌肉兴奋性增高，易引起肌肉痉挛和疼痛。

夏季应养成午睡习惯，午觉不可"偷工减料"。因夏季日长夜短，气温高，人体新陈代谢旺盛，能量消耗也大，容易感觉疲劳。而夏季午睡可使大脑和身体各系统都得到放松，也是预防中暑的措施之一。夏季的夜晚，有的人图凉快，睡在塑料凉席上,这是很不科学的。由于塑料制品的透气性差，不能吸汗，水分滞留，不易蒸发，不但影响睡眠，而且危害健康。

此外，夏季吹空调应慎防空调病，夏天本来应该是热烈、奔放，使皮肤开泄、出汗的季节，但是，为了避暑，很多人把屋子里的空调开得很大，温度降得很低，就造成了所谓的空调病。我们知道，夏季人的毛汗孔、腠理是开泄的，很容易使邪气深入，中医学讲的"虚邪贼风"，这时候就会乘虚而入，所以有些人会出现落枕、面瘫，甚至一些老年人会出现中风，都是受寒、风、湿邪气引起的。

夏季饮食应以清凉为主，清心、消暑、解毒，避免暑毒，常用的药材、食材有淡竹叶、金银花、绿豆、西瓜、莲藕、豆腐、苦瓜、海带等。

淡竹叶：淡竹叶是夏季防暑滋阴的常用药，其性寒、味甘，归肝、肾、膀胱经，具有清热泻火、清心除烦、利尿通淋的功效，主治小便不通、心火亢盛、心烦失眠、小便热涩疼痛、带下黄赤、尿血、暑湿泻痢、肺热咳嗽、口舌生疮、口干消渴等。淡竹叶与荷叶、玉米须泡茶饮用，可清热利尿，治疗尿路感染；与苦瓜、田螺肉煮汤食用，可治疗口腔溃疡；与马齿苋、黄檗煎汁服用，可治疗湿热痢疾。淡竹叶与沙参、大米煮粥食用，具有滋阴润肺、清心火、利小便、除烦热的功效，适合夏季防暑食用。

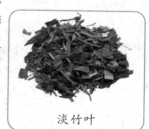

淡竹叶

金银花：金银花性寒，味甘，入肺、心、胃经。具有清热解毒的功效，常用来治疗温病发热、热毒血痢、痈疡、肿毒、腮腺炎、痔疮等病。在体外对多种细菌均有抑制作用。一般而言，对沙门菌属作用较强，尤其对伤寒及副伤寒杆菌在体外有较强的抑制作用。金银花能减少肠道对胆固醇的吸收。金银花与板蓝根、

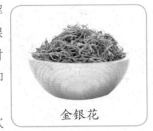

金银花

鱼腥草煎汁饮用，可治疗流行性感冒；与桑叶、夏枯草煎汁饮用，可清肝明目、泻火解毒，对结膜炎有一定疗效；金银花与西瓜、绿豆煮汤食用，可清热防暑；与马齿苋、车前草煎汁饮用，可治疗急性腹泻、痢疾等病症；金银花与芦根煎汁饮用，可清热解毒、生津止渴；与莲子煎汤饮用，可清热解毒、健脾止泻；与绿豆煎汤饮用，可清热解毒、清暑解渴；与野菊花煎汁饮用，可清热解毒。

绿豆：绿豆性凉，味甘，归心、胃经。用绿豆熬汤来喝，是盛夏消暑的良品。绿豆具有清热解毒、消暑止渴、降压保肝、利水消肿的功效。常服绿豆汤对接触有毒、有害化学物质而可能发生的中毒有一定的防治效果。绿豆还能够防治脱发，使骨骼和牙齿坚硬，帮助血液凝固。绿豆与山楂、菊花煮汤食用，可有效防

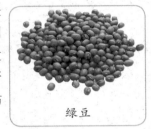

绿豆

治高血压；与马蹄、白茅根煮汤食用，可清热利尿，防治尿痛、尿血、尿黄、少尿等症；与莲子、薏米煮汤食用，可预防中暑；与赤小豆50克、地肤子10克煮汤食用，可清热利湿，治疗湿疹；与燕麦同食，可抑制血糖上升；与南瓜同食，可清肺、降糖；与大米煮粥食用，有利于消化吸收；与百合同食，可解渴润燥；与蒲公英同食，可清热解毒、利尿消肿。

西瓜：西瓜性寒，味甘，归心、胃、膀胱经。西瓜是夏季解暑的佳品，它含有糖、蛋白质、维生素B$_1$、维生素B$_2$、维生素C以及钙、铁、磷等矿物质和有机酸等成分。西瓜具有清热解暑、除烦止渴、降压美容、利水消肿等功效。西瓜富含多种维生素，具有平衡血压、调节心脏功能、预防癌症的作用，可以促进新陈代谢，有软化及扩张血管的功能。常吃西瓜还可以使头发秀丽

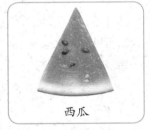

西瓜

稠密。西瓜与椰子汁、橙子榨汁饮用，可缓解暑热烦渴；与马蹄、白术煮汤食用，可治疗急性肾炎；与莴笋、山楂榨汁饮用，可降低血压，有效防治高血压；与薄荷叶、菊花煎水饮用，可治疗口舌生疮、疔疮肿疖等热毒性病症；西瓜与绿茶、薄荷一同煎水饮用，可提神醒脑、振作情绪；与冬瓜榨汁饮用，可治疗暑热烦渴、尿浊等症。

要点6：发汗泻火，养足精、气、神

《伤寒论注·辨可汗病脉证篇》提到："春夏宜发汗。"程应旄曰：春夏宜发汗者，发汗有助宣阳气之功，等于春夏发生长育之义。春季升阳，夏季养阳，故宜发汗。且夏季空气湿度较大，人体内的汗液无法通畅发散，可使人们出现疲劳、困倦等症状。

夏天本来应该是热烈、奔放的，使皮肤开泄、出汗的季节，但是，为了避暑，很多人把屋子里的空调开得很大，温度降得很低，这其实就是人为造成的一种不自然的状态，本来夏天应该要阳气外散、外越的这种状态被抑制了。所以，很多人在夏天毛汗孔开放的时候，被空调一吹，易患所谓的空调病。还有人晚上睡不着，喜欢开着空调睡，这也是不健康的。自然界的四时阴阳消长变化与人体是相互关联、相通应的，因此夏季炎热，人体发汗是正常的，是顺应自然变化规律的，不应该使用各种方法过度抑制发汗。在流汗后，不仅要补充水分，还应补充盐分，注意劳逸结合，应尽量避免在烈日或持续高温下工作，注意午休，晚睡早起，睡觉时不要贪凉，最好不开空调，不露天睡觉。

夏季皮肤排汗量增加，分泌大量的油脂，毛孔或汗腺导管容易阻塞。在这样的季节里，如何保养我们的身体呢？从营养学的角度讲，夏季养生护肤在饮食上宜维生素化。在食物中，含有维生素A和维生素C的水果和蔬菜有胡萝卜、甜菜、杏、甜瓜等；维生素C含量较多的蔬菜和水果有红辣椒、番茄、猕猴桃、草莓、西瓜等。它们还能给我们带来大量的维生素E和B族维生素。植物油、坚果类食物、麦芽等也同样富含维生素E。

夏季，人容易心火过旺，因此饮食应清淡，尽量少吃油腻食物；夏季养生宜选清暑利湿，益气生津，清淡平和的食物；避免难以消化的食物，勿过饱过饥；不宜过多食用热性食物，以免助热生火。适量吃一些凉性蔬菜，如苦瓜、丝瓜、黄瓜、西瓜、番茄、芹菜、生菜、芦笋等，有利于生津止渴、除烦解暑、清热泻火、排毒通便。此外，对于汗出较少，散热不畅者可多食发汗的食物，如薄荷、葛根、葱、洋葱等。

芦笋：芦笋性凉，味苦、甘，归肺经。经常食用芦笋，对心脏病、高血压、心律失常、疲劳症、水肿、膀胱炎、肝功能障碍和肥胖等病症有一定的食疗效果。芦笋可以使细胞生长正常化，具有防止癌细胞扩散的功能，夏季食用有清凉降火的作用，能消暑止渴。芦笋适宜高血压、高脂血、癌症、动脉粥样硬化患者、体质虚弱、气血不足、营养不足、贫血、肥胖、习惯性便秘者及

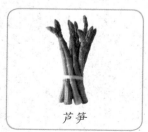
芦笋

肝功能不全、肾炎水肿、尿路结石者食用。芦笋与黄花菜同食，可养血、止血、除烦；与百合同食，可降压降脂；与银杏同食，可辅助治疗心脑血管疾病。

薄荷：薄荷是辛凉解表药中最能宣散表邪，且有一定发汗作用之药，具有疏散风热、清利头目、利咽透疹、疏肝行气的功效。主治外感风热感冒、无汗症、目赤多泪、咽喉肿

痛、肺热咳嗽、食滞气胀、口疮、牙痛、疮疖红疹、胁肋疼痛、风疹瘙痒等病症。用薄荷与甘草煎水服用，可清热、发汗、解毒、利咽；薄荷配伍桔梗、防风煎水饮用，可治疗风热感冒；与防风、苦参煎水外洗，可治疗皮肤瘙痒；薄荷与粳米煮粥同食，可用于外感发热、发热头痛等病症；与桑葚煎水服用，可用于肝肾阴亏、津亏血少等症。

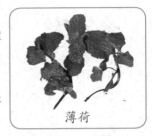
薄荷

葛根：葛根是夏季常用的解暑发汗佳品，市面上经常可见到葛根粉。葛根性凉，味甘、辛，归脾、胃经，具有升阳解肌、透疹止泻、除烦止呕的作用，主治伤寒、发热头痛、项强、烦热消渴、泄泻、痢疾、斑疹不透、高血压、心绞痛、耳聋。此外，葛根还具有调节冠状动脉、解痉、调节血糖、降低血压的作用。葛根粉与藕粉、南瓜汁煮开服用，可治疗糖尿病；与麻黄、杏仁煮水服用，可治疗风寒感冒；与猪心、三七炖汤食用，可有效缓解心绞痛；与黄芩、黄连煎汁饮用，可治疗痢疾。

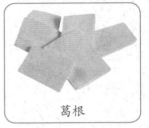
葛根

葱：葱含有挥发性硫化物，具有特殊辛辣味，是重要的解腥调味品。中医学上葱具有杀菌、通乳、利尿、发汗和安眠的药效，对风寒感冒轻症、痈肿疮毒、痢疾、寒凝腹痛、小便不利等病症有食疗作用。葱白与生姜、红糖煎水服用，治疗风寒感冒；与猪蹄、通草炖汤食用，可治疗产后乳汁不下；与猪肚、肉豆蔻炖汤食用，可治疗虚寒腹泻；与生姜、砂仁煎汁服用，可温胃散寒、化湿止呕。

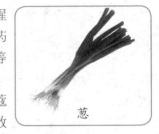
葱

洋葱：洋葱具有散寒、健胃、发汗、祛痰、杀菌、降血脂、降血压、降血糖、抗癌之功效。常食洋葱可以长期稳定血压、降低血管脆性、保护人体动脉血管，还能帮助防治流行性感冒。洋葱与莴笋、西芹清炒食用，可治疗高血压；与南瓜、玉竹清炒食用，可治疗糖尿病；与鸡蛋、生姜丝清炒食用，可健脾暖胃；与青椒、醋清炒食用，可治疗胃酸不足；与胡萝卜、菠菜、大米煮粥食用，可发汗解表、增进食欲、促进消化，适合夏季食用，改善胸闷腹胀、厌食等症；与火腿炒食，可防止有害物质生成；与大蒜同食，可防癌抗癌；与鸡肉炒食，可延缓衰老；与咖喱同食，可增强免疫；与玉米炒食，可降压降脂；与猪肉炒食，可滋阴润燥。

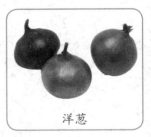
洋葱

🍶 要点7：运脾化湿，使精力充沛 ⋯⋯⋯⋯⋯⋯⋯⋯●

长夏季节，湿邪较盛，其具有三大特点：①湿邪属阴，易伤阳气，从而导致脾胃功能受损，出现食少、腹胀等症；②湿邪重浊，湿邪侵犯人体，会使人们头重、困乏等；③湿邪黏滞，湿邪所致之病，病程较长。夏季之湿邪，与暑邪共同入侵人体，常为湿热蕴脾，表现为脘腹胀闷、口渴不多饮、小便短黄、脉濡数或滑数等。

脾位于人体中部，按中医学所划分的季节，有"脾主长夏"之说，长夏还有一种说法就是农历的六月。夏天尤其要注意养脾，这个时候天气炎热，湿热蒸炎，四肢困倦，精神疲惫，身热气高，人体能量消耗较大，需要加强脾的护养，可以多吃利脾胃、助消化的食物，而不要吃那些不利于消化的东西。人们往往喜欢多食冷饮，生冷食品容易伤脾，造成脾失健运，湿邪内生，造成很多人不思饮食、乏力、腹泻等。通过养脾可开胃增食，振作精神。

夏季适当运动可以帮助"脾气"活动，增强其运化功能。青年人可做仰卧起坐，每天起床和睡前各做20~40个；老年人则宜做摩腹，即仰卧于床，以脐为中心，顺时针用手掌旋转按摩。因为脾胃是在中焦的位置，如果直接按摩脾胃会不舒服，所以可以拍打、按摩位于上面的中丹田（膻中穴）和按摩下面的下丹田。膻中穴和下丹田之间就是脾胃，所以在膻中穴和下丹田两个位置要多做一些按摩，这有助于脾胃的调养。湿证的产生与体质、生活的环境、饮食习惯密切相关。中医学认为"胖人多痰湿"，意即肥胖的人多属痰湿体质，易患湿证；环境阴暗潮湿、多雨季节或喜吃甜食、生冷，饮酒，肥甘厚腻食物等都易产生湿证。由于夏季阴雨连绵、气候潮湿、气压低等因素，使得脾运化水湿的功能减退，从而湿从内生，即为脾湿证。

夏季老年人易出现脾湿证，应做到饮食清淡，易于消化，宜选用藿香、佩兰、生薏米、陈皮、炒防风等煮汤、煮粥食用，可祛湿除邪。用焦白术、炒薏米、制苍术、扁豆等煎汤饮用，对脾虚湿盛、食欲缺乏、口中黏腻有一定的改善作用。此外，由于消化功能减弱，一定要把好"病从口入"这一关，不吃腐烂变质食物，不喝生水，生吃瓜果蔬菜一定要洗净，应多食清热利湿的食物，使体内湿热之邪从小便排出。常用清热利湿食物以绿豆粥、荷叶粥、红小豆粥最为理想。此外，藿香、赤小豆、蚕豆、薏米、鲫鱼等也是健脾祛湿佳品。

藿香：藿香具有利气快膈、和中辟秽、化湿止呕的功效。主治夏季感冒而兼有胃肠症状（有头痛、腹痛、呕吐、腹泻）；还可治疗因饮食生冷或不洁食物引起的急性胃炎，还可治疗疟疾、痢疾、口臭等病症。藿香与鲫鱼、砂仁煮汤食用，可治疗暑湿腹泻；与厚朴、半夏煎水服用，可治疗脾湿呕吐；藿香与陈皮、山楂同用，可行气化湿、消食除胀，对食后腹胀满闷有一定疗效。

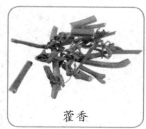

藿香

赤小豆： 赤小豆性平，味甘、酸，归心、小肠经。赤小豆具有止泻、消肿、滋补强壮、健脾养胃、利尿、抗菌消炎、解毒等功效。赤小豆还能增进食欲，促进胃肠消化吸收。用赤小豆与红枣、龙眼一起煮汤可用来补血。此外，赤小豆可用于治疗肾病、心脏病所导致的水肿。适宜有肾源性水肿、心源性水肿、肝硬化腹水、营养不良性水肿以及肥胖症等病症患者食用。赤小豆与粳米搭配煮粥食用，可益脾胃、通乳汁；与鲫鱼同食，可通乳催乳；与桑白皮煎水饮用，可健脾利湿、利尿消肿；与醋、米酒同食，可散血消肿、止血。

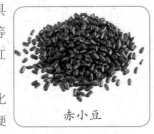
赤小豆

蚕豆： 蚕豆性平，味甘，归脾、胃经，具有健脾益气、祛湿、抗癌等功效，对于脾胃气虚、胃呆少纳、不思饮食、大便溏薄、慢性肾炎、肾病水肿、食管癌、胃癌、宫颈癌等病症有一定辅助疗效。蚕豆与赤小豆、薏米煮汤同食，可利水消肿；与百合、花菜一同炒食，对胃癌、食管癌有一定食疗效果；与白扁豆、猪肚炖汤食用，可治疗脾虚腹泻；与枸杞煮汤同食，可清肝祛火；与白菜一同炒食，可利尿、清肺。

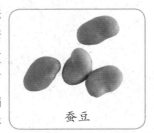
蚕豆

薏米： 薏米具有利水渗湿、健脾止泻、通络除痹、清热排脓等功效，常作为久病体虚及病后恢复期的老人、儿童的药用食物。可治疗泄泻、湿热痹痛、水肿、肠痈、肺痈、小便不利、白带异常、扁平疣等。薏米与赤小豆、鲫鱼煮汤食用，可健脾利水，对脾虚腹泻、水肿均有疗效；与鱼腥草、蒲公英煎汁饮用，可治疗急性乳腺炎；与绿豆、金银花煮汤食用，可治疗痤疮；与鳝鱼、桑枝炖汤食用，通络除弊，辅助治疗风湿性关节炎；薏米与地肤子、防风煎水饮用，可有效治疗荨麻疹；与粳米煮粥食用，可补脾除湿；与羊肉煮汤食用，可健脾补肾、益气补虚。

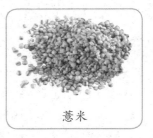
薏米

鲫鱼： 鲫鱼可补阴血、通血脉、补体虚，还有益气健脾、利水消肿、清热解毒、通络下乳、祛风湿病痛之功效。鲫鱼肉中含极高的蛋白质，而且易于被人体所吸收，氨基酸含量也很高，所以对促进智力发育、降低胆固醇和血液黏稠度、预防心脑血管疾病有明显作用。鲫鱼与赤小豆、白术炖汤食用，可利水消肿、健脾保肝，对肝硬化腹水有一定食疗作用；与白萝卜、生姜煮汤食用，可健脾益胃；与玉米须煮汤食用，可降低血压；与马蹄、白茅根炖汤食用，可清热凉血、利尿通淋，对尿路感染、急性肾炎均有食疗效果。

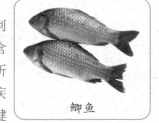
鲫鱼

夏季养生药膳 选用原则

夏季炎热，汗出较多，是一年中人体代谢最旺盛的季节，老年人本身体质较虚，气虚、阴虚较重，因此夏季养生除了清热防暑之外，还应滋阴益气，药膳选材方面应遵循一定的原则。

原则一：饮食清淡，健脾养胃

夏季闷热不堪，使人大汗淋漓，食欲缺乏，让许多老年人吃尽了"苦头"。那么，夏季老年人该如何进补，要注意些什么问题呢。首先，夏季宜清补，饮食宜清淡，少食油腻、难消化的食物。夏季进食肉类，应以炖汤为主。在炖汤时还可加入一些花生、黄豆、海带、莲藕、萝卜等。其次，重视健脾养胃，多食易消化的食物。夏季老年人进补，稀粥是一种很好的食品。它既可补充体内需要的水分，又可养胃、护胃。在炎热的夏季，如果加用一些牛奶、豆浆、大枣、白扁豆、百合、枸杞、薏米、鸭肉、兔肉或者绿豆、玉米粉等煮成粥食用，既能补充能量，又能补充人体因大量出汗而失去的水分。第三，宜清心消暑解毒，生津止渴，平衡体液的消耗，避免中暑。多食清热消暑食物和各种瓜果，如绿豆、西瓜、苦瓜、黄瓜、玉米、苹果、梨、山竹、甘蔗、银耳等，一方面可以解暑气，一方面可补充因出汗而损耗的大量体液和矿物质。

原则二：清热利湿，健脾化湿

由于春季阴雨绵绵，气候潮湿，可引起人体脾胃不适。这时宜选用藿香、佩兰、薏米、陈皮等煮粥、熬汤食用。应补充足够的水分，炎热的夏季，由于老年人的大脑神经反应迟钝，难以发出"口渴要喝水"的命令，如果不及时饮水，往往会造成脱水的状态，还容易导致血液浓度增加，血循环不畅，引起中风，因此要及时补充水分。此外，出汗过多、气阴两伤者，宜滋阴益气，可食用玉竹、沙参、西洋参、太子参、鸭肉、牛奶、燕窝等，效果较佳。且因天气过热，导致心情烦躁难以入睡者，应适当食用具有平息心火、养心安神的食物，如苦瓜、百合、小麦、大枣、龙眼肉、酸枣仁、柏子仁等。对于身体排汗不畅者，应多食用清凉发汗的食物，如薄荷、桑叶、葛根、莲子心、甘蔗等。

夏季养生药膳

麦冬杨桃甜汤

滋养心阴

配方 麦冬15克，天门冬10克，杨桃1个，紫苏梅4个，紫苏梅汁1大匙，冰糖1大匙

做法 ①全部药材放入棉布袋；杨桃表皮以少量的盐搓洗，切除头尾，再切成片状。②药材与全部材料放入锅中，以小火煮沸，加入冰糖搅拌溶化。③取出药材，加入紫苏梅汁拌匀，待晾凉后即可食用。

功效 本品具有滋养心阴、清除粉刺、改善咽干口燥的作用。

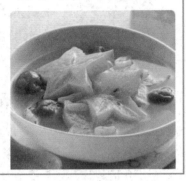

南瓜百合甜点

滋养心阴

配方 百合50克，南瓜250克，白糖10克，蜂蜜15克

做法 ①南瓜洗净，先切成两半，然后用刀在瓜面切锯齿形状的刀纹。②百合洗净，逐片削去黄尖，用白糖拌匀，放入勺状的南瓜中，盛盘，开锅后，转入文火，蒸约8分钟即可。③淋入备好的蜂蜜汁即可。

功效 滋阴泻火、养心安眠。用于心阴虚、心火盛、烦躁不眠、手足心热、口干舌燥等症。

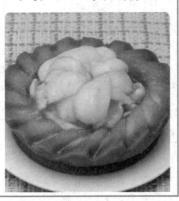

灵芝茯苓炖乌龟

滋养心阴

配方 乌龟1只，灵芝6克，茯苓25克，山药8克，生姜10克，盐5克，味精3克

做法 ①乌龟置于冷水锅内，慢火加热至沸，将龟去头和内脏，斩成大件。②灵芝切块，同茯苓、山药、生姜洗净。③将以上用料放入瓦煲内，加适量水，以大火烧开，转小火煲2小时，最后调味即可。

功效 乌龟滋阴补血、养心安神，灵芝、茯苓、山药可养心安神、益气补虚，本品有很好的滋阴养心效果。

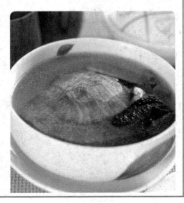

苦瓜海带瘦肉汤

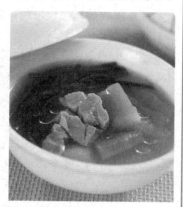

滋养心阴

配方 苦瓜150克，海带100克，瘦肉200克，盐、味精各适量

做法 ①将苦瓜洗净，切成两半，挖去核，切块；海带浸泡1小时，洗净；切成小块。②把苦瓜、瘦肉、海带放入砂锅中，加适量清水，煲至瘦肉烂熟。③调入适量的盐、味精即可。

功效 本品具有清心泻火、排毒瘦身、降糖降压的功效，适合夏季上火、心烦易怒、失眠的人群食用，也适合糖尿病、高血压、肥胖症、甲状腺肿大患者食用。

番茄蘑菇排骨汤

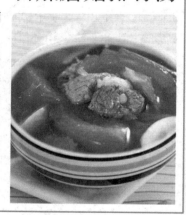

滋养心阴

配方 猪排骨600克，鲜蘑菇120克，番茄120克，料酒12克，盐、味精各适量

做法 ①排骨洗净，剁成块，加适量料酒、盐，腌15分钟；鲜蘑菇洗净，切片；番茄洗净，切片，待用。②锅中加适量水，用武火加热，水沸后放入排骨，去浮沫，加料酒，汤煮开后，改用文火煮30分钟。③加入蘑菇片再煮至排骨烂熟，加入番茄片，煮开后加入盐和味精调味即可。

功效 此汤能开胃增食、强壮筋骨、健脾益气、滋阴凉血。

百合猪蹄汤

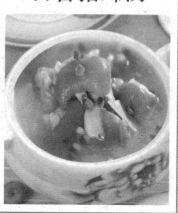

滋养心阴

配方 百合100克，猪蹄1只，料酒、精盐、味精、葱段、姜片各适量

做法 ①猪蹄去毛后洗净，斩成件；百合洗净。②将猪蹄块下入沸水中汆去血水。③猪蹄、百合加水适量，大火煮1小时后，加入调味料即可。

功效 百合、猪蹄均有滋阴润燥的作用，百合还能养心安神，猪蹄可补益心血。两者合用还能促进皮肤细胞新陈代谢，防衰抗老。

阿胶牛肉汤

养心安神 ....•

配方 阿胶粉15克，牛肉100克，米酒20毫升，生姜10克，红糖适量

做法 ①将牛肉洗净，去筋切片。②牛肉片与生姜、米酒一起放入砂锅，加适量水，用文火煮30分钟。③再加入阿胶粉，并不停地搅拌，至阿胶溶化后加入红糖，搅拌均匀即可。

功效 阿胶可补血止血、养心安神，牛肉可补益气血。两者合用，对心血亏虚引起的心悸失眠有很好的改善作用。

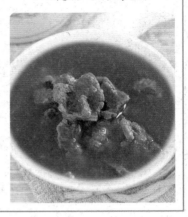

大枣柏子小米粥

养心安神 ....•

配方 大枣10颗，小米100克，柏子仁15克，白糖少许

做法 ①将大枣、柏子仁洗净，另将小米洗净。将洗净的大枣、小米分别放入碗内，泡发，待用。②砂锅洗净，置于火上，将大枣、柏子仁放入砂锅内，加清水煮熟后转入文火。③再加入小米，共煮成粥，至黏稠时，加入白糖，搅拌均匀即可。

功效 本品具有养心安神的功效，可改善心烦失眠、心悸等症状。

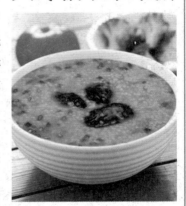

香蕉莲子汤

养心安神 ....•

配方 香蕉2根，莲子30克，蜂蜜适量

做法 ①将莲子去心，洗净，泡发备用；香蕉去皮，切断备用。②先将莲子放入锅中，加水适量，煮至熟烂后，放入香蕉，稍煮片刻即可关火。③待汤稍微冷却后放入蜂蜜，搅拌均匀即可食用。

功效 本品具有养心安神、润肠通便的功效，对心火旺盛所致的失眠、便秘等症均有改善作用，有此症状的老年人可经常食用。

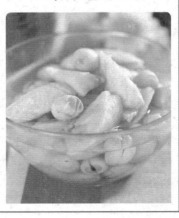

玉竹煮猪心

养心安神

配方 猪心500克，玉竹10克，姜片、盐、卤汁、白糖、味精、香油各适量

做法 ①玉竹洗净，切成节，用水浸泡。②将猪心剖开洗净，与姜片同置锅内，用中火煮到猪心六成熟时捞出晾凉。③将猪心、玉竹放在卤汁锅内，用小火煮熟后捞起。猪心切片后与玉竹一起放入碗内，在锅内加卤汁适量，再放入盐、白糖、味精和香油加热成浓汁，将浓汁淋在猪心上即可。

功效 此汤安神宁心、养阴生津，可改善睡眠质量。

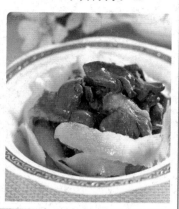

百合龙眼瘦肉汤

养心安神

配方 百合150克，龙眼肉20克，猪瘦肉200克，红枣5颗，花生油、生粉、糖、盐各适量

做法 ①百合剥成片状，洗净；龙眼肉洗净。②猪瘦肉洗净，切片；红枣泡发。③锅中放入花生油、清水、百合、龙眼肉，开锅后煮10分钟左右，放入瘦肉，慢火滚至瘦肉熟，加入调味料调味即可。

功效 龙眼肉、红枣益心脾、补气血，百合、龙眼肉均有养心安神的作用，因此对贫血引起的心悸失眠有良好的食疗效果。

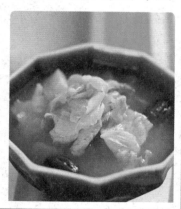

酸枣仁莲子茶

养心安神

配方 干莲子1/2杯，酸枣仁10克，清水800毫升，冰糖2大匙

做法 ①干莲子泡水10分钟，酸枣仁放入棉布袋内备用。②将莲子沥干水分后放入锅中，放入酸枣仁后，加入清水，以大火煮沸，再转小火续煮20分钟，关火。③加入冰糖搅拌至溶化，滤取茶汁即可。

功效 酸枣仁具有镇静的作用，特别适合因情绪烦躁导致失眠的人，而莲子含有丰富的色氨酸，有助稳定情绪。因此此茶对神经衰弱、心悸烦躁不眠均有疗效。

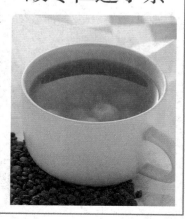

黄芪山药鲫鱼汤

配方 黄芪15克，山药20克，鲫鱼1条，姜、葱、盐各适量，米酒10克

做法 ①将鲫鱼去除鳞、内脏，清理干净，然后在鱼的两面各划一刀备用。把姜洗净后切片，葱洗净后切丝。②把黄芪、山药放入锅中，加水煮沸，转文火熬煮大约15分钟。再转中火，放入姜片和鲫鱼煮8~10分钟。③待鱼熟后再加入盐、米酒，并撒上葱丝即可。

功效 此汤益气健脾、敛汗固表、增强免疫的功效，能有效改善因夏季出汗过多所致的体虚症状。

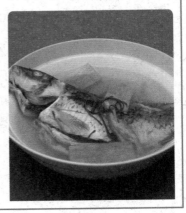

老鸭汤

配方 净老鸭500克，竹笋、党参各30克，枸杞15克，香油5克，味精2克，盐3克

做法 ①净老鸭洗净，汆水后捞出；竹笋洗净切片；党参、枸杞泡水，洗净。②鸭子、竹笋、党参加水以大火炖开后，改小火炖2小时至肉熟。③撒入枸杞，放入盐、味精调味起锅，淋入香油即可。

功效 本品具有益气补虚、敛汗固表的作用，对气虚汗出不止、易感冒者有较好的食疗效果。

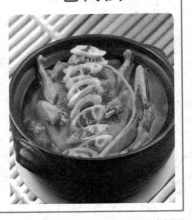

黄芪蔬菜汤

配方 黄芪15克，西蓝花300克，番茄1个，新鲜香菇3朵，盐5克

做法 ①西蓝花切小朵，洗净。②番茄洗净，切块；新鲜香菇洗净，对切。③黄芪加4碗水煮开，转小火煮10分钟，再加入番茄和香菇续煮15分钟；加入西蓝花，转大火煮滚，加盐调味即可。

功效 本品有益气补血、固表敛汗、强健脾胃之功效，对气血亏虚引起的自汗、盗汗均有食疗作用。

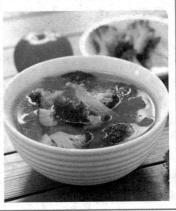

浮小麦黑豆茶

敛汗固表

配方 黑豆、浮小麦各30克，莲子、黑枣各7颗，冰糖少许

做法 ①将黑豆、浮小麦、莲子、黑枣均洗净，放入锅中，加水1000毫升，大火煮开，转小火煲至熟烂。②调入冰糖搅拌溶化即可，代茶饮用。

功效 浮小麦是敛阴固汗的常用药，莲子、黑豆滋阴补肾，黑枣益气补血，可改善出汗过多所致的阴虚、气虚症状。

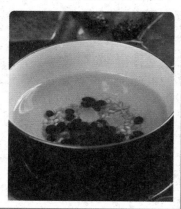

黄芪小麦粥

敛汗固表

配方 黄芪10克，小麦50克，冰糖适量

做法 ①将黄芪洗净，切成小段备用；小麦洗净备用。②将黄芪与小麦一同放进锅内，加水大火煮开，再转小火煮成粥。③最后加入冰糖，拌匀后早晚服食。

功效 本品具有益气补虚、固表敛汗、养心安神的功效，尤其适合夏季食用，对夏季所出现的易汗出、失眠烦躁、脾胃虚弱、食欲减退等症均有很好的改善效果。

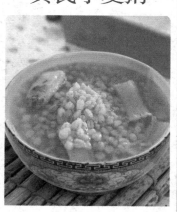

双色蛤蜊

敛汗固表

配方 白萝卜球200克，胡萝卜球200克，文蛤250克，芹菜末50克，生粉5克

做法 ①胡萝卜球、白萝卜球煮熟；生粉加水拌匀备用。文蛤洗净，放入蒸笼，中火蒸10分钟，取肉、汤汁备用。②将胡萝卜球、白萝卜球、蛤肉汁加1/4碗水，用小火焖煮3分钟，加入生粉水勾芡；放入蛤蜊肉及芹菜末、药汁，拌匀即可食用。

功效 蛤蜊具有滋阴润燥、敛汗固表的功效，对阴虚盗汗、体虚自汗均有改善作用。

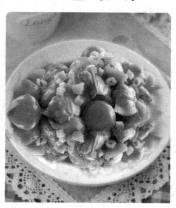

• **茯苓绿豆老鸭汤**

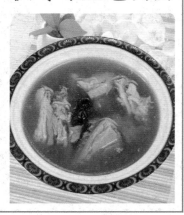

配方 茯苓20克，陈皮3克，老鸭500克，绿豆200克，盐少许

做法 ①先将老鸭洗净、斩件，备用。②茯苓、绿豆和陈皮用清水浸透，洗干净备用。③瓦煲内加入适量清水，先用武火烧开，然后放入茯苓、绿豆、陈皮和老鸭，待水再开，改用文火继续煲3小时左右，以少许盐调味即可。

功效 本品具有清热祛暑、利尿通淋，夏季常食，可改善口渴多饮、口舌生疮、小便黄等症。

• **天山雪莲金银花煲瘦肉**

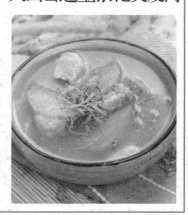

配方 瘦肉300克，天山雪莲、金银花各10克，干贝、山药各适量，盐5克，鸡精4克

做法 ①瘦肉洗净，切件；天山雪莲、金银花、干贝洗净；山药洗净，去皮，切件。②将瘦肉放入沸水过水，取出洗净。③将瘦肉、天山雪莲、金银花、干贝、山药放入锅中，加入清水用小火炖2小时，放入盐和鸡精即可。

功效 本品清热解毒、滋阴补虚，适合夏季食用，既能清热防暑，还能增强抵抗力，预防各种流行性疾病。

• **沙参竹叶粥**

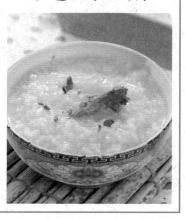

配方 沙参15克，竹叶10克，大米100克，白糖10克

做法 ①竹叶冲净，倒入一碗水熬至半碗，去渣待用；沙参洗净；大米泡发洗净。②锅置火上，注水后，放入大米用大火煮至米粒绽开。③倒入熬好的竹叶汁，放入沙参，改用小火煮至粥成闻见香味时，放入白糖调味即可。

功效 此粥具有滋阴润肺、清心火、利小便、除烦热的功效，夏季老年人可经常饮用，还能预防前列腺炎、尿路感染等病症。

解暑西瓜汤

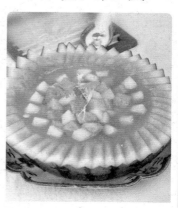

防暑避邪

配方 葛根粉10克，西瓜250克，苹果80克，白糖50克

做法 ①将西瓜、苹果洗净去皮切小丁备用。②净锅上火倒入水，调入白糖烧沸。③加入西瓜、苹果，用葛根粉勾芡即可。

功效 本品清热解暑、生津止渴、泻火除烦。

小提示 夏季吃西瓜不宜长时间冷冻，冷冻太久的西瓜，会使口腔内的唾液腺、味觉神经等因受冷刺激处于麻痹状态，难以品味出西瓜的甜味，还会损伤脾胃。

鲜果炒苦瓜

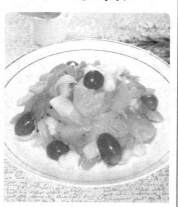

防暑避邪

配方 苦瓜200克，百合、菠萝、圣女果各100克，盐3克，油适量

做法 ①苦瓜洗净，去瓤，切片；百合洗净，切片；菠萝去皮洗净，切片；圣女果洗净，对半切开。②锅入水烧开，放入苦瓜汆水后，捞出沥干备用。③锅下油烧热，放入苦瓜、百合滑炒至八成熟，再放入菠萝、圣女果，加盐炒匀，装盘即可。

功效 本品有清暑除烦、生津消食的功效，适合胃火旺盛、口渴阴虚的人群食用。

红糖西瓜饮

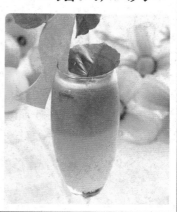

防暑避邪

配方 西瓜200克，橙子100克，红糖50克

做法 ①将橙子洗净，切片；西瓜洗净，去皮，取西瓜肉。②将红糖用开水冲开，搅拌均匀备用。③将橙子和西瓜肉放入榨汁机榨出汁，倒入杯中；兑入红糖水，按分层法轻轻注入杯中，加上装饰即可。

功效 西瓜、橙子均是清热防暑的佳品，红糖有益气补虚的功效，三者合用，既可防暑，又可避免因暑热汗出过多导致体虚。

葛根荷叶田鸡汤

发汗泻火

配方 鲜葛根120克，荷叶15克，田鸡250克，盐、味精各5克

做法 ①将田鸡洗净，切小块；鲜葛根去皮，洗净，切块；荷叶洗净切丝。②把全部用料一起放入煲内，加清水适量，武火煮沸，文火煮1小时。③最后放盐、味精调味即可。

功效 本品具有清热泻火、发汗解肌、利尿降压、安神助眠等功效。

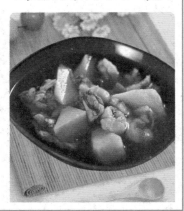

洋葱炒芦笋

发汗泻火

配方 洋葱150克，芦笋200克，盐3克，植物油、味精各少许

做法 ①芦笋用清水洗净，切成斜段备用；洋葱用清水洗净，切成片备用。②锅洗净，置于火上，注入适量清水，以大火烧开，下入芦笋段稍余后捞出沥水。③锅中加适量植物油烧热，下入洋葱爆炒香后，再下入芦笋稍炒，加入盐、味精炒匀即可。

功效 本品具有发汗散热、利尿的功效，对夏季汗出不畅患者有一定的食疗作用。

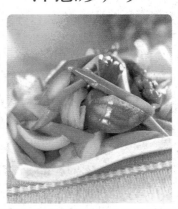

葱白红枣鸡肉粥

发汗泻火

配方 红枣10颗，葱白10克，鸡肉100克，香菜10克，生姜10克，粳米100克

做法 ①将粳米、生姜、红枣洗净，鸡肉洗净切粒备用。②将上四味放入锅中煮半个小时左右。③待粥成再加入葱白、香菜，调味即可。

功效 本品具有发汗解肌、增进食欲的功效，对夏季汗出不畅、食欲缺乏等症均有食疗效果。

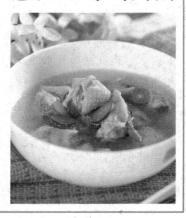

薄荷西米粥

发汗泻火

配方 嫩薄荷叶15克，枸杞适量，西米100克，盐3克，味精1克

做法 ①西米洗净，用温水泡至透亮；嫩薄荷叶洗净，切碎；枸杞洗净。②锅置火上，注入清水后，放入西米用旺火煮至米粒开花。③放入薄荷叶、枸杞，改用文火煮至粥成，调入盐、味精即可。

功效 本品解暑发汗、清热利咽。可用于暑热天气汗出不畅、头痛、头晕、咽干口燥等症。

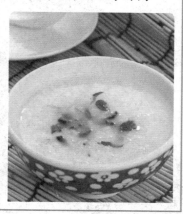

萝卜洋葱菠菜粥

发汗泻火

配方 薄荷3克，胡萝卜、洋葱、菠菜各20克，大米100克，盐3克，味精1克

做法 ①胡萝卜洗净，切丁；洋葱洗净，切条；薄荷、菠菜洗净，切成小段；大米洗净，泡发1小时后捞出沥干水分。②锅置火上，注入适量清水，放入大米用大火煮至米粒开花，放入胡萝卜、洋葱。③用小火煮至粥成，再下入薄荷、菠菜稍煮，调味即可食用。

功效 此粥具有发汗解表、增进食欲、促进消化的功效，适合夏季食用，可改善胸闷腹胀、厌食等症。

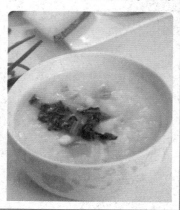

葛根花粉粥

发汗泻火

配方 葛根30克，大米100克，花粉1勺

做法 ①将大米洗净，放入清水中泡发，备用。②将葛根用清水洗净，沥干，研成粉末，备用。③大米与葛根粉、花粉同入砂锅内，加600毫升水，用小火煮至粥稠即可。

功效 本品具有祛风散邪、清热生津的功效，适合风热感冒的小儿患者食用。

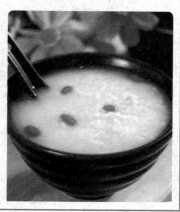

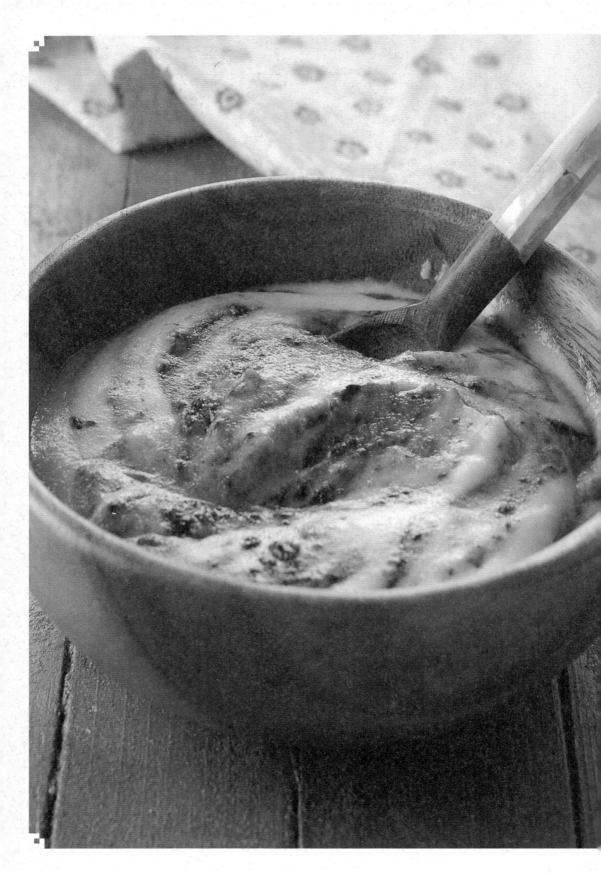

第三章

秋季药膳养生

《素问·四气调神大论篇》里有这样一段话：秋三月，此谓容平，天气以急，地气以明。早卧早起，与鸡俱兴，使志安宁，以缓秋刑，收敛神气，使秋气平，无外其志，使肺气清，此秋气之应，养收之道也。逆之则伤肺，冬为飧泄，奉藏者少。大意为：秋季的三个月，谓之容平，自然景象因万物成熟而平定收敛。这个时候，天高风急，地气清肃，人应该早睡早起，和鸡的活动时间相仿。保持神志的安宁，减缓秋季肃杀之气对人体的影响；收敛神气，以适应秋季容平的特征，不要使神志外驰，以保持肺气的清肃功能，这就是适应秋令的特点而保养人体之气的方法。如果违逆了秋收之气，就会伤及肺脏，使提供给冬藏之气的条件不足，冬天就要发生飧泄病。那么秋季我们应该怎样养生呢？

《黄帝内经》讲解秋季饮食要点

※秋季天气开始慢慢转凉，由于阳气渐收，而阴气逐渐生长起来。"万物收"是指万物阳气开始收敛、消退，而阴气逐渐生长，即"阳消阴长"的过渡阶段，所以秋季养生以"收养"为原则，养生宜"平"补，"平"补药膳性质宜平和，进补速度宜缓慢，要循序渐进，切不可用大寒大热之品。

要点1：秋季饮食宜"平"补

秋季的气候特点主要是干燥，人们常以"秋高气爽""风高物燥"来形容它。秋季是一个金风送爽、气候宜人的季节，这是因为人们刚刚度过了炎热的盛夏，每当凉风吹来的时候，不觉为之头脑清醒，精神振奋。但由于其天气不断收敛，空气中缺乏水分的濡润而成为萧杀的气候，这时候人们常常会觉得口鼻干燥、渴饮不止、皮肤干燥，甚至大便干结等。所以人们常把初秋的燥气比喻为"秋老虎"，其意思是指燥气易伤人。

由于夏季的烘烤耗尽了人体预存的能量，加上秋季天气干燥阴冷，人体内的水分相对减少，若摄水量太少，会有损体内的"阴分"，不注意调节，可能会引起心血管、肠胃消化系统疾病。

秋天由于阳气渐收，而阴气逐渐生长起来。万物收，是指万物成熟，到了收获之时。从秋季的气候特点来看，由热转寒，即"阳消阴长"的过渡阶段。人体的生理活动，随"夏长"到"秋收"，而相应改变。因此，秋季养生不能离开"收养"这一原则，也就是说，秋天养生一定要把保养体内的阴气作为首要任务，因此宜采取平补与润补相结合的方法，即以甘平和缓、滋润的补益方药进补，以达到保健养生、治疗体虚久病的目的。滋阴润燥要多食用柔软、含水分较多的甘润食物。此外，还应多食白萝卜、胡萝卜、豆腐、甘蔗、柿子、香蕉、橄榄、菠萝等。多吃些既有清热作用又可滋阴润燥的食物，如野菊花、梨、甘蔗、蜂蜜、银耳等。

根据秋季的季节特点，老年人养生应从滋阴润燥、养肺固表、益肾敛精、疏肝和胃四个方面着手，逐步调整食物结构，进补前先调理脾胃，滋阴润燥的食物要适当进补，适当饮水，多摄入五谷杂粮、水果和蔬菜。饮食应以滋阴润燥、补肝清肺为主，以甘润为主，寒凉调配为要，既可顾护脾胃，还可蓄积阳气，增强体质，减少患病。

🌰 要点2：滋阴润燥，缓解秋季干燥 ·························●

秋季的主要气候特点是"燥"，燥邪为病，有外燥、内燥之分：外燥是自然界燥邪从鼻窍、皮毛而入，常从肺卫开始，但有温燥、凉燥之别；内燥多由汗下太过，或精血内夺，或年老液亏，以致机体阴津枯涸所致。

燥邪为病的主要病理特点：一是燥易伤肺，因肺喜清肃濡润，主呼吸而与大气相通，外合毛皮，故外界燥邪极易伤肺和肺所主之地。二是燥胜则干，在自然界可出现田地龟裂，禾苗枯槁，树叶焦黄；在人体，燥邪耗伤津液，也会出现一派干涸之象，如鼻干、喉干、咽干、口干、舌干、皮肤干燥皲裂，大便干燥、艰涩等。故无论外燥、内燥，一旦发病，均可出现上述津枯液干之象。当然，内燥不限于肺，其他脏器的阴亏液竭，亦可形成内燥之证。

秋季养生，首要任务是缓解秋燥。正常人除三餐之外，每天需要另外补充1500毫升的水。初秋天热出汗多时，饮水量还要增加。"不渴也喝水"对中老年人来说尤为重要。如果中老年人能坚持每天主动喝适量的水，对改善血液循环、防治心血管疾病都有利。

秋季在饮食调养方面，首先要按照《黄帝内经》提出的"秋冬养阴"的原则，也就是说，要多吃些滋阴润燥的食物，以防秋燥伤阴。对于平时体质瘦弱、虚火重、容易情绪激动、长期吸烟的老年人，推荐进补这类食品，如银耳、燕窝、芝麻、鳖肉、藕、葡萄、梨、乌骨鸡、猪肺、蜂蜜、龟肉等。

多食用些新鲜的水果和蔬菜滋阴养肺、润燥生津，以达到秋季养生保健的目的。秋季大量上市的许多新鲜水果和蔬菜，富含人体所需的多种营养物质，不仅具有滋阴养肺、润燥生津之功效，而且能治疗与肺有关的疾病，是秋季养生保健的最佳食品。以下介绍几种常见的润燥果蔬。

梨：性寒，味甘，有润肺、消痰、止咳、降火、清心等功用，适用于秋燥或热病伤阴所致的干咳、口渴、便秘，以及内热所致的烦渴、咳喘、痰黄等。梨肉香甜可口，肥嫩多汁，有清热解毒、润肺生津、止咳化痰等功效，生食、榨汁、炖煮或熬膏，对肺热咳嗽、麻疹及老年咳嗽、支气管炎等病症有较好的治疗效果。若与荸荠、蜂蜜、甘蔗等榨汁同服，效果更佳。

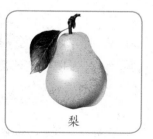

梨

葡萄：葡萄营养丰富，酸甜可口，具有补肝肾、益气血、生津液、利小便等功效。生食能滋阴除烦，捣汁加热蜜浓煎成膏，开水冲服，治疗烦热口渴尤佳。经常食用，对神经衰弱和过度疲劳者均有补益作用。葡萄制干后，铁和糖的含量相对增加，是儿童、妇女和体弱贫血者的滋补佳品。

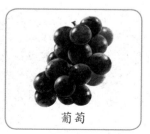

葡萄

银耳：银耳是一味滋补良药，特点是滋润而不腻滞，具有滋补生津、润肺养胃的功效，可治疗虚劳咳嗽、痰中带血、津少口渴、病后体虚、气短乏力等病症。此外，银耳与木耳同食，能保护血管、降血压、降血脂，提高人体的免疫力及对肿瘤的抵抗力。银耳与莲子、冰糖搭配煮成甜汤食用，可滋阴润肺；与木瓜煮汤食用，可美容美体；与鹌鹑蛋煮汤食用，可健脑强身；与雪梨、川贝搭配煮汤食用，可止咳化痰；与黑木耳同食，可增强免疫；与百合同食，可滋阴润肺。

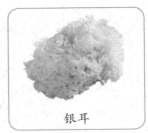

银耳

玉竹：性平，味甘，具有养阴润燥、除烦止渴的功效，可治疗热病阴伤、咳嗽烦渴、虚劳发热、消谷易饥、小便频数。玉竹配沙参、老鸭煲汤食用，可辅助治疗秋燥肺炎、肺结核。玉竹与丹参、猪心煲汤食用，可辅助治疗冠心病、心肌缺血等病症。此外，用玉竹单品泡茶饮用，可有效治疗糖尿病。

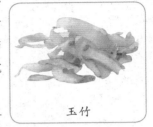

玉竹

甘蔗：蔗汁性平，味甘，甘蔗不但能给食物增添甜味，而且还可以提供人体所需的营养和热量，为解热、生津、润燥、滋养之佳品，能助脾和中、消痰镇咳、治噎止呕，有"天生复脉汤"之美称。中医常把其做清凉生津剂，甘蔗汁与火龙果汁、西瓜汁同食，可治疗口干舌燥、津液不足、大便燥结、高热烦渴等症。甘蔗适宜肺热干咳、胃热呕吐、肠燥便秘、小儿痘疹、饮酒过量、发热、口干舌燥者食用。甘蔗与莱菔同食，可清热解酒；与菊花同食，可消暑解渴；与生姜同食，可止呕祛痰、生津下气。

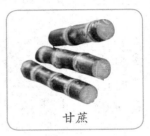

甘蔗

石榴：石榴性温，味甘、酸，具有生津止渴、涩肠止泻、杀虫止痢的功效。石榴含有石榴酸等多种有机酸，能帮助消化吸收，增进食欲；石榴有明显的收敛、抑菌、抗病毒的作用；石榴所含有的维生素C和胡萝卜素都是强抗氧化剂，可防止细胞癌变。适宜老人和儿童，发热、口干舌燥、慢性腹泻、大便溏薄、肠滑久痢、女性白带清稀频多、酒醉烦渴、口臭者和患扁桃体炎者食用。石榴与山楂榨汁饮用，可治痢疾；与冰糖同食，可生津止渴、镇静安神。

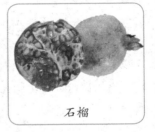

石榴

天冬：天冬是一种凉性滋养药，具有养阴生津、润肺清心的功效。可用于治疗肺燥干咳、虚劳咳嗽、津伤口渴、心烦失眠、内热消渴、肠燥便秘、白喉。此外，天冬还具有抗菌、抗肿瘤的作用。尤其适宜咳嗽吐血、肺痿、肺痈者服用。用天冬、麦冬、玉竹煎水当茶饮，可缓解秋燥症状，还可治疗糖尿病。天冬与百合、雪梨炖汤食用，可治疗肺燥干咳。

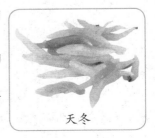

天冬

🌰 要点3：敛肺固表，提高人体抗病能力 ………………●

秋高气爽，空气清新，有利于肺主气、司呼吸之功能；但到秋分以后燥气过盛，与风相合形成风燥之邪，必首先侵袭肺所主的皮毛和鼻窍，若肺的宣发正常，就能很快做出反应，将卫气宣发输布至皮肤、鼻窍，使皮肤、毛发滋润，腠理致密，鼻窍通利，则无论何种燥邪均不能进入体内，使人们可以顺利地度过秋季。假如秋燥之气太盛，超过了人体的防御能力，或虽燥邪不盛，而肺本身的主气、宣发功能薄弱，无力适应秋季的气候变化，无力抵御外邪，则肺所主的皮毛、鼻窍和肺自身就首当其冲，而产生一系列的病变。

秋季是从夏季向冬季的过渡季节，凉热交替，气温逐渐下降，不要经常赤膊露身，以防凉气侵入体内。"白露身不露，寒露脚不露"，这是一条很好的养身之道。要随着天气转凉逐渐增添衣服，但添衣不能太多太快。

老百姓常说"春捂秋冻"，意思是说春天棉衣要晚脱一段时间，以免受凉生病；秋天则相反，厚衣服要晚些穿，多经受寒冷的刺激，从而增强机体对寒冷的适应能力。不过，不同的人群体质各异，应区别对待，一味地秋冻就会把身体冻坏。

初秋是"秋冻"的最佳时机，俗话说"冻九捂四"，指的是在乍暖还寒的4月不要急于减少衣服，不妨捂一捂；相反到了9月不必急于增加衣服，不妨冻一冻。"秋冻"可以保证机体从夏热顺利地过渡到秋凉，提高人体对气候变化的适应性和抗寒能力，从而激发机体逐渐适应寒冷的环境，对疾病尤其是呼吸道疾病的发生起到积极的预防作用。晚秋温差大，"秋冻"需慎行，在日夜温差变化较大的晚秋，切勿盲目"秋冻"，否则不但对健康无益反而会引发呼吸道疾病和心血管疾病等，此时要适当增减衣服，以防感冒。

"秋冻"因人而异，"秋冻"并非人人适宜，青壮年包括体质较好的老年人和小孩最好不要早添厚衣，这样有利于人体对气候变化的适应。抵抗能力较弱的老年人和孩子自身调节能力差，遇冷抵抗能力下降，御寒能力减弱，身体很快会发生不适反应，可诱发急性支气管炎、肺炎等疾病，应注意气温变化而适当增加衣服。有慢性疾病的患者不宜"秋冻"，尤其是患有慢性支气管炎、支气管哮喘、冠心病、高血压的，寒冷刺激会使患者支气管和血管痉挛收缩，导致旧病复发，出现哮喘、心绞痛、心肌梗死和中风等。

秋季养肺固表可选用合理的膳食以增加机体的抵抗力，以防冬季因寒冷刺激而诱发或复发感冒、咳嗽、气喘等肺系病症。常用的养肺固表药材和食物有以下几种。

桔梗：性平，味苦、辛，归肺经。桔梗具有开宣肺气、镇咳平喘、祛痰排脓的功效，主治外感咳嗽、咽喉肿痛、肺痈吐脓、胸满胁痛、痢疾腹痛。此外，桔梗还有降低血糖的作用，可用来治疗消渴病。桔梗常配菊花、雪梨炖熟食用，可治疗肺热咳嗽；桔梗与玉竹、石斛煎汁当茶饮用，可治疗糖尿病。

菊花：菊花具有疏散风热、平抑肝阳、清肝明目、清热解毒的功效，主治风热感冒，肺热咳嗽，肝阳上亢所致的头晕头痛、目

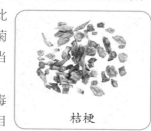

桔梗

赤昏花肿痛，疮痈肿毒。治疗肺热咳嗽，可与银杏、川贝同用。此外，菊花还有降低血压、扩张冠脉的作用，可与荷叶、枸杞泡茶饮用，对高血压、冠心病均有一定的疗效；菊花与绿茶泡茶饮用，可疏风清热、明目解毒；与鱼腥草煎水饮用，可增强机体免疫力，清热解毒；将白菊花与白糖一起用开水浸泡，代茶饮用，可清肺降火，适用于风热感冒初起、头痛发热患者；将菊花、槐花一起用开水冲泡，代茶饮用，能治疗高血压。

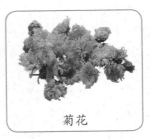

菊花

猪肺： 猪肺具有补肺、止咳、止血的功效，主治肺虚咳嗽、咯血等症。凡肺气虚弱如肺气肿、肺结核、哮喘、肺痿等患者，以猪肺作为食疗之品，最为有益。猪肺配五味子、冬虫夏草一起煮汤食用，可治疗肺虚咳嗽；配菊花、鱼腥草同食，可清肺热，治疗肺热咳嗽、肺脓肿等病；与白萝卜煮粥食用可改善咳嗽症状；与白及煮汤食用可改善咯血症状。

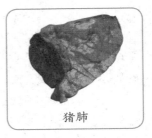

猪肺

鸭肉： 鸭肉具有养胃滋阴、清肺解热、大补虚劳、利水消肿之功效，用于治疗咳嗽痰少、咽喉干燥、阴虚阳亢之头晕头痛、水肿、小便不利。鸭肉不仅脂肪含量低，且所含脂肪主要是不饱和脂肪酸，能起到保护心脏的作用。适宜体内有热、上火、水肿、低热、虚弱、食少、大便秘结、癌症、糖尿病、肝硬化腹水、慢性肾炎水肿等患者食用。老鸭与蛤蚧、玉竹炖汤食用，可补肺气，能有效治疗老年慢性支气管炎、肺气肿等病。

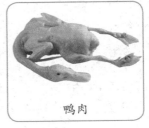

鸭肉

麻黄： 麻黄具有发汗解表、宣肺平喘、利水的功效，主治伤寒表实、发热恶寒无汗、头痛鼻塞、骨节疼痛、咳嗽气喘、风水浮肿、小便不利、风邪顽痹、皮肤不仁、风疹瘙痒。此外，麻黄对流感病毒有一定的抑制作用。治疗表寒里热型感冒，可用麻黄、杏仁、石膏、甘草煎水服用。

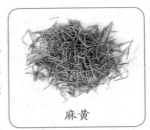

麻黄

桂枝： 桂枝具有发汗解肌、温经通脉、化气利水的功效，主治风寒表证、肩背肢节酸疼、胸痹痰饮、腹水、闭经癥瘕。此外对流感病毒也有强力的抑制作用，还可使皮肤血管扩张，调整血液循环。桂枝与威灵仙、鳝鱼炖汤食用，可祛风湿、通经络，对风湿性关节炎、肩周炎有疗效。

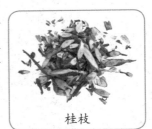

桂枝

🍐 要点4：益肾固精，使能量积存 ······················●

炎热的夏季把人体内积存的能量消耗得所剩无几，进入秋天后，人们易出现气短自汗、倦怠乏力、腰酸膝软、失眠多梦、小便频多、遗精早泄、脉细弱等肾气虚弱的症状。中医学以为，肾具有藏精气、主生长发育、主生殖、主水液代谢等生理功能，故"肾为先天之本"，如不及时调养，久而久之，可能会引发慢性支气管炎、肺气肿、高血压等疾病。

秋季可利用经络补肾，可采取以下方法。

练习搓肾提水功，方法是：双腿并拢站立，双臂自然垂下，两掌心贴近股骨外侧，中指指尖紧贴风市穴。拔顶，舌抵上腭，去除心中杂念。两手掌相搓64次。手热后两手绕胯贴于后背，两手内劳宫穴对肾俞穴，两手同时上下摩擦64次（一上一下为1次）。然后身体往前俯，两臂伸直向下，两手状若在井台往上提水，左手上提时，左腰和左胯随着上提，右手上提时，右腰、右胯也随着上提。左右手各上提64次，每天早晚各做1遍。该运动方法对肾虚、肾寒的病症有一定的治疗效果。

深秋体内精气开始封藏，年老体弱之人在秋季宜早睡早起，保证睡眠充足，注意劳逸结合，防止房劳伤肾。初秋白天气温高，电扇不宜久吹；深秋寒气袭人，既要防止受寒感冒，又要经常打开门窗，保持室内空气新鲜。在条件许可情况下，居室及其周围可种植一些绿叶花卉，让环境充满生机，又可净化空气，促进身体健康。秋天虽没有春天那样春光明媚、生机勃勃，但是秋高气爽、遍地金黄，另有一番动人景象。到公园、湖滨、郊野进行适当的体育锻炼可增强体质。秋游也是一种很好的活动形式，既可调节精神，又可强身健体。

秋季体内阳气渐收，而阴气逐渐生长起来，深秋精气开始封藏，年老体弱之人可选择补肾固精的食物来补足肾气、固涩敛精，常用的药材、食材有以下几种。

芡实：芡实具有固肾涩精、补脾止泄、利湿止带的功效，主治遗精、夜尿、小便频数。用于祛湿，可配伍车前子、马齿苋煎水服用，能治妇女白带由湿热所致而略带黄色者。秋凉后人体的脾胃功能尚差，及时给予本品，既能健脾益胃，又能补充营养。用芡实、沙苑子、煅牡蛎搅打成粉，兑水服用，可治疗老年人肾虚尿频、遗精等症。

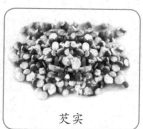

芡实

五味子：五味子性温，味酸、甘，归肺、心、肾经。具有敛肺止咳、生津止渴、敛阴止汗、固肾涩精的功效，主治肺虚喘咳、口干作渴、自汗盗汗、劳伤羸瘦、梦遗滑精、久泻久痢等症。此外，五味子还有催眠、抗惊厥、抑制胃溃疡等作用。治疗糖尿病，可用五味子配生地、熟地煎水饮用。用五味子、浮小麦、牡蛎煮汤食用，可治疗阴虚盗汗、遗精等症。

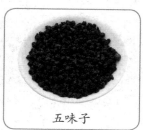

五味子

甲鱼：甲鱼性平，味甘，归肝经。具有益气补虚、滋阴壮阳、益肾健体、净血散结等功效，对高脂血症、高血压、冠心病等具有一定的辅助疗效。

此外，甲鱼肉及其提取物还能提高人体的免疫功能，对预防和抑制胃癌、肝癌、急性淋巴性白血病和防治因放疗、化疗引起的贫血、虚弱、白细胞减少等症功效显著。适宜腹泻、疟疾、痨热、骨结核、贫血、脱肛、子宫脱垂、崩漏带下等病症患者食用。用甲鱼配五味子、芡实炖汤食用，可治疗肾阴亏虚引起的潮热盗汗、遗精、腰膝酸软等症；甲鱼配干山药煮汤食用，可补脾胃、滋肝肾；与枸杞煮汤同食，可补肾强精、延年益寿。

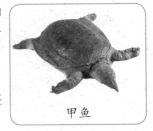

甲鱼

猪腰：猪腰性平，味甘、咸，具有健肾壮腰、补虚固精、利水消肿的功效，主治肾虚腰痛、遗精盗汗、产后虚羸、身面浮肿、耳鸣耳聋等症。猪腰与杜仲、桑寄生煮汤食用，可治疗老年人腰膝酸痛、骨质疏松，还能治疗孕期妇女胎动不安症状；治疗慢性肾炎，可用猪腰、车前子、茯苓炖汤食用；治疗肾虚耳聋耳鸣，可用猪腰配伍熟地、枸杞炖汤食用。

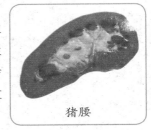

猪腰

海参：海参性温，味咸。富含蛋白质、碳水化合物、脂肪、维生素E、钙、硒、碘、磷、铁等成分。海参具有补肾壮阳、养血益精、调经养胎、抗衰老等作用，可治疗虚劳羸弱、气血不足、肾阳不足、阳痿遗精、小便频数以及癌症、肝炎、糖尿病、肺结核、神经衰弱等病症。此外海参是典型的高蛋白、低脂肪、低胆固醇食物，对高血压、冠心病者以及老年人均大有益处。海参与葱炒食，可益气补肾、养脂利产；与枸杞同食，可补肾益气、养血润燥；与芦笋同食，可辅助治疗癌症；与黑木耳同食，可滋阴养血、润燥滑肠。

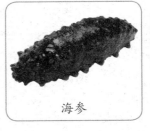

海参

黑米：黑米性平，味甘，归脾、胃经。它含有丰富蛋白质、多种维生素，以及铁、锌、钙等人体所需元素，具有滋阴补肾、补血益气、暖脾养肝、解郁安神的功效，是抗衰美容、防病强身的滋补佳品。同时，黑米含B族维生素、蛋白质等，对于脱发、白发、贫血、流行性感冒、咳嗽、气管炎、肝病、肾病患者都有食疗保健作用。尤其适宜头晕、眩晕、贫血、白发、眼疾、咳嗽等患者及产妇食用。治疗老年性骨质疏松，可用黑米、排骨、板栗做成饭团食用；治疗老年性前列腺肥大，可用黑米、干贝、马蹄做成饭团食用；黑米与赤小豆煮汤食用，可气血双补；黑米与牛奶同食，可益气、养血、生津、健脾胃；黑米与青枣、芸豆一同煮粥食用，可健康暖胃、美容补血；黑米与莲子煮粥食用，可补肝益肾、丰肌润发；与大米一同煮粥食用，可开胃益中、明目。

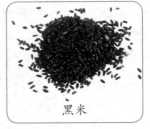

黑米

要点5：疏肝和胃，解除肝郁脾胃好

秋季易高发肠胃疾病，这是因为秋季天气凉爽，人们食欲增加以致加重胃肠负担，使其功能紊乱，同时温度下降，昼夜温差较大，腹部容易着凉，可能诱发结肠过敏，使肠蠕动加快而导致腹泻。另一方面，冷空气的刺激可使人体血液中的化学成分组胺酸增多，从而使胃酸分泌增加，继而使胃肠发生痉挛性收缩，引发肠胃疾病。故秋天应该重视调理脾胃，同时，由于肝气易犯胃克脾，故也应注意疏泄肝气以调脾胃。

秋季进补前先调理脾胃，进补前可食用具有补脾益气、醒脾开胃消食的食品，如粳米、薏苡仁、香菇、金针菇、熟藕、栗子、山药、扁豆、牛肉、鸡肉、兔肉、牛肚、猪肚、葡萄、红枣、胡萝卜、马铃薯等。与之相配的中药有春砂、陈皮、胡椒、土茯苓等。多吃粗粮和多纤维的食物也有利于健胃。

秋凉不能不吃早餐。有些人贪图清晨的凉爽，早上起床晚，又要赶着上班，早餐不是不吃就是吃不好。长时间不吃早餐，除了会引起胃肠不适外，还会导致胆石症、甲状腺功能障碍。

深秋天气渐凉，人们的胃口普遍变好，但也会有一部分人由于季节性情感障碍的缘故，变得"悲秋"，中医称为"肝郁"。现代医学研究证明，在人体大脑底部，有一种叫"松果体"的腺体，它能够分泌"褪黑素"，这种激素能促进睡眠，但分泌过盛也容易使人抑郁，气温的变化对其分泌会产生间接影响，尤其是在冷热交替的换季时节。祖国医学认为，人体的五脏六腑、七情六欲与五行学说和四季变化存在着相应的联系。以五行学说中金、木、水、火、土的"金"为例：五脏中的"肺"属金，七情中的"悲"属金，四季中的"秋"也属金。因此在秋天，尤其是秋雨连绵的日子里，人们除了容易"秋燥"，有时也容易产生伤感的情绪。

悲秋又与饮食互为因果，即营养不良或饮食不当可以诱发季节性情感障碍，季节性情感障碍又会影响到人的脾胃功能，产生厌食或食欲亢进。从养生的角度上讲，入秋后应当疏肝理气、解郁安神，抓住秋凉的好时机，科学地摄食，不能饥一餐饱一顿。三餐更要定时、定量，营养搭配得当。

秋季药膳疏肝和胃，常用的药材、食材有佛手、枳实、兔肉、香菇、金针菇、胡萝卜等。

佛手：佛手具有疏肝理气、健胃止呕、消食除胀、化痰止咳的功效。用于消化不良、舌苔厚腻、胸闷气胀、呕吐咳嗽以及神经性胃痛等。佛手全身都是宝，其根、茎、叶、花、果均可入药，有多种药用功能。佛手与川楝子、香附煎水服用，可治疗乳腺增生；与三七、山楂煎水服用，可治疗冠心病；与茯苓、半夏煎水服用，可治疗慢性支气管炎。

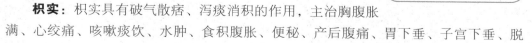

佛手

枳实：枳实具有破气散痞、泻痰消积的作用，主治胸腹胀满、心绞痛、咳嗽痰饮、水肿、食积腹胀、便秘、产后腹痛、胃下垂、子宫下垂、脱肛等症。枳实与薤白、桂枝煎水服用，可治疗寒凝血瘀性心绞痛；与白芍、吴茱萸煎水服用，可治疗胃脘冷痛；与猪肚、黄芪炖汤食用，可治疗胃下垂；与山楂、陈皮煎水服用，可治疗食积腹胀。

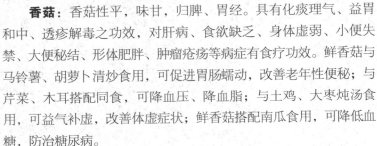
枳实

兔肉： 兔肉性寒，归肝、胃、大肠经，富含卵磷脂、多种维生素和8种人体所必需的氨基酸，兔肉可滋阴凉血、益气润肤、解毒祛热。其所含的卵磷脂有抑制血小板凝聚和防治血栓形成的作用，还有保护血管壁、防止动脉硬化的功效。卵磷脂中的胆碱能提高记忆力，防止脑功能衰退。兔肉搭配大葱食用，可辅助治疗冠心病、脑梗死等心脑血管疾病；兔肉与枸杞同食，对头晕、耳鸣等症状有改善作用。

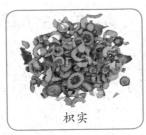
兔肉

香菇： 香菇性平，味甘，归脾、胃经。具有化痰理气、益胃和中、透疹解毒之功效，对肝病、食欲缺乏、身体虚弱、小便失禁、大便秘结、形体肥胖、肿瘤疮疡等病症有食疗功效。鲜香菇与马铃薯、胡萝卜清炒食用，可促进胃肠蠕动，改善老年性便秘；与芹菜、木耳搭配同食，可降血压、降血脂；与土鸡、大枣炖汤食用，可益气补虚，改善体虚症状；鲜香菇搭配南瓜食用，可降低血糖，防治糖尿病。

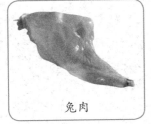
香菇

金针菇： 金针菇性凉，味甘，归脾、大肠经。具有热量低、高蛋白、低脂肪、多糖、多维生素的营养特点，具有补肝、益肠胃、抗癌之功效，对肝病、胃肠道炎症、溃疡、肿瘤等病症有食疗作用。金针菇中锌含量较高，可搭配蛤蜊、马蹄煮汤食用，能有效防治男性前列腺疾病。金针菇还是高钾低钠食品，常配黑木耳清炒食用，可防治高血压。金针菇与猪肚、莲子煮汤食用，可治疗胃溃疡。

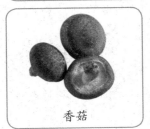
金针菇

胡萝卜： 胡萝卜性平，味甘、涩，归心、肺、脾、胃经。具有健脾和胃、补肝明目、降气止咳、清热解毒、壮阳补肾、透疹等功效，对于百日咳、肠胃不适、便秘、夜盲症、性功能低下、麻疹、小儿营养不良、癌症等有食疗作用。胡萝卜与猪肝、枸杞搭配炒食，可改善老年人视物昏花症状；搭配火龙果、香蕉打成果汁饮用，可治疗习惯性便秘；胡萝卜与香菜同食，可开胃消食；与绿豆芽同食，可排毒瘦身；与菠菜搭配食用，可防止中风。

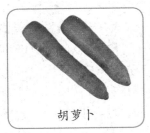
胡萝卜

🌿 要点6：调和阴阳，有效防止疾病发生 ⋯⋯⋯⋯⋯⋯⋯⋯●

《黄帝内经》将人体最佳生命活动状态概括为"阴平阳秘"，即人体内阴阳各自保持功用和特性，并通过彼此之间的相互作用达到整体协调的状态。《素问》指出："夫阴与阳皆有俞会，阳注于阴，阴满之外，阴阳均平，以充其形，九候若一，命曰平人"。这里所说的"平人"就是指正常人，其"阴平阳秘"的生理状态，可综合体现在经络调畅、气血和调、脉应四时、九候若一、寒温相守、形肉相称、脏腑相协等方面。秋季天气转凉，人体免疫力降低，各种疾病高发，此时注重阴阳调和，能有效地防止疾病的发生，保持健康。

《黄帝内经》将养生调摄方法归纳为"法于阴阳，和于术数，饮食有节，起居有常"，也就是说养生应做到适应周围环境，避免外邪侵袭；锻炼身体，强壮体魄，节制饮食，注意起居；保养精神，保持精力充沛等。就人体而言，气为阳，血为阴；体表为阳，体内为阴；背部为阳，腹部为阴。但是每一个脏器又有阴阳之分。这些阴阳出现偏差都会出现不适。中医就通过药物、食物的阴阳（温热寒凉）属性去调整人体阴阳的偏差，比如心阳虚和心阴虚均会出现心慌。不过心阳虚还会出现畏寒肢冷、倦怠乏力等；而心阴虚则伴有手足心热、心烦意乱等症状。治疗上有所不同，前者用温阳的参附汤；后者用滋阴的天王补心汤。

综合来说调和人体阴阳主要应采取扶正固本、滋阴助阳的方法，阳虚者补阳、阴虚者补阴。具有扶正固本、温补阳气的药材与食材有人参、附子、吴茱萸、核桃、灵芝、干姜、羊肉、狗肉、荔枝等；具有滋阴作用的药物、食物有蜂蜜、玉竹、生地、沙参、银耳等。

人参：人参性平，味甘、微苦，归脾、肺经，具有大补元气、复脉固脱、补脾益肺、生津安神的功效，主治体虚欲脱、肢冷脉微、脾虚食少、肺虚喘咳、津伤口渴、内热消渴、久病虚羸、惊悸失眠、阳痿宫冷、心力衰竭、心源性休克等病症。人参适合气虚者以及糖尿病、心悸、失眠、肺气肿、肺结核、哮喘、内脏下垂、阳痿精冷、宫寒不孕、久病体虚等患者食用。但人参不能与藜芦、五灵脂制品同服，服药期间不宜同吃萝卜或喝浓

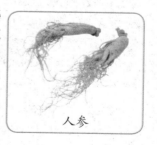

人参

茶，阴虚阳亢者也不宜服用。人参30克煎汤服用，可治疗阳虚型心源性休克；人参与五味子、沙参煎水服用，可滋阴益气，用来治疗2型糖尿病；与黄芪、猪肚炖汤食用，可治疗子宫脱垂；与羊肉、巴戟天炖汤食用，可治疗阳痿精冷；与粳米煮粥食用，可辅助治疗五脏虚衰；与乳鸽炖汤食用，可补虚扶弱；与鸡肉炖汤食用，可益气填精、养血调经；与鳝鱼煮汤食用，可补气血；与莲子煎汤食用，可补气健脾。

灵芝：灵芝具有补气安神、止咳平喘的功效。主治眩晕不眠、心悸气短、虚劳咳喘等症。此外，灵芝还有抗肿瘤和抗衰老作用，能增加血浆胰岛素的浓度，加速葡萄糖的代谢，对糖尿病有效。灵芝搭配猪心、酸枣仁炖汤食用，可有效治疗心悸失眠；配白果、鸽

子炖汤食用。可治疗肺虚喘咳；搭配玉竹、枸杞煎水当茶饮，可治疗糖尿病；搭配党参、土鸡炖汤食用，可治疗虚劳气短。

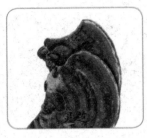

核桃仁： 核桃仁性温，味甘，归肺、肾经，具有滋补肝肾、强健筋骨之功效。核桃油中油酸、亚油酸等不饱和脂肪酸高于橄榄油，饱和脂肪酸含量极微，是预防动脉硬化、冠心病的优质食用油。核桃能润肌肤、乌须发，并有润肺强肾、降低血脂的功效，长期食用还对癌症具有一定的预防效果。核桃仁适宜健忘怠倦、食欲缺乏、腰膝酸软、气管炎、便秘、神经系统发育不良、神经衰弱、心脑血管疾病患者食用。核桃仁搭配鱼头、益智仁炖汤食用，可改善记忆衰退；搭配花生米、芝麻，打成粉加入豆浆食用，可治疗老年人便秘；搭配猪腰、杜仲煮汤食用，可治疗肾虚腰痛；与白果、杏仁煮成羹食用，可治肺虚久咳；与首乌、黑芝麻煎水服用，可治疗须发早白。

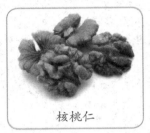

核桃仁

蜂蜜： 蜂蜜性平，味甘。富含多种维生素以及钙、铁、铜、锰、磷、钾等矿物质。内服可治疗脘腹虚痛、肺燥干咳、肠燥便秘、皮肤暗黄等，外用治疮疡不敛、水火烫伤。蜂蜜一般人皆可食用，尤其适合营养不良、气血不足、食欲缺乏、年老体虚者。治疗肠燥便秘，可用蜂蜜搭配芝麻、香蕉放入豆浆机中打成糊食用；蜂蜜搭配雪梨、杏仁煮汤食用，可治疗肺燥咳嗽；蜂蜜与白芷粉、白及粉调成糊状，敷于脸部，可改善皮肤暗黄。蜂蜜与番茄一同榨汁敷脸，可改善皮肤粗糙，使皮肤红润有光泽；与牛奶搅拌同饮，可生津润喉；与杨桃同食，能清热解毒、生津利水；与黄瓜同食，可清热解毒；与柿子同食，可益气养阴、润肺止咳。

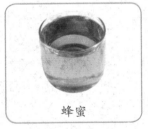

蜂蜜

生地： 生地性凉，味甘、苦，归心、肝、肾经。具有清热凉血、养阴、生津的功效。主要用于热风伤阴、舌绛烦渴、发斑发疹、吐血、衄血、咽喉肿痛等病症。用生地配伍熟地、枸杞煎水当茶饮用，可滋阴止消渴，有效改善糖尿病症状。生地与青蒿、浮小麦煎水同食，可清虚热，改善阴虚盗汗症状；与金银花、薄荷煎汁饮用，对咽喉肿痛有较好的疗效。

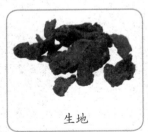

生地

秋季养生药膳 选用原则

　　炎热潮湿的夏季已经过去，迎来的是干燥的秋季。而秋季的饮食又与夏季大有不同，那么，在选择药膳的时候，老年人又要遵循怎样的原则，才能吃出美味，吃出健康好身体呢？本节将给你一个满意的答案。

原则一：少辛多酸，补气健脾

　　第一，饮食应"少辛多酸"，因肺主辛味，肝主酸味，秋季要减平肺气，增酸以助肝气，以防肺气太过而伤肝，使肝气郁结。从营养学角度来讲，秋季可食用芝麻、雪梨、蜂蜜、马蹄、银耳、莲子、萝卜、葡萄、百合、乳制品等食物，还可选用沙参、麦冬、玉竹、川贝、杏仁、白果等益气养阴、润肺化痰的药材。少吃葱、蒜、胡椒、花椒等辛味之品，多吃酸味的水果和蔬菜，如石榴、葡萄、山楂等。第二，秋宜引补，中医有言："秋宜引补，冬再进补"，根据秋季的季节特点和补品的性味，宜选择平和性质的补品以增强体质，也称为"平补"，为冬季进补打下基础。秋季进补宜食补为重，可食用山药、大枣、薏苡仁、芡实、核桃、莲子等，它们皆有补气血、健脾胃的作用。

原则二：调和肝脾，颐养胃气

　　秋季进补宜调和肝脾，立秋后落叶纷飞，花木凋谢，一些人尤其是中老年人心中容易产生凄凉、苦闷之感，从而诱发消极情绪，为了消除这种"悲秋"情绪，可以在饮食上加以调理，可食用一些养心安神、解郁疏肝、补脑活血的食物，如核桃、鱼类、猕猴桃、佛手瓜、金针菇、香菇等食物。由于肝气容易犯脾，肝郁不舒容易导致饮食不佳、吃饭不香甚至毫无食欲，所以适当选用调和肝脾的中药材，如枳实、佛手、山楂、山药、白扁豆等。秋季宜多食温食，少食寒凉之物，以颐养胃气。如过食寒凉之品或生冷、不洁瓜果，会导致湿热内蕴，引起腹泻等疾病，所以有"秋瓜坏肚"的民间谚语，老年人脾胃较虚弱，抵抗力差，尤其要注意。秋季老年人宜多食糙米，现代医学证明，秋季经常食用糙米有预防动脉硬化、糖尿病、大肠癌、便秘等作用，还能改善老年斑，消除疲劳和焦躁不安情绪，提高记忆力，预防老年痴呆。

秋季养生药膳

银杏玉竹猪肝汤

滋阴润燥

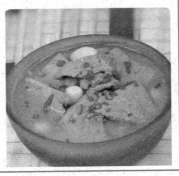

配方 银杏100克，玉竹10克，猪肝200克，味精、盐、香油、高汤各适量

做法 ①将猪肝洗净切片；银杏、玉竹分别洗净备用。②净锅上火倒入高汤，下入猪肝、银杏、玉竹，调入盐、味精烧沸。③淋入香油即可装盘食用。

功效 银杏有敛肺气、定咳喘的功效；玉竹滋阴润肺、养胃生津；猪肝可清肝明目。此汤具有滋阴清热、敛肺止咳、固精止带、缩尿止遗的功效。

苦瓜甘蔗鸡骨汤

滋阴润燥

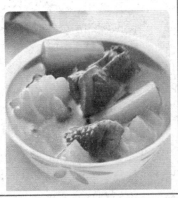

配方 甘蔗200克，苦瓜200克，鸡胸骨1副，盐适量

做法 ①鸡胸骨入沸水中余烫，捞起冲洗净，再置净锅中，加水800毫升。②甘蔗洗净，去皮，切小段；苦瓜洗净切半，去子和白色薄膜，再切块。③将甘蔗放入有鸡胸骨的锅中，以大火煮沸，转小火续煮1小时，将苦瓜放入锅中再煮30分钟，加盐调味即可。

功效 甘蔗、苦瓜搭配同食，可清热泻火、滋阴润燥、利尿通淋。

雪梨银耳瘦肉汤

滋阴润燥

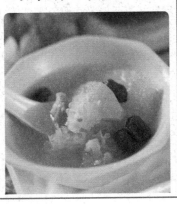

配方 雪梨500克，银耳20克，猪瘦肉500克，大枣11颗，盐5克

做法 ①雪梨去皮洗净，切成块状；猪瘦肉洗净，入开水中余烫后捞出。②银耳浸泡，去除根蒂部，撕成小朵，洗净；大枣洗净。③将1600毫升清水放入瓦煲内，煮沸后加入全部原料，武火煲开后，改用文火煲2小时，加盐调味即可。

功效 银耳、雪梨均具有生津、润燥、清热、化痰等功效，适合秋季肺燥咳嗽、心烦等症状。

天冬米粥

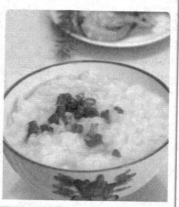

滋阴润燥

配方 天冬25克，大米100克，白糖3克，葱5克

做法 ①大米泡发洗净；天冬洗净；葱洗净，切圈。②锅置火上，倒入清水，放入大米，以大火煮开。③加入天冬煮至粥呈浓稠状，撒上葱花，调入白糖拌匀即可。

功效 天冬可润肺、滋阴、生津止渴、润肠通便；大米补气益中、健脾养胃。此粥具有养阴清热、生津止渴、润肺滋肾的功效，非常适合干燥的秋季食用。

牛奶银耳水果汤

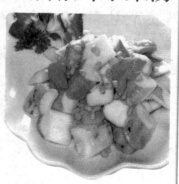

滋阴润燥

配方 银耳100克，猕猴桃1颗，圣女果5粒，牛奶300毫升

做法 ①银耳用清水泡软，去蒂，切成细丁。②加入牛奶中，以中小火边煮边搅拌，煮至熟软，熄火待凉装碗。③圣女果洗净，对切成两半；猕猴桃削皮切丁，一起加入碗中即可。

功效 本品具有滋养心阴、清热生津、通利肠道的功效，可缓解肺燥咳嗽、皮肤干燥、肠燥便秘等病症。

酸甜葡萄菠萝奶

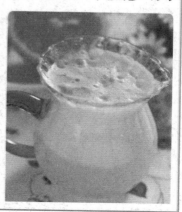

滋阴润燥

配方 新鲜葡萄150克，柳橙半个，菠萝100克，鲜奶50毫升，凉开水20毫升

做法 ①将葡萄洗净，去皮、子；柳橙洗净，切块后压汁；菠萝去皮切块。②将葡萄、菠萝、鲜奶、柳橙汁、凉开水一起放入搅拌机内，高速搅打30秒后倒入杯中即可饮用。

功效 本品具有滋阴润燥、美容养颜、润肠通便的功效，既可缓解秋燥症状，而且对老年人也大有益处。

石榴鲜奶甘蔗汁

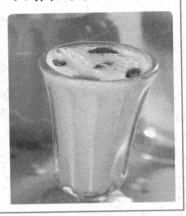

滋阴润燥

配方 石榴1个，甘蔗250克，鲜奶100毫升，葡萄干20克

做法 ①将甘蔗洗净，压汁；石榴去皮，留果肉备用；葡萄干洗净备用。②将石榴果肉压汁，与甘蔗汁、鲜奶、葡萄干一起放入锅内，加入30毫升凉开水煮热后即可饮用。

功效 石榴、甘蔗均有滋阴润燥、润肺止咳的功效，牛奶、葡萄干可润燥益肠胃。此汁具有滋阴利尿、稳定情绪、缓解疲劳的功效。

醪糟葡萄干

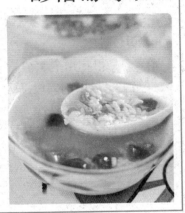

滋阴润燥

配方 醪糟150克，葡萄干20克，红枣10克，糖适量

做法 ①将红枣洗净去核，再切成小粒。②锅中加水，下入红枣粒、葡萄干煮开后，再加入醪糟汁。③待煮至入味后，加入糖继续煮稠即可。

功效 葡萄干具有补血气、暖肾的功效；红枣具有补中益气、养血安神的功效。本品中的铁和钙含量十分丰富，是女性、老年体弱贫血者的滋补佳品，可补血气、暖肾，治疗贫血。

银耳冰糖茶

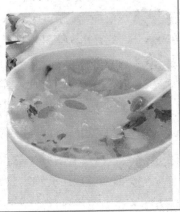

滋阴润燥

配方 银耳30克，清茶6克，冰糖60克，枸杞少许

做法 ①银耳用水泡20分钟。②银耳与清茶、枸杞一同放入锅中用小火煮。③煮开后调入冰糖即可。

功效 银耳可强精补肾、滋肠益胃、补气和血、强心壮志、补脑提神、美容嫩肤、延年益寿，与清茶、枸杞、冰糖合用具有滋阴清热、润燥利咽之功效，是传统的滋阴佳品，建议老年人经常饮用。

霸王花猪肺汤

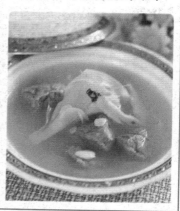

敛肺图表

配方 霸王花（干品）50克，猪肺750克，瘦肉300克，红枣3颗，南北杏10克，姜2片，盐5克

做法 ①霸王花浸泡1小时，洗净；红枣洗净。②猪肺注水，挤压，反复多次，直至血水去尽，猪肺变白，切成块状，飞水；烧锅放姜片，将猪肺干爆5分钟左右。③将2000克清水放入瓦煲内，煮沸后加入所有原材料，武火煲滚后，改用文火煲3小时，加盐调味即可。

功效 霸王花性凉，味甘，具有滋阴清热之功效；猪肺性平，味甘、咸，有敛肺止咳的作用。

北杏党参老鸭汤

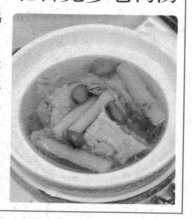

敛肺图表

配方 老鸭300克，北杏20克，党参15克，盐5克，鸡精3克

做法 ①老鸭收拾干净，切件，汆水；北杏洗净，浸泡；党参洗净，切段，浸泡。②锅中放入老鸭肉、北杏、党参，加入适量清水，大火烧沸后转小火慢炖2小时。③调入盐和鸡精，稍炖，关火出锅即可。

功效 本品具有益气补虚、敛肺止咳、预防感冒的功效，适合体质虚弱易感冒者及肺虚咳嗽的患者食用。

桔梗苦瓜

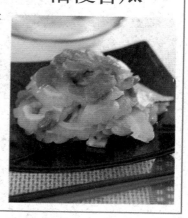

敛肺图表

配方 玉竹10克，桔梗6克，苦瓜200克，花生粉1茶匙，盐少许，酱油适量

做法 ①苦瓜洗净，对切，去子，切薄片，泡入冰水中，冷藏10分钟。②将玉竹、桔梗打成粉末。③将调味料和所有粉末拌匀，淋在苦瓜上即可。

功效 本品具有清肺润燥、止咳化痰、敛肺固表的功效，经常食用本品，还能够预防动脉硬化、糖尿病、青春痘、暗疮等。

杏仁白萝卜炖猪肺

敛肺固表

配方 猪肺250克，南杏仁30克，白萝卜200克，花菇50克，上汤、姜片、盐、味精各适量

做法 ①猪肺反复冲洗干净，切成大件；南杏、花菇浸透洗净；白萝卜洗净，带皮切成中块。②将以上用料连同1碗半上汤、姜片放入炖盅，盖上盅盖，隔水炖煮，先用大火炖30分钟，再用中火炖50分钟，后用小火炖1小时即可。③炖好后加盐、味精调味即可。

功效 本品可敛肺定喘、止咳化痰，哮喘患者可常食。

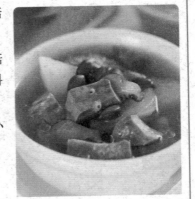

杞叶菊花绿豆汤

敛肺固表

配方 枸杞叶100克，菊花15克，绿豆30克，冰糖适量

做法 ①将绿豆洗净，用清水浸约半小时，枸杞叶、菊花洗净。②把绿豆放入锅内，加清水适量，武火煮沸后，文火煮至绿豆烂。③加入菊花、枸杞叶、冰糖，再煮5~10分钟即可。

功效 本品具有清疏风热、清肺润燥、清肝明目、敛固表的功效，非常适合夏季食用，对肺热咳嗽、风热头痛、目赤肿痛等热性病疗效颇佳。

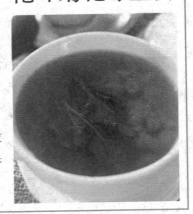

桂枝莲子粥

敛肺固表

配方 大米100克，桂枝20克，莲子30克，生姜10克，白糖5克

做法 ①大米淘洗干净，用清水浸泡；桂枝洗净，切小段；莲子、生姜洗净备用。②锅置火上，注入清水，放入大米、莲子、生姜、桂枝熬煮至米烂。③放入白糖稍煮，调匀便可。

功效 此粥具有温通经络、发汗驱寒、宣肺固表的作用，常食可预防感冒、增强体质。

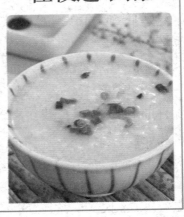

杏仁红枣粥

敛肺固表

配方 杏仁20克，红枣15克，粳米150克，白糖适量

做法 ①将杏仁放入清水中泡发，红枣洗净去核。②再将红枣、杏仁、粳米一起放入锅内煮成粥。③待粥成后，加入白糖煮至入味即可。

功效 杏仁可止咳化痰，粳米补肺气，两者同食，能敛肺固表，对咳嗽有很好的效果。

小提示 选购杏仁时，要选壳不分裂、不发霉、无染色的。购买的杏仁应有统一的颜色。此外，优质新鲜的杏仁气味香甜。

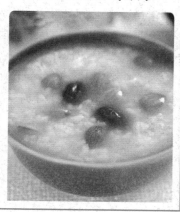

生姜麻黄饮

敛肺固表

配方 麻黄9克，生姜30克

做法 ①麻黄加适量的水煎煮半小时。②去渣取汁。③生姜榨汁，两种汁兑服即可。

功效 本品具有发散风寒、辛温暖胃、宣肺止咳、敛肺固表等功效，可用于风寒感冒所见的头痛无汗、周身酸痛、咳嗽鼻塞等症。

小提示 肺虚作喘、外感风热、肝硬化、疳积、痛、疖等病症，均不可用麻黄。

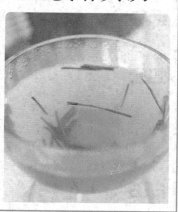

白果菊花茶

敛肺固表

配方 白果10克，决明子10克，菊花5克，冰糖10克

做法 ①白果去壳、皮和决明子盛入锅中，加600毫升水以大火煮开，转小火续煮20分钟。②最后加入菊花、冰糖，待水一滚即可熄火。

功效 此茶能清肝明目、祛风止痛，改善视力减退、肝阳上亢、羞明多泪等，并可调节血压、血脂，长期饮用有敛肺固表、明目、瘦身之效果。

小提示 白果不宜生食和多食。因含有氢氰酸，过量食用可出现呕吐、呼吸困难等中毒症状，严重时可中毒致死。

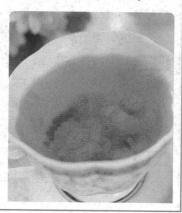

莲子芡实猪尾汤

配方 猪尾100克，芡实、莲子各适量，盐3克

做法 ①猪尾洗净，剁成段；芡实洗净；莲子去皮、心，洗净。②热锅注水烧开，将猪尾的血水滚尽，捞起洗净。③把猪尾、芡实、莲子放入炖盅，注入清水，大火烧开，改小火煲煮2小时，加盐调味即可。

功效 芡实具有固肾涩精、补脾止泄的功效；莲子补脾止泻、健脾补胃、益肾涩精。此汤是一道益肾固精佳品。

小提示 莲子一定要先用热水泡一会儿再烹调，否则不好吃，还会延长烹调的时间。

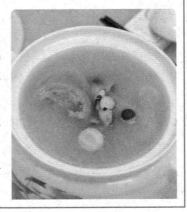

五味子番茄面

配方 人参须10克，麦门冬15克，五味子5克，面条90克，红番茄150克，秋葵100克，低脂火腿肉60克，高汤800毫升，盐、香油、胡椒粉各适量

做法 ①全部药材放入棉布袋与高汤置入锅中煮沸，续煮10分钟关火，滤取汤汁即成药膳高汤。②红番茄去蒂头洗净，切片；秋葵去蒂头洗净，切开；低脂火腿肉切丝备用；番茄、面条放入开水中煮熟，捞出放在面碗中，加入调味料。③药膳高汤放入锅中加热，加入红番茄、秋葵煮熟，倒入面碗中，搭配火腿丝即可食用。

功效 本品具有益气敛汗、益肾固精、滋阴润肺等功效。

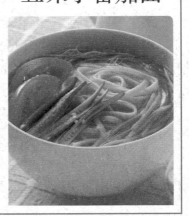

福禄寿甲鱼

配方 甲鱼500克，西蓝花、香菇、黄豆各适量，油、盐、料酒、糖、蒜片、香油各适量

做法 ①西蓝花洗净掰小块，氽水后排盘；黄豆洗净泡发；香菇洗净。②甲鱼洗净，氽水，入油锅滑油，倒入料酒、蒜片和清水，煮开；再放入香菇、黄豆、盐、糖焖至少许汤汁。③装盘后淋上香油即可。

功效 甲鱼可滋阴补肾、防癌抗癌；与西蓝花、香菇同食，既可补肾固精，还能预防前列腺癌。

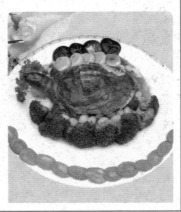

益肾固精

莲子补骨脂猪腰汤

配方 补骨脂50克，猪腰1个，莲子、核桃各40克，姜适量，盐2克

做法 ①补骨脂、莲子、核桃分别洗净浸泡；猪腰剖开除去白色筋膜，加盐揉洗，以水冲净；姜洗净去皮切片。②将所有材料放入砂煲中，注入清水，大火煲沸后转小火煲煮2小时。③加入盐调味即可。

功效 此汤为冬令的养生汤品，有补肾助阳、驻颜美容的功效。

小提示 补骨脂以粒大、饱满、色黑的为佳，并置于通风干燥处保存，防蛀、防霉。

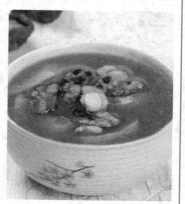

益肾固精

金针海参鸡汤

配方 干金针菇10克，海参200克，鸡腿1个，当归15克，黄芪、枸杞各10克，盐适量

做法 ①当归、黄芪、枸杞洗净，煎取汤汁备用；干金针菇洗净泡软；海参洗净切小块，鸡腿洗净切块，将海参、鸡腿分别用热水汆烫，捞起。②将干金针菇、海参、鸡腿、枸杞一起放入锅中，加入药汁、盐，煮熟即可。

功效 本品具有疏肝和胃、健脾补肾的功效，适合秋季食用，尤其适合体虚年老者食用。

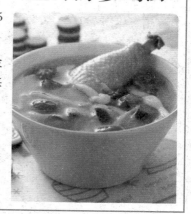

益肾固精

黑米黑豆莲子粥

配方 黑米40克，糙米30克，燕麦、黑豆、莲子、赤小豆各20克，白糖适量

做法 ①糙米、黑米、燕麦、黑豆、莲子、赤小豆均洗净，泡发；莲子洗净，泡发后，挑去莲子心。②锅置火上，加入适量清水，放入糙米、黑米、黑豆、赤小豆、莲子、燕麦开大火煮沸。③最后转小火煮至各材料均熟，粥呈浓稠状时，调入白糖拌匀即可。

功效 本品具有滋阴补肾、固精安神的功效，对老年人耳鸣耳聋、头发早白、遗精盗汗、失眠等均有一定食疗效果。

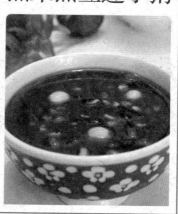

香菇花生鲜蚝汤

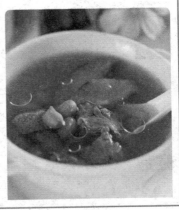

疏肝和胃

配方 木香8克，鲜生蚝250克，香菇25克，花生40克，猪瘦肉200克，花生油10毫升，姜2片，盐5克

做法 ①香菇去蒂，浸泡2小时，洗净；花生洗净，浸泡1小时。②鲜生蚝洗净，飞水，烧锅下花生油、姜片，将鲜蚝爆炒至微黄。③将清水2000毫升放入瓦煲内，煮沸后放入所有材料，武火煮沸后，改用文火煲3小时，加盐调味即可。

功效 本品具有理气燥湿、疏肝解郁、宽中健脾等功效。

青豆烧兔肉

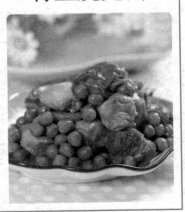

疏肝和胃

配方 兔肉200克，青豆150克，姜末、盐各5克，葱花、鸡精各3克，酱油、油、料酒各适量

做法 ①将兔肉洗净，切成大块；青豆洗净备用。②将切好的兔肉放入沸水中汆去血水，加入适量酱油、料酒腌渍。③锅上火，加油烧热，下入兔肉、青豆炒熟后，加调味料调味即可。

功效 本品具有理气和胃、解郁疏肝的功效，可缓解老年人"悲秋"情绪，并能开胃消食、增进食欲。

胡萝卜蒸牡蛎

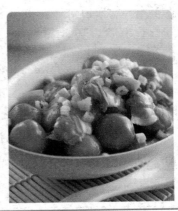

疏肝和胃

配方 胡萝卜30克，牡蛎25克，芹菜末10克，肉苁蓉3克，当归2克，淀粉5克

做法 ①胡萝卜洗净，去皮，入沸水中煮熟；淀粉加20毫升水拌匀。②牡蛎洗净，入蒸笼蒸10分钟，取牡蛎肉、汤汁；肉苁蓉、当归加水煎汁。③将胡萝卜、牡蛎汤汁、1/4碗水放入锅中，焖煮3分钟，加入水淀粉勾芡，再放入牡蛎肉及芹菜末、中药汁拌匀即可。

功效 本品具有疏肝和胃、滋阴补虚的功效，对秋季肝胃不和、忧郁、厌食等症者有一定的食疗效果。

疏肝和胃

金针菇金枪鱼汤

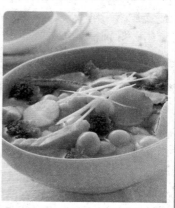

配方 金枪鱼肉150克，金针菇150克，西蓝花75克，白芍10克，姜丝5克，盐2小匙

做法 ①金枪鱼肉、金针菇、西蓝花洗净，金针菇和西蓝花剥成小朵备用；白芍洗净备用。②清水注入锅中，放入全部材料煮沸。③放入姜丝和盐调味即可。

功效 本品具有健脾和胃、疏肝养血、滋阴润燥的功效，对秋季肝胃不和、胸胁胀满、食欲不佳者有一定食疗效果，是老年人的一道养生佳品。

疏肝和胃

山楂消食汤

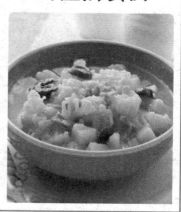

配方 花菜200克，马铃薯150克，瘦肉100克，山楂、神曲、白芍各10克，盐适量，黑胡椒粉少许

做法 ①将药材煎汁备用。②花菜瓣成小朵；马铃薯切小块；瘦肉切小丁。③放入锅中，倒入药汁煮至马铃薯变软，加盐、黑胡椒粉，再次煮沸后即可关火。

功效 本品可健胃消食，减少胃肠负担，适合食欲缺乏、腹胀消化不良的老年患者食用。

小提示 山楂不适合孕妇吃，因为山楂能够引起子宫收缩，有可能诱发流产。

疏肝和胃

白扁豆山药粥

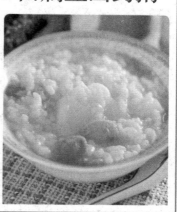

配方 白扁豆30克，山药50克，粳米100克，冰糖适量

做法 ①粳米用清水洗净备用；白扁豆用清水洗净，泡发备用；锅洗净，放入洗净的粳米、白扁豆，加水1000毫升，用大火烧开。②再将山药洗净放入，转小火慢煮成粥。③最后下入冰糖调匀即可。

功效 本品具有和中健脾、疏肝和胃的功效，可辅助治疗脾虚引起的食欲缺乏、腹泻等症状。

小提示 白扁豆中含有皂素和植物血凝素两种有毒物质，必须在高温下才能分解，因此，白扁豆须煮熟透才能吃。

人参鹌鹑蛋

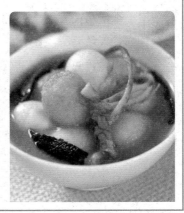

调和阴阳

配方 人参7克，黄精10克，鹌鹑蛋12个，盐、白糖、味精、麻油、料酒、水淀粉、高汤、葱末、姜末、酱油、醋各适量

做法 ①将人参、黄精煎成药汁。②一半鹌鹑蛋煮熟，另一半用麻油炸熟；③葱、姜末炝锅，将调料兑成汁与药汁、鹌鹑蛋同入锅翻炒，淋入麻油即可。

功效 本品能调和阴阳，可增强红细胞运氧功能，补益肝肾，适合肾虚以及耳鸣、耳聋患者食用。

灵芝肉片汤

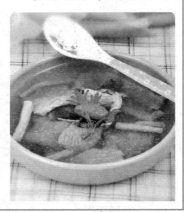

调和阴阳

配方 猪瘦肉150克，党参10克，灵芝12克，盐6克，麻油3克，葱花、油、姜片各适量

做法 ①将猪瘦肉洗净，切片；党参、灵芝用温水略泡备用。②净锅上火倒油，将葱、姜片爆香，下入肉片煸炒，倒入水烧开。③下入党参、灵芝，调入盐，煲熟，淋入麻油即可。

功效 本菜具有平衡阴阳、滋阴补血等功效。

人参蜂蜜粥

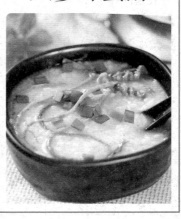

调和阴阳

配方 人参3克，蜂蜜50毫升，生姜片5克，韭菜末5克，粳米100克

做法 ①将人参置清水中浸泡一夜。②将泡好的人参及泡参水与洗净的粳米一起放入砂锅中，文火煨粥。③待粥将熟时放入蜂蜜、生姜片、韭菜末调匀，再煮片刻即成。

功效 本品具有调中补气、润肠通便、丰肌泽肤的功效，适用于因气虚而致的面色苍白无华者及有气血两虚表现的大便秘结的中老年人。

核桃枸杞蒸糕

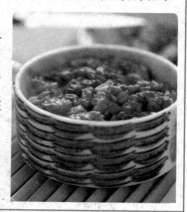

配方 核桃50克，枸杞15克，糯米粉3杯，糖适量

做法 ①核桃切成小片，备用；枸杞洗净、泡发，备用。②糯米粉加糖水拌匀，水与糯米粉的比例要合适，这样才能揉成糯米饼，备用。③锅中加水煮开，将加了糖的糯米饼移入锅中，蒸约10分钟，将核桃、枸杞撒在糕面上，继续蒸10分钟至熟即可。

功效 本品具有养肝健脾、补肾乌发、补脑益智、润肠通便等功效，老年人可常食。

生地绿豆猪大肠汤

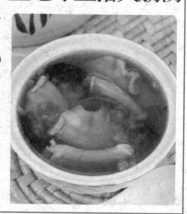

配方 猪大肠100克，绿豆50克，生地、陈皮、生姜各3克，盐适量

做法 ①猪大肠切段后洗净；绿豆洗净，入水浸泡10分钟；生地、陈皮、生姜均洗净。②锅入水烧开，入猪大肠煮透，捞出。③将猪大肠、生地、绿豆、陈皮、生姜放入炖盅，注入清水，以大火烧开，改用小火煲2小时，加盐调味即可。

功效 生地黄具有清热凉血、养阴生津的功效，绿豆、猪大肠可清热解毒，对阴虚火旺者有较好的食疗作用。

香蕉蜂蜜牛奶

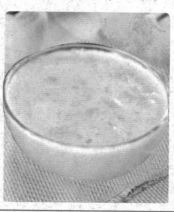

配方 牛奶200克，香蕉半根，橙子半个，蜂蜜10克

做法 ①香蕉、橙子去皮，与蜂蜜一起放入果汁机内搅拌。②待搅至黏稠状时，冲入热牛奶，再搅拌10秒钟。③待温度适宜后即可食用。

功效 香蕉能滋阴清热、排毒通便、醒肤抗皱，防癌抗癌；牛奶、蜂蜜均可滋阴润肤、益气补虚，阴虚体质者可经常食用本品。

小提示 因香蕉含有多量的钾，故胃酸过多、胃痛、消化不良、肾功能不全者应慎食。

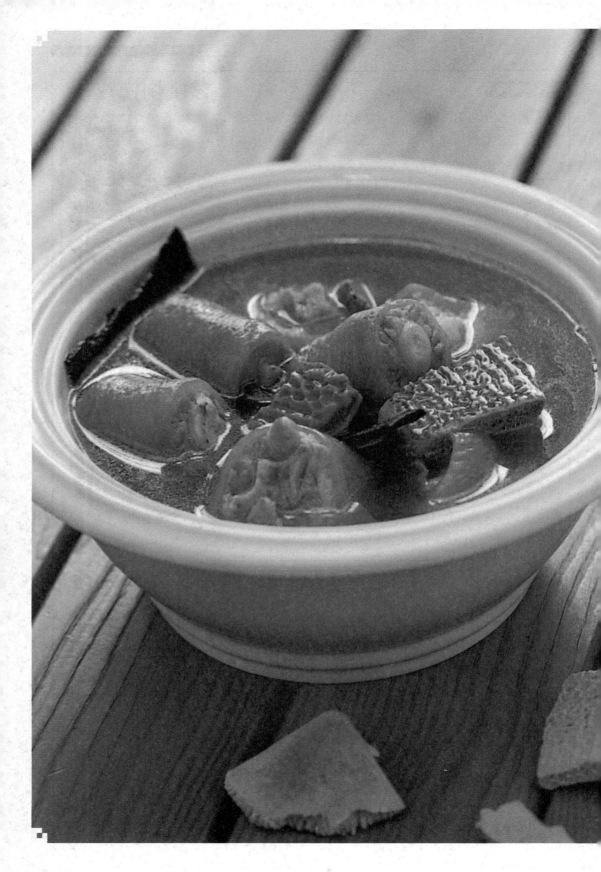

|第四章|

冬季药膳养生

　　《素问·四气调神大论篇》里有这样一段话：冬三月，此谓闭藏，水冰地坼，无扰乎阳。早卧晚起，必待日光，使志若伏若匿，若有私意，若已有得，去寒就温，无泄皮肤，使气亟夺，此冬气之应，养藏之道也。逆之则伤肾，春为痿厥，奉生者少。大意为：冬天的三个月，谓之闭藏，是生机潜伏，万物蛰藏的时候，这时候，水寒成冰，大地龟裂，人们应该早睡晚起，待日光照耀的时候起床才好，不要轻易地扰动阳气，妄事操劳，要使神志深藏于内，安静自若，就好像有个人的隐秘，严守而不外泄，又像得到了渴望得到的东西，把它密藏起来一样；要躲避寒冷，求取温暖，不要使皮肤开泄而令阳气不断地损失，这是适应冬季的气候而保养人体闭藏功能的方法。违逆了冬天的闭藏之道，就会损伤肾脏，提供给春生之气的条件就会不足，春天就会发生痿厥的疾病。那么冬季该如何养生？

《黄帝内经》讲解冬季饮食要点

※冬季天气寒冷，寒邪易伤肾阳，中医养生学认为，冬季适宜温补。在冬天，根据体质和疾病的需要，有选择性地食用温性药材和食物，可以提高人体的免疫功能，如此不仅能够改善畏寒的现象，还能有效地调节体内的物质代谢，最大限度地把能量贮存于体内。

要点1：冬季饮食宜"温"补

冬天的3个月，是生机潜伏，万物蛰藏的时令。这段时间，水寒成冰，大地龟裂，人应该早睡晚起，待到日光照耀时起床才好，不要轻易扰动阳气，妄事操劳，要使神志深藏于内，安静自若。要避寒冷，求取温暖，不要使皮肤开泄而令阳气不断地损失，这是适应冬季的气候而保养人体避藏功能的方法。

按照祖国传统医学的理论，冬季是匿藏精气的时节。《黄帝内经》中说："冬三月，此谓闭藏"，"早卧晚起，必待日光"。也就是说，从自然界万物生长规律来看，冬季是一年中闭藏的季节，人体新陈代谢相对缓慢，阴精阳气均处于藏伏之中，机体表现为"内动外静"的状态，此时应注意保存阳气，养精蓄锐。尤其是老年人一般气血虚衰，冬季的起居更应早睡晚起，避寒就暖。

在冬季，老年人可根据自己的体质、爱好，安排一些安静闲逸的活动，如养鸟、养鱼、养花或练习书法、绘画、棋艺等。如果进行室外锻炼，运动量应由小到大，逐渐增加，以感到身体热量外泄、微汗为宜。恰当的运动会让人感到全身轻松舒畅，精力旺盛，体力和脑力功能增强，食欲、睡眠良好。饮食应该以补阳为主，多吃些能增强机体御寒能力的食物，如羊肉、狗肉、牛肉、乌龟、鹿肉、荔枝、海带、牡蛎等，还应多吃些富含糖、蛋白质、脂肪、维生素和无机盐的食物，如海产品、鱼肉类、家禽类食物。散寒助阳的温性食物往往含热量偏高，食用后体内容易积热，常吃会导致肺火旺盛、口干舌燥等。

根据冬季的气候特点，老年人养生应从养肾藏精、补虚壮阳、宣肺散寒、濡养脾胃、祛瘀护心、温经通脉六个方面着手，逐步调整食物结构，以温补助阳为主，提高耐寒能力，建议进食高蛋白、高热量、高维生素C的食物，但有心脑血管疾病的老年人进补要适当，以清淡、高蛋白、高维生素、低脂肪为主。适当饮水，多摄入五谷杂粮、水果和蔬菜。

要点2：养肾藏精，提高机体免疫力

冬季是自然界万物休养生息的季节，同时也是寒邪肆虐的时节。中医学认为，"肾元蜇藏"，即肾为封藏之本。而肾主藏精，肾精秘藏，则使人精神健康，如若肾精外泄，则人容易被邪气侵入而致病。古语云："冬不藏精，春必病温"，冬季没有做好"藏养生"，到春天会因肾虚而影响机体的免疫力，使人容易生病。

中医学认为，肾为先天之本，是人体生长、发育、生殖的根源，脏腑功能活动的原动力，在正常情况下，人的生、长、壮、老、病、死是肾中精气逐步充盛再由盛至衰的过程。《黄帝内经》中指出"肾气盛则寿长，肾气虚则早衰"。可见，人体衰老过程的快慢与肾的精气盛衰有着密切的关系。老年时期，机体的各部分功能都普遍衰退，性功能不断衰退直到消失，这时会产生一系列生理变化，如头发发白、出现老年斑、皮肤皱纹增多、骨质疏松、易发生骨折、前列腺增生肥大，种种迹象都显示着肾精开始衰竭，因此老年人更应注重养精蓄锐。冬三月，此谓闭藏，冬属水，通于肾，这一时期，人体阳气偏虚，阴精内藏，因此冬季是养肾藏精的最佳时节，冬令进补以立冬至立春前这段时间最为适宜。俗语有话"冬令进补，开春打虎""三九补一冬，来年无病痛"，立冬以后直至立春以前开始""进补"，是中医提倡的养生之道。

老年人在冬季还可以利用经络补肾，练习补肾固虚功，方法是：自然站立，双脚分开与肩同宽，双臂自然下垂，掌心朝内侧，中指指尖紧贴风市穴，拔顶，舌抵上腭，提肛，清除心中杂念。全身自然放松，两手心向下放至与肩平，掌心转向前，两手向前合至身前水平向下45°，两掌相合摩擦36次。然后两手转向背后，两内劳宫穴贴肾俞穴上，两手同时上下摩擦36次（一上一下为1次）。掌心翻转向外，半握拳，指尖接触掌心，外劳宫贴肾俞穴，站20分钟。长期坚持，该功可以强肾补虚。

如何补肾精呢，一是要"藏"，不要让它"漏"，另外一个就是要从饮食方面尽可能高效率地把吃的东西转化成"精"，去填充人的脑髓和骨髓。食物排在第一位的是"五谷之精"，饮食要讲究营养全面，有不少人为了追求身材美，不吃主食，整天就吃黄瓜、茄子、番茄，不吃荤，先是"伤精"，再者"伤神"，到最后还患上了忧郁症。冬季药膳养肾藏精，常用的药材、食材有熟地、黄精、板栗、核桃、龟板、鹌鹑、鸽子肉、黑豆等。

熟地： 熟地具有滋补阴血、益精填髓的功效，主治肝肾亏虚引起的腰膝酸软、盗汗遗精、内热消渴、血虚萎黄、心悸怔忡、月经不调等症。熟地搭配枸杞、山茱萸、五味子煎水服用，可治疗肾虚腰膝酸软、遗精盗汗、老眼昏花等症。熟地与生地、枸杞煎水服用，可有效治疗高血压；与羌活、当归、赤芍、旱莲草炼蜜制成药丸服用，可治疗白癜风。

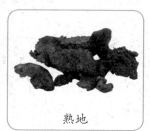

熟地

龟板： 龟板具有滋补肾阴、平肝潜阳、退虚热等功效，主治肾阴不足、骨蒸劳热、久咳、咽干口燥、遗精、崩漏带下、腰膝痿弱无力、久痢久疟等症。龟板与熟地、何首乌煎水服用，可治疗肾虚耳鸣耳聋；与五味子、青蒿煎水服用，可治疗阴虚自汗、盗汗；生龟板与代赭石、生牡蛎打成粉服用，可治疗肝阳上亢所致的头痛、眩晕。

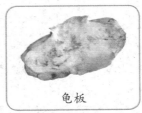

龟板

黄精： 黄精被誉为"长寿百岁草"，具有滋阴益肾、补气健脾、润肺的功效。可用于脾胃虚弱、体倦乏力、口干食少、肺虚燥咳、精血不足、内热消渴等症。对于糖尿病也很有疗效。黄精与首乌、女贞子煎汁饮用，可滋阴补肝肾，对阴虚潮热盗汗、腰膝酸软等症有一定的食疗效果，并且还能治疗糖尿病。

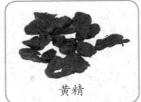

黄精

鹌鹑： 鹌鹑性平，味甘，归大肠、脾、肺、肾经。鹌鹑具有补五脏、益精血、温肾助阳之功效，男子经常食用鹌鹑，可增强性功能，并增气力，壮筋骨。鹌鹑肉中含有维生素P等成分，常食能防治高血压及动脉硬化。鹌鹑搭配熟地、山楂炖汤食用，适合病后体虚者食用；与枸杞、胡萝卜炖汤食用，对高血压、高血脂患者有食疗作用；与莲子、龙眼肉炖汤食用，可治疗神经衰弱；与天麻炖汤食用，可改善贫血。

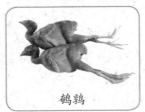

鹌鹑

板栗： 板栗具有补肾强腰、养胃健脾之功效，是抗衰老、延年益寿的滋补佳品。可防治骨质疏松、高血压、冠心病、动脉硬化等疾病，是抗衰老、延年益寿的滋补佳品。常吃板栗，还可有效治疗日久难愈的小儿口舌生疮和成人口腔溃疡。板栗与排骨、核桃炖汤食用，可补肾壮骨、益精添髓，对老年性骨质疏松、记忆衰退等症有一定食疗作用。

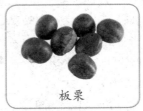

板栗

核桃： 性温，味甘，归肾、肺、大肠经。具有补肾温肺、益智补脑、润肠通便的功效。本品药食两用，温补肾阳，其力较弱，多入复方，可用来治疗肾阳虚衰、腰痛脚弱、小便频数。核桃与黑豆、芝麻打成豆浆食用，具有补肾益精、补脑润肠的功效，对老年痴呆、习惯性便秘、肾虚耳目不充有较好的食疗保健作用。

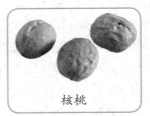

核桃

鸽肉： 鸽肉性平，味咸，归肝、肾经。鸽肉具有补肾、益气、养血、美容的食疗作用，对贫血、体虚、心脑血管疾病等患者有一定的辅助疗效。鸽肉与大枣、当归食用，可补益气血、防衰抗老。

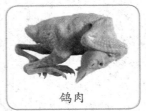

鸽肉

♣ 要点3：补虚壮阳，推动人体各个脏腑的生理活动

冬属水，其气寒，通于肾，寒邪当令，易伤阳气。《素问·调经论篇》曰："阳虚则外寒。"人体阳气不足，卫表不固，会出现畏寒怕冷、四肢不温等症状。而寒邪最易中伤肾阳，使肾脏阳气虚弱，以致令人出现腰膝酸痛、畏寒肢冷、精神疲乏、失眠多梦、男性阳痿遗精、妇女下腹冷痛等。

中医学认为，肾为先天之本，肾阳能推动人体各个脏腑的生理活动，是一身阳气的根本，也称为"元阳"。肾阳不足就会影响各个脏腑的生理活动而发生病变，所以要通过后天的精心调养来呵护肾脏。所谓的肾阳虚就是人体的卫气虚弱了，保卫身体的功能也就降低了，也就是西医常说的免疫力降低了，从而出现各种不适症状。

肾阳虚是每个年龄段的人都容易出现的情况，老年人天癸竭，肾阳虚症状更加明显，虽不是什么大病，但如果不注意的话，很容易导致胃、肾脏的重大疾病，如肾炎、肾下垂、胃下垂、阳痿遗精、子宫脱垂等，所以一定不要掉以轻心，可通过按摩或艾灸穴位的方法改善肾阳虚的各种症状。足三里是强身健体的要穴，也是人体的长寿穴，每天按揉或艾灸两侧的足三里穴，可养胃、补肾。关元穴是任脉上的穴位，主要作用是壮阳，可激发人体的阳气，经常小腹冰凉、腰膝酸软、畏寒肢冷、阳痿遗精的患者，可采用艾灸关元穴的方法来治疗。

中医有句话叫"欲不可早"，就是说欲望是不可以提前的。欲多就会损精，人如果精血受到损害，就会出现两眼昏花、眼睛无神、肌肉消瘦、牙齿脱落等症状。男耗精，女耗血。"冬不潜藏，来年必虚"，所以冬季更应该节制房事，以保养肾阳之气，避免耗伤精血。人的精气是有定量的，尤其是老年人，身体各方面的功能已逐渐衰退，所以在性生活方面要保持节制。

冬季药膳养生宜补虚壮阳，饮食以温补为主，养阳为本，常用以下原料：冬虫夏草、杜仲、肉苁蓉、海马、海参、羊肉、狗肉、韭菜等。

冬虫夏草：冬虫夏草性平，味甘，归肾、肺经。为平补肺肾之佳品，可补肾益精，有兴阳起痿之功，可用治肾阳不足、精血亏虚之阳痿遗精、腰膝酸痛等症。此外，还可用于劳嗽痰血、肺虚喘嗽、病后体虚不复、自汗畏寒等虚弱症状。尤其适宜慢性支气管炎、肾气不足、腰膝酸痛者服用。但有表邪者不宜食用。冬虫夏草搭配海马、羊肉，可补肾壮阳，对肾虚阳痿、神疲乏力者

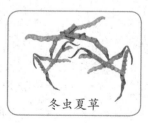

冬虫夏草

有很好的食疗作用；冬虫夏草搭配猪肉炖汤食用，可补肾益肺、止咳定喘；冬虫夏草搭配鸭肉炖汤食用，可用于虚劳咳嗽、自汗盗汗等症；冬虫夏草搭配鸭肝炖汤食用，可用于更年期综合征。

杜仲：杜仲性温，味甘，归肝、肾经。具有补肝肾、强筋骨、安胎的作用，主治肾虚腰痛、筋骨无力、妊娠漏血、胎动不安、高血压等。杜仲还含有多种药用成分，具有

降血压、增强肝脏功能及肾功能、增强肠蠕动、防止老年记忆力衰退、增强血液循环、增强机体免疫力等药理作用。杜仲搭配鹌鹑、巴戟天炖汤食用，可补肾壮阳，治疗肾虚阳痿；与独活、鳝鱼炖汤食用，可治疗风湿性关节炎、肩周炎。

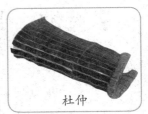

杜仲

肉苁蓉： 肉苁蓉性温，味甘、咸。具有补肾阳、益精血、润肠通便的功效，常用于治疗男子阳痿、女子不孕、带下、血崩、腰膝酸软、筋骨无力、肠燥便秘等病症，是男性和女性滋补的佳品。肉苁蓉与羊肉搭配炖汤食用，能补肾壮阳、益精；与猪腰搭配炖汤食用，能补肾益精、延年益寿。

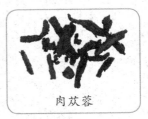

肉苁蓉

海马： 海马性温，味甘，归肾经，是补肾壮阳、调气活血的佳品。可温水送服、浸酒或者入菜肴。常用于治疗肾虚阳痿、精少、宫寒不孕、腰膝酸软、尿频、肾气虚、喘息短气、跌打损伤、血瘀作痛等病症。

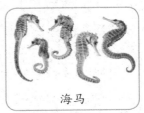

海马

海参： 海参性温，味咸。具有补肾益精、滋阴养血、壮阳补虚、调经养胎、抗衰老等功效，对于虚劳瘦弱、气血不足、阳痿遗精、小便频多等症都有较好的疗效。适宜气血不足、肾阳不足、阳痿遗精、肝炎、高脂血症、冠心病、动脉硬化等病症者食用。海参与羊肉、菟丝子搭配焖烧食用，可补肾壮阳，辅助治疗阳痿遗精；与当归、瘦肉炖汤食用，是病后体虚者的滋补佳肴。

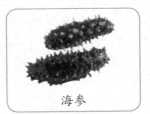

海参

羊肉： 羊肉性热，味甘，归脾、胃、肾、心经。中医学认为，羊肉有补肾壮阳的作用，寒冬常吃羊肉可益气补虚、温经散寒、促进血液循环、使皮肤红润、增强御寒能力。羊肉还可增加消化酶，保护胃壁，帮助消化。冬季将羊肉与肉桂、川芎搭配焖炒食用，可有效防治冻疮。羊肉搭配韭菜炒食，既可散寒，又可补肾壮阳。

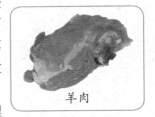

羊肉

韭菜： 中医学认为，韭菜有温肾助阳、益脾健胃、行气理血、润肠通便的作用。因韭菜剪而复生，久而不乏，长生不衰，故有"长生草"之称，因能振奋阳性，又有"起阳草"之称。老年人多吃韭菜，可养肝，增强脾胃之气，还能帮助排便。韭菜与雀肉、芹菜炒食，有补肾助阳的功效。

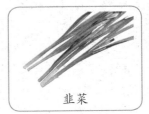

韭菜

✿要点4：宣肺散寒，使心肺气血调和 ·················●

冬季的主气是寒，寒邪可入侵人体而致病。《素问·咳论篇》曰："皮毛者肺之合也，皮毛先受邪气，邪气以从其合也。其寒饮食入胃，从肺脉上至于肺，则肺寒，肺寒则外内合邪，因而客之则为肺咳。"这就是中医所说的寒邪客肺，可使人出现咳嗽气喘、痰稀色白、形寒肢冷、舌淡苔白、脉迟缓等症。

合谷穴是人体的保健穴，每天早、晚饭前按揉两侧穴位各3分钟，可以很好地提高固表功能，免受寒邪入侵，并且还能预防感冒、咳嗽等肺系疾病。肺虚易感冒者冬天适宜艾灸合谷，春季和夏季的时候适合按揉合谷。按揉时应该朝着小指方向按，以有酸胀的感觉为度，艾灸时应该拿着艾条在距离穴位约两指的上空进行艾灸。鱼际是手太阳肺经的穴位，每天坚持掐揉或艾灸双手鱼际各3分钟，可保肺的平安无恙，最好配合合谷、足三里使用。

中医提出"笑能清肺"，笑能使胸廓扩张，肺活量增大，胸肌伸展，能宣发肺气、调节人体气机的升降、消除疲劳、驱除抑郁、解除胸闷、恢复体力，使肺气下降、与肾气相通，并增加食欲。清晨锻炼，若能开怀大笑，可使肺吸入足量的大自然中的"清气"，呼出废气，加快血液循环，从而达到心肺气血调和，保持人的情绪稳定。呼吸方面，应注意保持周围空气的清新，因为肺的主要生理功能是进行体内外气体交换，吸清呼浊，即吸入氧气，呼出二氧化碳，保证机体对氧的需求，所以日常生活中养护肺最重要的是周围空气的清新。不管是家里还是单位，多开窗通风。饮食方面，可以多吃蒜。中医学认为，大蒜味辛，性温，可健胃、杀菌、散寒，适合于肺病患者食用。饮食养肺还应多吃杏仁、甘草、香菜、玉米、黄豆、黑豆、冬瓜、番茄、藕、甘薯、猪皮、贝、梨等，但要按照个人体质、肠胃功能酌量选用。

大蒜：大蒜性温，味辛，归脾、胃、肺经。蒜含有大量对人体有益的活性成分，可防病健身。蒜能杀菌，促进食欲，调节血脂、血压、血糖，可预防心脏病，抗肿瘤，保护肝脏，增强生殖功能，保护胃黏膜，抗衰老，还可防止铅中毒。蒜与洋葱同食，可宣肺散寒、杀菌，增强人体免疫力；与猪肉炒食，可提供丰富的营养。

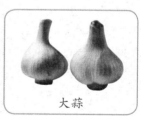

大蒜

杏仁：杏仁具有祛痰止咳、平喘、润肠通便等功效。主治外感咳嗽、喘满、喉痹、肠燥便秘。此外，杏仁含有丰富的脂肪油，有降低胆固醇的作用，所富含的维生素E、单不饱和脂肪酸和膳食纤维能有效降低心脏病的发病危险。杏仁与猪肺、玉竹煮汤食用，可滋阴润肺、止咳，能治疗阴虚咳嗽；与核桃仁打成粉，煮成糊，加蜂蜜食用，可治疗习惯性便秘。

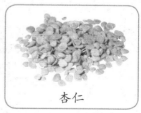

杏仁

甘草：甘草性平，味甘，归十二经。甘草具有补脾益气、清热解毒、祛痰止咳、缓急止痛、调和诸药的功效。主治脾胃虚弱，倦怠乏力，心悸气短，咳嗽痰多，脘腹、四肢挛急疼痛、痈肿疮毒，还可缓解药物之毒性、烈性。此外，还具有抗炎、抗消化性溃疡、抑制艾滋病病毒等作用。适宜支气管哮喘、血栓性静脉炎、脾胃虚弱、胃及十二指肠溃疡、神经衰弱等病症患者服用。治疗慢性咽炎，可用生甘草搭配玉竹泡水当茶饮，连续服用数月；炙甘草与桔梗、半夏煎水服用，可治疗肺寒咳嗽；甘草与山楂煎汤饮用，可消食健胃、活血化瘀。

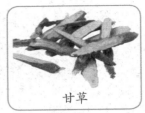

甘草

葱白：葱白有发汗解表、通阳解毒的功效。主治伤寒、寒热头痛、阴寒腹痛、虫积内阻、二便不通、痢疾、痈肿等症。每天做菜时放入适量的葱白，可以有效地预防感冒。葱白与淡豆豉、生姜、红糖煎水饮用，可治疗风寒感冒，有发汗散寒的作用。

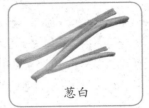

葱白

生姜：生姜性微温，味辛，归脾、胃、肺经。有解表、散寒、止呕、开痰的功效。常用于脾胃虚寒、食欲减退、恶心呕吐、痰饮呕吐、胃气不和的呕吐、风寒或寒痰咳嗽、感冒风寒、恶风发热、鼻塞头痛等病症。生姜与红糖煎水饮用，可驱除风寒，防治感冒；煮羊肉汤时，加入几片生姜，可温中补血、调经散寒。

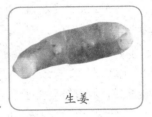

生姜

香菜：香菜性温，味辛，归肺、脾经。有发汗透疹、消食下气、醒脾和中的作用。香菜提取液具有显著的发汗散寒透疹的功能，其特殊香味能刺激汗腺分泌，促使机体发汗、透疹。香菜辛香升散，能促进胃肠蠕动，具有开胃醒脾的功效。适宜风寒外感、脱肛及食欲缺乏、小儿出麻疹者食用。香菜与葱白、生姜煎水服用，可治疗风寒感冒，症见头痛无汗、全身酸痛等；单用香菜捣汁，外擦患处，可治疗皮肤化脓性感染。

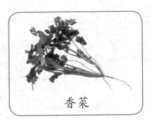

香菜

辣椒：辣椒性热，味辛，归脾、胃、心经。辣椒含有丰富的辣椒素，对消化道有较强的刺激作用，有助于刺激胃液分泌，加速新陈代谢的功效，并能发汗散寒，减轻一般感冒症状。此外，辣椒还有促进消化、改善食欲、增强体力及杀菌防癌的功效。辣椒与茼蒿同食，可散寒发汗，防治感冒；与荠菜同食，可降血压、止头痛；与绿豆芽同食，可利尿消肿；与虾皮同食，可益智健脑；与豆腐干同食，可美容益智；与白菜同食，可助消化；与墨鱼同食，可降低胆固醇。

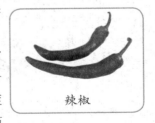

辣椒

要点5：濡养脾胃，以滋生气血津液

脾胃对食物进行接纳消化，并将对机体有用的水谷精微转化为气血津液，输送到全身的各脏器组织，保证各脏腑组织器官有足够的能量维持正常的功能活动。《素问·六节脏象论篇》说："脾、胃、大肠、小肠、三焦、膀胱者，仓廪之本，营之居也，名曰器，能化糟粕，转味而入出者也。"由此可见，脾胃乃先天之本，冬天是进补的好季节，但是，进补前就必须先濡养脾胃。

中医学认为："脾胃内伤，百病由生。"脾胃为后天之本，气血生化之源，关系到人体的健康，以及生命的存亡。内伤脾胃，就容易感受外邪，招致百病。所以，中医十分强调脾胃对人体的重要作用，认为养生要以固护脾胃为主。怎么养护脾胃呢？养脾要和养胃结合起来，因为脾胃起升清降浊的作用，所以饮食千万不要过饱，过饱之后就增加了脾胃的负担，会引起很多的问题。做一些按摩，适当运动可以帮助"脾气"活动，增强其运化功能。老年人宜用摩腹功，即仰卧于床，以脐为中心，顺时针用手掌旋转按摩，这有助于脾胃的调养。要注意饮食，可以多吃利脾胃、助消化的食物，而不要吃那些不利于消化的东西。通过养脾可开胃增食，振作精神。脾胃功能不好的人，则易在秋冬季生病。

冬令时节，不妨煲一些营养保健粥，既可以解馋，又能补养脾胃，增强体质，还具有一定的防病治病功效。

牛乳粥：先将粳米100克煮粥，待粥将熟时，加入新鲜牛奶230克再煮片刻，早餐食用。这种粥有补虚损、润五脏之功效。

鸡汁粥：取1.5～2千克母鸡1只，洗净后，除去鸡油浓煎鸡汁，以原汁鸡汤分次同粳米100克煮粥。先用旺火煮沸，再用微火煮到粥稠。该粥有滋养五脏、补益气血之功效，适用于年老体弱、气血亏损引起的衰弱病症。

鲫鱼粥：将鲫鱼1～2尾装入纱布袋先熬汤，熬好后把鲫鱼取出，剩下的汤汁再和糯米100～150克同煮成粥。该粥有通阳利水、和胃理肠之功效，尤其适宜病后体弱、食欲不佳者食用。

甜浆粥：取新鲜豆浆适量同粳米100～150克煮粥，粥熟后加冰糖少许，再煮沸即可。早晚温热服食。这种粥有健脾养胃、润肺补虚之功效，适用于体虚消瘦、血管硬化、久咳、便燥等症。

板栗粥：取板栗15个，去壳、掰成小块与糯米煮粥而食。栗子性温，味甘，具有补肾平肝、强身壮骨、健脾养胃、活血化瘀之功效。老年人胃肠蠕动功能差，脾气较虚，冬季脾阳较虚，应多食温胃散寒、补脾益气、润肠通便的食物。此粥就是专门为老年人而设计的冬季健脾胃佳品。

冬季药膳濡养脾胃，常用的药材、食材有大米、鸡内金、神曲、白萝卜等。

大米：大米味甘，性平。有补中益气、健脾养胃、通血脉、聪耳明目、止烦、止渴、止泻的功效，大米中富含的维生素E有消融胆固醇的神奇功效，还含有优质蛋白，可使血管保持柔软，能降血压。大米与山药、红枣煮粥食用，可健脾益胃，改善脾胃气虚症状；与莲子、芡实煮粥食用，可治疗脾虚腹泻；与胡萝卜、猪肚做成饭团食用，可治疗营养不良；与山楂、苹果煮粥食用，可开胃消食。大米淘洗好，先往锅中滴入几滴植物油再煮，这样米饭不会粘锅。

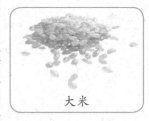

大米

鸡内金：鸡内金性平，味甘，归脾、胃、小肠、膀胱经。具有消积滞、健脾胃的功效，主治食积胀满、呕吐反胃、泻痢、疳积、消渴、遗溺、喉痹乳蛾、牙疳口疮等症。临床上用于治疗消化不良，尤其适宜于因消化酶不足而引起的胃纳不佳、积滞胀闷、反胃、呕吐、大便稀烂等，还可治老年人肾虚小便频数、夜尿、体虚遗精。鸡内金粉与山楂、神曲煎水服用，可治疗食积腹胀。鸡内金与白糖同食，可健胃消食；与鳝鱼同食，可用于小儿营养不良。

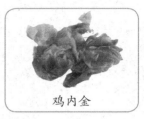

鸡内金

白萝卜：白萝卜性凉，味辛、甘，归肺、胃经。能促进新陈代谢、增强食欲、化痰清热、帮助消化、化积滞，对食积腹胀、咳痰失音、吐血、消渴、痢疾、头痛、排尿不利等症有食疗作用。常吃白萝卜可降低血脂、软化血管、稳定血压，还可预防冠心病、动脉硬化、胆石症等疾病。白萝卜搭配陈皮、芹菜清炒食用，可治疗食积腹胀；配香蕉、火龙果榨汁饮用，可治疗便秘；白萝卜与羊肉炖汤食用，可降低血脂；与牛肉炒食，可补五脏、益气血；与金针菇同食，可治消化不良；与猪肉同食，可消食、除胀、通便。

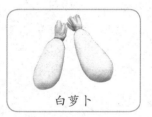

白萝卜

神曲：神曲具有健脾和胃、消食调中的功效，主治饮食停滞、胸痞腹胀、呕吐泻痢、产后瘀血腹痛、小儿疳积。用于健胃，治消化不良，可配山楂、陈皮煎水服用；治疗浅表性胃炎，可配香橼、吴茱萸煎水服用。

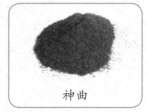

神曲

山药：山药性平，味甘，归肺、脾、肾经。具有健脾补肺、益胃补肾、固肾益精、聪耳明目、助五脏、强筋骨、长志安神、延年益寿的功效，对脾胃虚弱、倦怠无力、食欲缺乏、久泻久痢、肺气虚燥、痰喘咳嗽、下肢痿弱、消渴尿频、遗精早泄、皮肤赤肿、肥胖等病症有食疗作用。山药与红枣搭配食用，可补血养颜、健脾养胃。

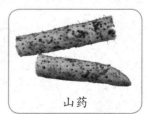

山药

要点6：祛瘀护心，推动血液循环

冬季气候寒冷、气压低，人体血管会受寒收缩，导致血压升高，加大心脏负荷，常有胸痹之症，因寒邪入侵而致，主要表现为胸部闷痛甚至喘息气促，其主要特征是瘀血。与西医学的冠状动脉粥样硬化性心脏病、心绞痛、心包炎等疾病引起的心前区疼痛，以及肺部疾病、胸膜炎、肋间神经痛等以胸痛为主症的疾病相类似。

中医学认为，心主血脉，包括主血和主脉两个方面，全身的血都在脉中运行，依赖于心脏的推动作用而输送到全身。脉，即血脉，是气血流行的通道，又称为"血之府"。心脏是血液循环的动力器官，它推动血液在脉管内按一定方向流动，从而运行周身，维持各脏腑组织器官的正常生理活动。中医学把心脏的正常搏动、推动血液循环的这一动力和物质，称之为心气。

另外，心与血脉相连，心脏所主之血，称之为心血，心血除参与血液循环、营养各脏腑组织器官之外，又为神志活动提供物质能量，同时贯注到心脏本身的脉管，维持心脏的功能活动。因此，心气旺盛、心血充盈、脉道通利，心主血脉的功能才能正常，血液才能在脉管内正常运行。

此外，心还主神志。如果心能保持清心寡欲，九窍等也就能有条不紊地发挥其作用；如果心里充满各种嗜欲杂念，眼睛就看不见颜色，耳朵就听不见声音。所以说心要是违背了清心寡欲的基本规律，各个器官也就会失去各自应有的作用。

正是因为心脏对人体健康起着决定性的作用，我们平常要加强对心脏的养护，还要多注意自身的变化，以便尽早发现心脏疾病。心的养生保健方法要以保证心主血脉和主神志的功能正常为主要原则。

现代医学研究表明，寒冷可影响血小板的功能，使其黏滞度增加，形成动脉血栓；还可能直接刺激冠状动脉发生痉挛，从而导致粥样硬化斑块破裂，堵塞血管，造成心绞痛甚至急性心肌梗死。此外，冬季感冒多发，也是导致冠心病急性发作的一个重要原因。

我国古代养生大家历来注重心的保健，上举托物法可有效行气活血、祛瘀护心。具体做法为：身体端坐，以左手按于右腕上，两手同时举过头顶，调匀呼吸。呼气时，双手用力上举，如托重物，吸气时放松，如此做10~15次，左右手交换，以右手按于左腕，再做一遍，动作如前，这节动作能疏通经络、行气活血，对心脑血管疾病有一定防治作用。手足争力法：端坐如前，双手十指交叉相握，右腿屈膝，足踏于两手掌中，手脚稍稍用力相争，然后放松，换左腿，交替做6次。此法可宽胸理气、活血祛邪。

冬季药膳祛瘀护心，常用的药材、食材有川芎、五灵脂、燕麦、乌鸡等。

川芎：川芎具有行气开郁、祛风燥湿、活血止痛的功效。主治风冷头痛眩晕、寒痹痉挛、难产、产后瘀阻腹痛、痈疽疮疡。用于月经不调、闭经痛经、癥瘕、腹痛、胸胁刺痛、头痛、风湿痹痛。此外，川芎还能扩张冠状动脉，降低血压，防治冠心病，常配三七、丹参煎水服用。川芎与白芷、草鱼头炖汤食用，可防治风寒感冒引起的头痛；川芎、柴胡、香附合用可缓解胸胁疼痛。

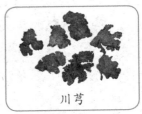

川芎

燕麦：燕麦性温，味甘，归脾、心经。燕麦不仅可预防动脉硬化、脂肪肝、糖尿病、冠心病，而且对便秘以及水肿等都有很好的辅助治疗作用，可增强人的体力、延年益寿。此外，它还可以改善血液循环、缓解生活工作带来的压力。燕麦与芝麻粉、核桃粉用开水泡成糊食用，可有效治疗老年人便秘；与粳米、猪肚煮粥食用，可健脾益气，改善脾胃虚弱症状；与山楂煮粥食用，可降低血压；与浮小麦、黄芪炖汤食用，可治疗体虚自汗、盗汗；与大米、枸杞煮粥食用，可健脾和胃、滋阴、补肝肾、解郁安神，对心烦失眠、食欲缺乏者有很好的治疗效果。

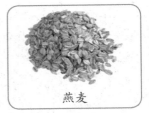

燕麦

五灵脂：五灵脂生用可行血止痛。主治心腹血气诸痛、妇女闭经、产后瘀血作痛；外治蛇、蝎、蜈蚣咬伤。五灵脂炒用可止血，临床上主要治疗瘀血所致的痛证，如心绞痛、心肌梗死。用五灵脂与红花、天麻煎水服用，可疏通血管，防治脑血管硬化、中风等病；将五灵脂配伍乳香、没药、鳖甲，研成粉末，制成药膏敷于肝脏处，可治疗肝炎肝区疼痛；五灵脂配伍红花、鱿鱼炖汤食用，可活血祛瘀、消肿止痛，辅助治疗血瘀型心绞痛、心肌梗死、动脉硬化等。

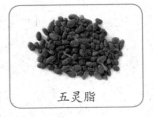

五灵脂

乌鸡：乌鸡性平，味甘，归肝、肾经。具有滋阴、补肾、养血、添精、益肝、退热、补虚作用，能调节人体免疫功能，抗衰老。乌鸡体内的黑色物质含铁、铜元素较高，对于病后、产后贫血者具有补血、促进康复的食疗作用。乌鸡搭配黄芪、当归炖汤食用，可治疗贫血症；与五味子、熟地炖汤食用，可治疗潮热盗汗；与龙眼肉、百合炖汤食用，可有效治疗更年期综合征；与党参、山药、陈皮炖汤食用，可补中益气、改善体虚症状；与红枣炖汤食用，可补血养颜；与粳米煮粥食用，可养阴、祛热、补中；与核桃仁炖汤食用，可提升补锌功效；与三七炖汤食用，可增强免疫力，化瘀止痛、补血活血。

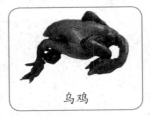

乌鸡

🌸 要点7：温经通脉，提高抗寒能力 ·······················•

冬季天气寒冷，寒邪当道，寒邪具有凝滞的特性，即其侵入人体后，会使经脉气血凝结阻滞、涩滞不通，不通则痛。病状因寒邪侵犯的部位而表现各异，若寒客肌表，则头身肢节剧痛，若寒邪直中于里，则使胸、脘、腹痛。如果寒风长时间直吹面部，风邪侵袭腠理，则会造成面部血管收缩，血液流动减慢，经络气血阻滞不通，面神经缺血而麻痹，进而受面神经支配的面部表情肌肉会因营养不足而出现功能障碍，导致面瘫。

在冬季，可尝试冷热水交替洗手、脸、脚的方法。这样可以锻炼血管的收缩和扩张功能，改善血液循环，增强耐寒能力，对防治冻疮、手脚冰凉、关节疼痛有很好的作用。睡前可用热水泡脚，建议手脚冰凉、阳虚怕冷者可加入适量干姜，能温经通脉、温里散寒；有风湿性关节炎者可用五加皮、独活、肉桂、川芎、干姜煎水泡脚，既能散风寒，又能祛风湿。建议外出时戴帽、戴手套，保证身体暖和，鞋袜不宜过紧，以免下肢静脉血管血流不畅。此外，坚持体育锻炼，可改善周身血液循环，提高抗寒能力和机体的抵抗力。

冬季饮食方面以温补为佳，阳虚怕冷者，多食羊肉、狗肉、花椒、洋葱、鳝鱼等以抵御寒邪，温经通络，少食寒凉生冷食物，以免损伤阳气，加重阳虚症状。如予温之，则可使气血升散、恢复运行，从而缓解和减轻疼痛。冬季药膳宜温经通脉，常用的药材、食材有威灵仙、地龙、独活、胡椒、狗肉等。

威灵仙：威灵仙是常用的一味祛风湿、通经络的药材，其性温，味辛、咸，归膀胱、肝经。具有祛风湿、通经络、消痰涎、散癖积的功效，常用于治疗腰膝冷痛、痛风、顽痹、脚气、疟疾、破伤风、扁桃体炎、诸骨鲠咽等，对风湿性关节炎、肩周炎、坐骨神经痛、癫痫、破伤风、水肿等有疗效，但气虚血弱及无风、寒、湿邪者忌服。威灵仙与羌活、独活煎水服用，可治疗

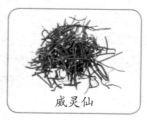

威灵仙

风湿痹痛；与白鲜皮、金银花煎水服用，可治疗梅毒（杨梅疮）；与白砂糖、醋煎水服用，可治疗骨鲠咽喉；与甘草煎水服用，可治疗病毒性肝炎；与牛膝、黑芝麻煎水同食，有强筋骨、通经络、止痹痛的功效，适用于肩周关节麻痹、肿痛、经络拘急等症。

独活：独活具有祛风、胜湿、散寒、止痛的功效。主治风寒湿痹、腰膝酸痛、手脚挛痛、慢性气管炎、头痛、齿痛等症。此外，还具有镇静、催眠、镇痛、抗炎、降血压等药理作用。治疗下肢痹痛、痿软无力，可用独活搭配松节、寻骨风煎水服用；治疗风寒挟湿表证，可用独活与羌活、防风搭配煎水服用。独活搭配红糖煎水服用，可辅助治疗慢性支气管炎；独活与细辛、川芎

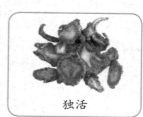

独活

煎水服用，可治疗风邪上扰引起的头痛。

胡椒：胡椒有温中、下气、消痰、解毒的功效，对脘腹冷痛、反胃、呕吐清水、泄泻、冷痢等有食疗作用。胡椒与猪肚、高良姜炖汤食用，可治疗虚寒性胃痛；与荜茇研末制成药丸服用，可治疗癫痫；胡椒与吴茱萸、白术煎水服用，可治疗虚寒腹泻；用白胡椒与葱白捣烂成糊状，敷于肚脐部，可有效治疗尿潴留；白胡椒与血竭、冰片、硫黄共研末，用凡士林调成糊状外涂，可有效治疗顽固性湿疹。

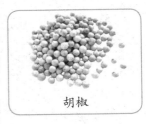

胡椒

花椒：花椒性温，味辛，归脾、胃、肾经。花椒有芳香健胃、温中散寒、除湿止痛、杀虫解毒、止痒解腥之功效。对呕吐、风寒湿痹、齿痛等有食疗作用。一般作为调味料食用，还可药用。适宜肠鸣便溏者以及哺乳期妇女断奶者、风湿性关节炎者、蛔虫病腹痛患者、肾阳不足小便频数者食用。花椒与母鸡肉炒食，可壮阳健体；与猪肉炒食，有助于营养物质的消化与吸收；与羊肉煮汤食用，可提高营养价值。

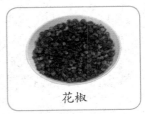

花椒

鳝鱼：鳝鱼性温，味甘，富含蛋白质、钙、磷、铁、烟酸、维生素B_1、维生素B_2及少量脂肪。鳝鱼具有补气养血、祛风湿、强筋骨、壮阳等功效，对降低血液中胆固醇的含量，预防因动脉硬化而引起的心血管疾病有显著地食疗作用，还可用于辅助治疗面部神经麻痹、中耳炎、乳房肿痛等病症。适宜身体虚弱、气血不足、风湿痹痛、四肢酸痛、高血脂、冠心病、动脉硬化、糖尿病患者食用。鳝鱼与青椒炒食，可降低血糖；与韭菜炒食，口感好、增强免疫力。

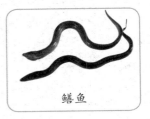

鳝鱼

狗肉：狗肉有温经散寒、补肾益精等功效。现代医学研究证明，狗肉中含有少量稀有元素，对治疗心脑缺血性疾病，治疗高血压有一定益处。狗肉还可用于老年人的虚弱症，如尿溺不尽、四肢厥冷、精神不振等。狗肉与生姜、花椒焖烧食用，可治疗冻疮；与羌活、威灵仙炖汤食用，可散寒通络、祛风除湿，辅助治疗风寒湿痹，如肩周炎、风湿性关节炎等；与制附子、干姜炖煮食用，可治疗阳虚厥冷、腰膝项背冷痛；与巴戟天、杜仲炖汤食用，可治疗肾阳虚型阳痿。

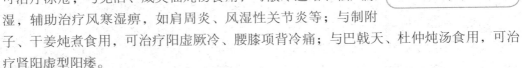

狗肉

桂枝：桂枝具有温经通脉的功效，对肩背肢节酸疼、冻疮、风寒湿痹、胸痹痰饮、腹水、闭经癥瘕均有疗效，还可使血管扩张，调整血液循环。桂枝与肉桂、生姜煎水食用，可散寒通络，对风寒引起的风湿性关节炎、肩周炎、冻疮均有疗效。

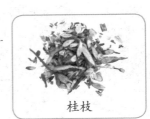

桂枝

冬季养生药膳 选用原则

　　对于年老体弱的老年人来说，冬季是一个难熬的季节。因此，在冬季除了要做好保暖防寒工作以外，对老年人的饮食也应十分重视！那么，老年人在药膳选材上要遵循怎样的原则，才能舒适地度过一个寒冷冬季呢？

🍶 原则一：温补肾阳，健胃益脾 ·····················

　　冬季是万物生机潜藏的季节。秋去冬来，气温骤降，寒气逼人，人体生理功能减退，阳气渐弱，对能量与营养要求较高，尤其是老年人更应重视饮食的调理。第一，重视温补肾阳，中医素有"虚则补之""寒则温之""药补不如食补"之说。因此，老年人要重视饮食调理，在冬季的日常膳食中要温补肾阳，一要多食禽蛋、鱼类、豆类、畜肉类等富含蛋白质的食物；二要多食羊肉、狗肉、生姜、花椒等温热性食物；三要多饮热汤，以驱寒暖胃。冬季宜多食果仁类食物，如核桃、芝麻、松子、花生、杏仁、莲子等，这些食物均有健脾胃、润肺、利肠道、补脑的作用，对老年人非常有益，此外，这些食物还含有多种微量元素和不饱和脂肪酸，能促进胆固醇代谢，消除动脉血管壁上的沉积物，预防动脉硬化、脑卒中等心脑血管疾病，常食还能抗氧化，消除皮肤上的老年斑，防衰抗老。

🍶 原则二：平衡饮食，疏通血管 ·····················

　　对于慢性消耗性疾病，如老慢支、肺气肿、癌症等患者，饮食应坚持以清淡、温软为宜，注意摄入高蛋白、高维生素食物，以平安度过冬季。对于肺部疾病患者还要选用健脾理气、补肺益肾、止咳化痰的食物，如梨、橘子、百合、白果、杏仁、蜂蜜、猪肺等。平衡饮食，避免发胖。肥胖容易引发多种疾病，如心脑血管疾病、内分泌疾病，而老年人是心脑血管病的高发人群，更应注意膳食平衡，预防肥胖，控制碳水化合物和脂肪的摄入量，晚餐严格控制进食量，要经得起美味佳肴的诱惑。为了避免脂肪堆积，建议多食新鲜蔬菜和瓜果，主食尽可能杂一些，多吃粗粮，增加维生素的摄入。多食活血化瘀、通经活络的食物，如鳝鱼、泥鳅、蛇肉、乌鸡、木耳等。冬季寒冷，人体的血管遇寒容易收缩，容易引起高血压，导致动脉硬化、中风的发生，因此还可选择有疏通血管作用的药材，如三七、川芎、当归、丹参、牛膝、桃仁等。

冬季养生药膳

肾气乌鸡汤

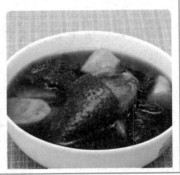

配方 熟地15克，山茱萸10克，山药15克，丹皮10克，茯苓10克，泽泻10克，牛膝8克，乌鸡腿1只，盐1小匙

做法 ①将鸡腿洗净，剁块，放入沸水汆烫，去掉血水。②将鸡腿及所有的药材盛入煮锅中，加适量水至盖过所有的材料。③以武火煮沸，然后转文火续煮40分钟左右即可取汤汁饮用。

功效 本品具有滋阴补肾、温中健脾的功效，对因肾阴亏虚引起的耳聋耳鸣、性欲减退、阳痿不举、遗精早泄等症状均有很好的效果。

龟板杜仲猪尾汤

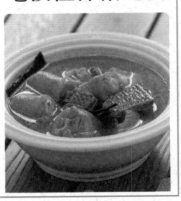

配方 龟板25克，炒杜仲30克，猪尾600克，盐2小匙

做法 ①猪尾剁段洗净、汆烫捞起，再冲洗1次。②龟板、炒杜仲冲净。③将上述材料盛入炖锅，加6碗水以大火煮开，转小火炖40分钟，加盐调味。

功效 本品具有益肾藏精、壮腰强筋等功效，适合老年人冬季食用，可改善腰膝酸软、耳鸣耳聋等肾虚症状。

小提示 杜仲以皮厚、块大，内表面暗紫色，断面丝多的为佳。置通风干燥处保存，防蛀、防霉。

菟杞红枣炖鹌鹑

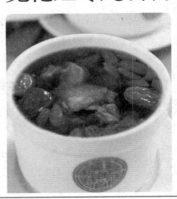

配方 鹌鹑2只，菟丝子、枸杞各10克，红枣7颗，绍酒2茶匙，盐、味精各适量

做法 ①鹌鹑洗净，斩件，汆水去其血污。②菟丝子、枸杞、红枣用温水浸透，红枣去核。③将以上用料连同1碗半沸水倒进炖盅，加入绍酒，盖上盅盖，隔水炖之先用大火炖30分钟，后用小火炖1小时，用盐、味精调味即可。

功效 本品有补脾益气、固肝肾、安胎之功效，对肝肾亏虚引起的先兆流产有很好的食疗作用。

黄精牛筋煲莲子

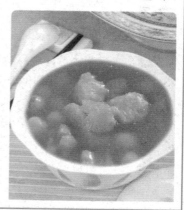

配方 黄精10克，莲子15克，牛蹄筋500克，生姜、盐、味精各适量

做法 ①莲子泡发，黄精、生姜洗净。②牛蹄筋切块，入沸水汆烫。③煲中加入清水烧沸，放入牛蹄筋、莲子、黄精、生姜片煲2小时，调味即可。

功效 黄精补肾养阴；牛蹄筋含有丰富的胶原蛋白，能增强细胞生理代谢，莲子可补肾涩精，三者合用，对老年人有很好的滋补作用。

山药黑豆粥

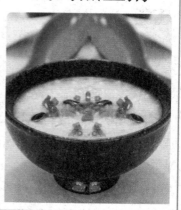

配方 山药30克，薏米30克，大米60克，黑豆、玉米粒各适量，盐2克，葱8克

做法 ①大米、薏苡仁、黑豆均泡发洗净；山药、玉米粒均洗净，再将山药切成小丁；葱洗净，切花。②锅置火上，倒入清水，放入大米、薏苡仁、黑豆、玉米粒，以大火煮至开花。③加入山药丁煮至浓稠状，调入盐拌匀，撒上葱花即可。

功效 此粥具有养肾藏精、乌发明目的功效，可治疗肝肾阴虚所造成的须发早白、脱发等症。

板栗枸杞粥

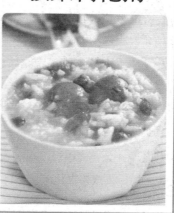

配方 板栗200克，枸杞100克，大米100克，盐6克

做法 ①将大米用清水洗净。②煲中加清水，下入板栗、大米，煲至成粥。③最后撒入枸杞，加入盐，再煲至入味即可。

功效 板栗可补肾益气，枸杞可滋阴补肾、美颜抗衰老，对更年期女性有很好的滋补作用，可缓解肝肾亏虚引起的腰膝酸软、体虚倦怠等症状。

小提示 常吃板栗可有效治疗日久难愈的小儿口舌生疮和成人口腔溃疡。

杜仲牛肉

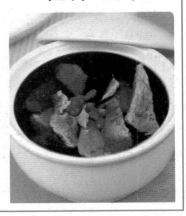

补虚壮阳

配方 杜仲20克，枸杞15克，牛肉500克，绍兴酒2汤匙，姜片、葱段少许，盐适量

做法 ①将牛肉洗净，放在热水中稍烫一下，去掉血水，备用。②将杜仲和枸杞用水冲洗一下，然后和牛肉、姜片、葱段一起放入锅中，加适量水，用武火煮沸后，转文火将牛肉煮至熟烂。③起锅前捡去杜仲、姜片和葱段，调味即可。

功效 补肝肾、强筋骨、降血压、聪耳明目，适用于治疗高血压以及因肾虚引起的耳鸣耳聋、腰膝无力等症。

腐竹焖海参

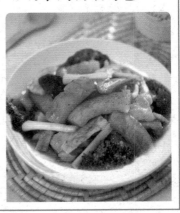

补虚壮阳

配方 鲜腐竹200克，水发海参200克，西蓝花100克，冬菇50克，姜葱、盐、蒜、味精、糖、鸡精、蚝油、老抽各适量

做法 ①锅中放入水，下入姜、葱、海参煨入味待用。②将鲜腐竹煎至两面金黄色待用，西蓝花氽熟待用。③起锅爆香姜、葱，下入鲜腐竹、海参、冬菇略焖，再下入所有调味料焖至入味后装盘，西蓝花围边即可。

功效 海参补肾壮阳、养血润燥，对于气血不足、肾气亏虚引起的虚劳瘦弱、少精无精、性欲冷淡有较好的效果。

补骨脂虫草羊肉汤

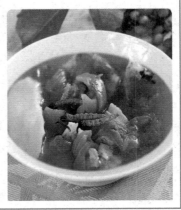

补虚壮阳

配方 补骨脂20克，冬虫夏草20克，山药30克，枸杞15克，羊肉750克，生姜4片，蜜枣4颗，食盐适量

做法 ①羊肉洗净，切块，用开水氽烫去除膻味。②冬虫夏草、山药、枸杞洗净。③所有材料放入锅内，加适量清水，武火煮沸后，文火煲3小时，加入食盐调味即可食用。

功效 本品具有温补肝肾、益精壮阳的作用，适用于妇女性欲低下或男性精液稀少、阳痿、早泄等症。

补虚壮阳 - •

虫草海马四宝汤

配方 新鲜大鲍鱼1只，海马4只，冬虫夏草2克，光鸡500克，猪瘦肉200克，金华火腿30克，食盐2克，鸡精2克，味精3克，浓缩鸡汁2克

做法 ①先将新鲜鲍鱼去肠，洗净；海马用瓦煲煸好。②光鸡斩件，猪瘦肉切成大粒，金华火腿切成随意大小的粒，将切好的材料飞水去杂质。③把所有的原材料装入炖盅炖4小时后，放入所有调味料即可。

功效 海马补肾壮阳，冬虫夏草补肾气，鲍鱼滋阴益气。三者合用，对肾虚所致的少精、精冷不育有很好的食疗效果。

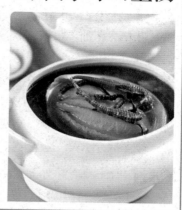

补虚壮阳 - •

核桃仁拌韭菜

配方 核桃仁300克，韭菜150克，猪油15毫升，白糖、白醋、盐、香油各适量

做法 ①核桃仁用开水泡涨，剥去皮，用清水洗净沥干水分；韭菜用温开水洗净，切成3厘米长的段，备用。②锅内入猪油，待油烧至七成熟时，下入核桃仁炸成浅黄色后捞出。③在另一只碗中放入韭菜、白糖、白醋、香油、盐，拌入味，和核桃仁一起装盘即成。

功效 核桃和韭菜均有补肾的作用，韭菜又称"起阳草"，对阳虚早泄、阳痿者均有食疗效果。

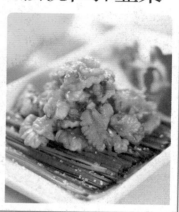

补虚壮阳 - •

当归苁蓉炖羊肉

配方 核桃仁、肉苁蓉、桂枝各15克，黑枣6颗，羊肉250克，当归10克，山药25克，盐适量，姜3片，米酒少许

做法 ①羊肉洗净，汆烫。②核桃仁、肉苁蓉、桂枝、当归、山药、黑枣洗净放入锅中，羊肉置于药材上方，再加入少量米酒以及适量水，水量盖过材料即可。③用大火煮滚后，再转小火炖40分钟，加入姜片及盐调味即可。

功效 本品可补肾壮阳，对改善肾亏、阳痿、遗精等症状有很好的食疗效果。

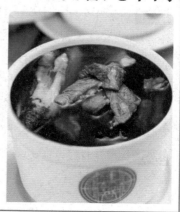

香菇炖杏仁

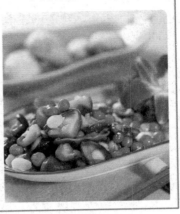

宣肺散寒

配方 水发香菇150克，净银杏肉50克，青豆30克，盐、味精、酱油、白糖、湿淀粉、麻油、高汤、花生油各适量

做法 ①水发香菇去杂质洗净，沥干水分；银杏肉洗净，下油锅略炸。②炒锅烧热，放入花生油，投入香菇和净银杏肉、青豆略煸炒。③加盐、白糖、高汤、酱油、味精，烧沸后改小火，炖至入味，勾芡，淋麻油即成。

功效 本品可宣肺止咳、降气平喘、润肠通便、杀虫解毒，主治咳嗽、喘促胸满、喉痹咽痛、肠燥便秘。

甘草蛤蜊汤

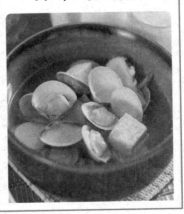

宣肺散寒

配方 蛤蜊500克，陈皮、桔梗、甘草各5克，盐适量，姜3片

做法 ①蛤蜊以少许盐水泡至完全吐沙。②锅内放入适量水，将陈皮、桔梗、甘草洗净后放入锅内，煮至开后改小火煮约25分钟。③再放入蛤蜊，煮至蛤蜊张开，加入姜片及盐调味即可。

功效 本品具有开宣肺气、滋阴润肺的功效，常食可增强体质，预防感冒。

香菜鱼片汤

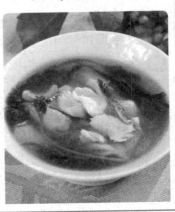

宣肺散寒

配方 紫苏叶10克，砂仁5克，生姜5片，香菜50克，鲫鱼100克，盐、酱油、味精各适量

做法 ①将香菜洗净切碎；紫苏叶洗净，切丝；生姜洗净切丝。②鱼肉洗净切薄片，用盐、姜丝、苏叶丝、酱油拌匀，腌渍10分钟。③锅内放水煮沸，放入腌渍的鱼片、砂仁，煮熟，加盐、味精即可。

功效 本品具有发散风寒、温中暖胃的功效，适合冬季食用，可预防感冒。

宣肺散寒

苏子叶卷蒜瓣

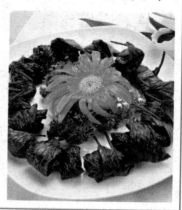

配方 苏子叶150克，蒜瓣200克，盐2克，味精2克，酱油5毫升，糖3克，香油3毫升

做法 ①苏子叶、蒜瓣用凉开水冲洗后，沥干水分。②将苏子叶、蒜瓣在糖盐水中泡30分钟，中途换3次水，取出沥干水分。③把蒜瓣一个一个地卷在苏子叶中，食用时蘸调匀的调味料。

功效 紫苏叶发散风寒、发汗固表，大蒜可解毒杀菌，抵抗病毒，两者同食，可有效防治风寒感冒。

宣肺散寒

豆豉葱姜粥

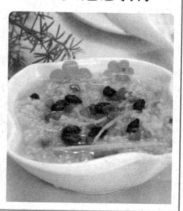

配方 糙米100克，黑豆豉、葱、红辣椒、姜各适量，盐、香油少许

做法 ①糙米洗净，泡发半小时；红辣椒、葱洗净，切圈；姜洗净，切丝；黑豆豉洗净。②锅置火上，注入适量清水，放入糙米煮至米粒绽开，再放入黑豆豉、红椒、姜丝。③用小火煮至粥成，调入盐入味，滴入香油，撒入葱花即可食用。

功效 本品可发汗解表、宣肺散寒，治疗风寒感冒，症见头痛发热、恶寒无汗、身体困重、流清涕等。

宣肺散寒

生姜牛奶

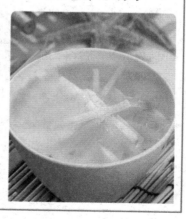

配方 生姜10克，鲜牛奶200毫升，白糖20克

做法 ①生姜洗净，切丝。②将鲜牛奶、生姜丝混合在一起放锅里。③以大火煮沸，边煮边搅拌，起泡后即可关火，加入白糖调匀，稍凉后即可饮用。

功效 生姜可增进血行，驱散寒邪，预防感冒，配与牛奶服用具有调理肠胃功能、滋阴润肺、增进食欲的功效。

小提示 阴虚内热及邪热亢盛者不宜食用生姜。

川芎当归鳝鱼汤

祛瘀护心

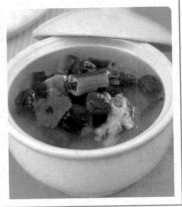

配方 川芎10克，当归12克，桂枝5克，红枣5颗，鳝鱼200克，盐适量

做法 ①将川芎、当归、桂枝洗净；红枣洗净，浸软，去核。②将鳝鱼剖开，去除内脏，洗净，入开水锅内稍煮，捞起过冷水，刮去黏液，切长段。③将全部材料放入砂煲内，加清水适量，武火煮沸后，改文火煲2小时，加盐调味即可。

功效 此汤有活血祛瘀、行气开郁、祛风通络的作用，冬季食用可预防风心病、冠心病、动脉硬化等的发生。

五灵脂红花炖鱿鱼

祛瘀护心

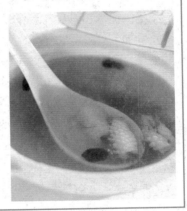

配方 五灵脂9克，红花6克，鱿鱼200克，姜5克，葱5克，盐5克，绍酒10毫升

做法 ①把五灵脂、红花洗净；鱿鱼洗净，切块，姜切片，葱切段。②把鱿鱼放在蒸盆内，加入盐、绍酒、姜、葱、五灵脂和红花，注入清水150毫升。③把蒸盆置蒸笼内，用武火蒸35分钟即成。

功效 本品具有活血祛瘀、消肿止痛的功效，可用于血瘀型心绞痛、心肌梗死、动脉硬化等病症。

丹参郁金炖乌鸡

祛瘀护心

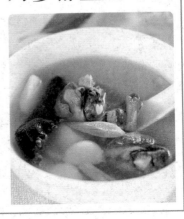

配方 丹参10克，郁金8克，乌鸡肉500克，姜、盐各5克

做法 ①丹参、郁金洗净；乌鸡肉洗净；姜切片。②乌鸡放入蒸盆内，加入姜，在鸡身上抹匀盐，把丹参、郁金放入鸡腹内，注入300克清水。③把蒸盆置蒸笼内，用大火蒸50分钟即成。

功效 本品活血化瘀、理气止痛，适合血瘀型心绞痛、心肌梗死的患者食用。

小提示 丹参以条粗、色紫红的为佳，置于干燥处保存，防潮、防蛀。

燕麦枸杞粥

祛瘀护心

配方 燕麦30克，大米100克，枸杞10克，白糖3克

做法 ①将枸杞、燕麦泡发后洗净。②燕麦、大米、枸杞一起加水煮30分钟至成粥。③调入白糖，继续煮至糖溶化即可。

功效 本品可健脾和胃、滋阴补肾、解郁安神，对心烦失眠、食欲缺乏者有很好的改善效果。

小提示 应挑选大小均匀、质实饱满、有光泽的燕麦粒，密封后存放在阴凉干燥处。

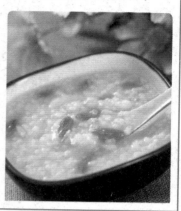

三七炖乌鸡

祛瘀护心

配方 当归20克，三七8克，乌鸡250克，盐5克，味精3克，蚝油5克

做法 ①当归、三七洗净，三七砸碎，当归切成片。②乌鸡洗净，斩块，放入开水中煮5分钟，取出过冷水。③将当归、乌鸡块、三七一起放入锅中，加水适量，大火煮开，转小火续煮2小时，加盐、味精、蚝油调味即可。

功效 当归可补血活血、祛瘀护心；三七可化瘀定痛、活血止血；乌鸡可调补气血，对心律失常、心肌缺血等症有良好的效果。

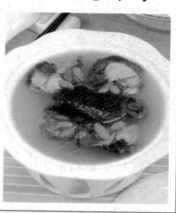

川芎桃仁青皮饮

祛瘀护心

配方 川芎、牡丹皮、桃仁、吴茱萸、生地、白芍各15克，青皮8克

做法 ①将所有材料洗净，先将川芎、生地、桃仁、白芍、吴茱萸放入锅中，加水700毫升。②大火煎煮开，转小火煮至药汁为400毫升，再放入牡丹皮、青皮，续煮5分钟即可关火。③再煎煮1次，将两次的药汁兑匀，分两次服用，每日1剂。

功效 川芎、桃仁均能活血化瘀、散结止痛；白芍有较好的止痛效果；丹皮、生地凉血止血，青皮破气逐瘀。以上药材配伍同用，对心绞痛、动脉硬化等病有很好的疗效。

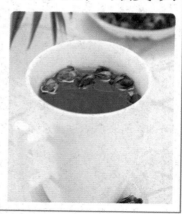

狗肉煲萝卜

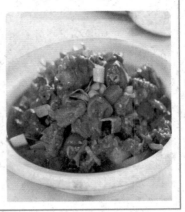

温经通脉

配方 狗肉500克，白萝卜300克，蒜苗10克，豆瓣酱、盐、味精、红油、姜片、蒜、八角各适量

做法 ①狗肉斩件，白萝卜切块，蒜苗切段。②白萝卜在锅中煮10分钟，垫入煲底，狗肉汆水。③爆香姜片、蒜、豆瓣酱、八角，下入狗肉炒香，再加水焖40分钟，调味后即可。

功效 狗肉可温经散寒、抵御寒冷，适合冬季怕冷、易生冻疮、手脚冰凉的人群食用。

排骨桂枝板栗汤

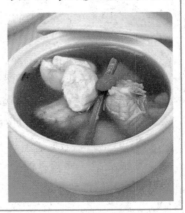

温经通脉

配方 排骨350克，桂枝20克，盐少许，味精3克，板栗、玉竹、高汤各适量

做法 ①将排骨洗净、切块、汆水。②桂枝洗净，备用。③净锅上火倒入高汤，调入盐、味精，放入排骨、板栗、玉竹煲至成熟即可。

功效 本品具有温经散寒、行气活血的功效，适合气血运行不畅的颈椎病患者食用。

小提示 凡温热病及阴虚阳盛、血热妄行、孕妇胎热、月经过多以及产后风湿伴有多汗者慎用桂枝。

碧溪高羊肉

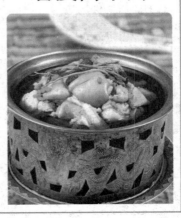

温经通脉

配方 带骨羊肉800克，桂枝20克，枸杞、红枣各10克，盐、酱油、红油、味精、鸡精各适量

做法 ①带骨羊肉洗净，切大块，入沸水中汆去血水，捞出沥干；桂枝、枸杞、红枣洗净泡发。②锅中倒水，入羊肉、党参、枸杞、红枣炖煮。③待羊肉八成熟时调入所有调味料，煮沸片刻即可。

功效 羊肉可温里散寒，桂枝能温经通脉，对冻疮有很好的防治作用。

第三篇
五脏六腑好好养，健康状态调出来

　　脏腑是人体内脏的总称，古人把内脏分为五脏和六腑两大类：五脏是心、肝、脾、肺、肾；六腑是胆、胃、大肠、小肠、膀胱和三焦。生命活动的进行，即是脏腑活动功能的体现。只有保养好五脏六腑，使其各司其职，才能维持人体正常的生理平衡，颐养天年！

　　本章重点讲述了老年人五脏养生食疗方法，针对每个脏象特点，分别列出了11种保健药材和食材，每例药材、食材都搭配了相应的药膳进行调理，帮助您养好五脏，健康长寿。

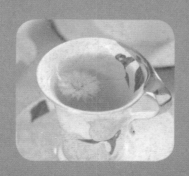

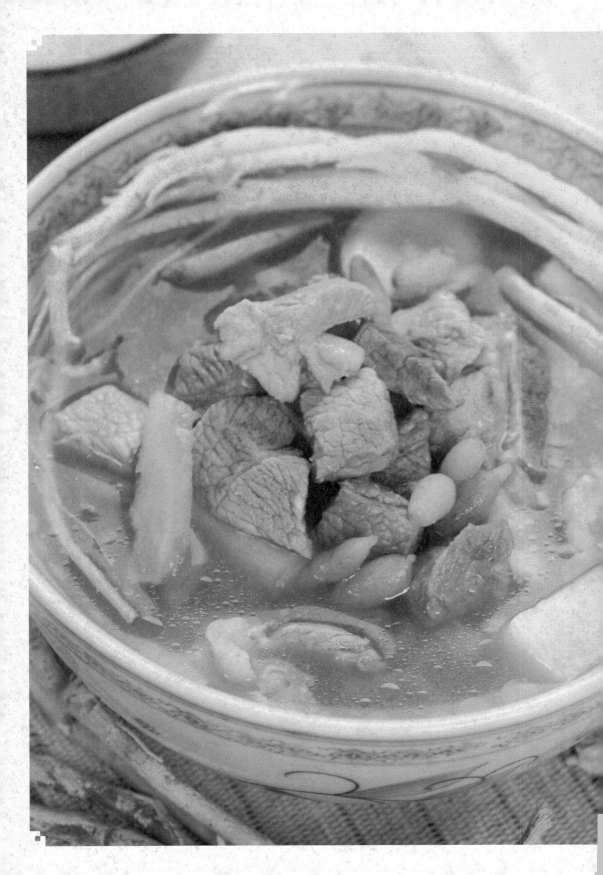

第一章

药膳护理肝脏，拥护"大将军"

"肝者，将军之官，谋虑出焉。"肝脏就像一个将军，是管理人的思维判断能力的，人是否能够有持久运动的能力，也要由肝脏的强弱来决定。肝脏是人体内最大的解毒器官，人体内产生的毒物、废物，吃进去的毒物、有损脏腑的药物等必须依靠肝脏解毒。肝脏将这些有毒物质变为无毒的物质，随胆汁或尿液排出体外，以保持身体健康。但随着年龄的增长，老年人各器官的功能都在减弱，包括肝脏的解毒功能。因此，老年人在养生的同时，必须要加强对肝脏的养护。

养护肝脏常识面面观

清代医学家周学海在《读医随笔》中说：医者善于调肝，乃善治百病。由此，我们可以看出肝对人体健康具有重要作用。在日常生活中，养肝护肝比较常用的药材和食材有：枸杞、菊花、天麻、柴胡、车前草、白芍、猪肝、鳝鱼、花菜、芹菜、番茄等。

肝脏主要的生理功能

①肝主疏泄。疏泄，即传输、疏通、发泄。它把人体内部的气机生发、疏泄出来，使气息畅通无阻。气机如果得不到疏泄，就是"气闭"，气闭就会引起很多的病理变化，譬如出现水肿、瘀血、女子闭经等。肝就是起到疏泄气机的作用。如果肝气郁结，就要疏肝理气。此外，肝还有疏泄情志的功能。人都有七情六欲，也有喜、怒、哀、乐这些情绪，这些情志的抒发也靠肝脏。肝还疏泄"水谷精微"，是指人们吃进去的食物变成营养物质，肝把它们传输到全身，若肝疏泄失常，还易患脂肪肝、高血脂等富贵病。②肝主藏血。肝有贮藏血液和调节血量的功能。当人体在休息或情绪稳定时，机体的需血量减少，大量血液贮藏于肝；当劳动或情绪激动时，机体的需血量增加，肝就排出其所储藏的血液，以供应机体活动的需要。如肝藏血的功能异常，则会引起血虚或出血的病变。若肝血不足，不能濡养于目，则两目干涩昏花，或为夜盲；若失于对筋脉的濡养，则筋脉拘急，肢体麻木，屈伸不利等。③肝主筋。筋的活动有赖于肝血的滋养。肝血不足，筋失濡养可导致一系列症状，如前所述。若热邪炽盛，灼伤肝的阴血，可出现四肢抽搐、牙关紧闭、角弓反张等，中医称之为"肝风内动"。

养肝护胆首要任务：调畅情绪

中医讲肝与胆相表里，有"肝胆相照"之说，人们通常把肝脏比作一个"化工厂"，因为人体胃肠道吸收的各种营养物质，如蛋白质、碳水化合物、脂肪、维生素等，或是有害物质、毒素，都要经过肝脏来处理，肝脏有过滤的作用。养肝护胆应先从调畅情绪开始，养肝最忌发怒，因此，平时应尽量保持稳定的情绪。其次，饮食保健也是重要的一方面，应多食强肝养血、排毒护肝的食物，如枸杞、猪肝、番茄、花菜、天麻、柴胡、菊花、车前草等。

本草药膳养护肝脏

枸杞 养肝明目、抗老防衰佳品 ⋯⋯⋯⋯⋯⋯⋯⋯⋯⋯⋯⋯⋯⋯⋯

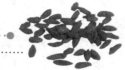

　　枸杞味甘，性平，归肝、肾经，为平补肾精肝血之品。具有滋补肝肾、益精明目的作用，主治肝肾阴虚及早衰，如精血不足所致的视力减退、内障目昏、头晕目眩、腰膝酸软、遗精滑泄、耳聋、牙齿松动、须发早白、失眠多梦以及肝肾阴虚、潮热盗汗、消渴等。

枸杞叶鹌鹑鸡肝汤 ┃ 养肝明目，辅助治疗老眼昏花、两目干涩

┃配　方┃ 鸡肝150克，枸杞叶10克，鹌鹑蛋150克，生姜5克，盐5克

┃做　法┃ ①鸡肝洗净，切成片；枸杞叶洗净；②鹌鹑蛋入锅中煮熟后，取出，剥去蛋壳；生姜洗净切片；③将鹌鹑蛋、鸡肝、枸杞叶、生姜一起加水煮5分钟，加盐调味即可。

[营养功效] 本品可养肝明目、滋阴养血，对血虚引起的面色微黄或苍白、精神萎靡以及两目干涩有很好的改善效果。

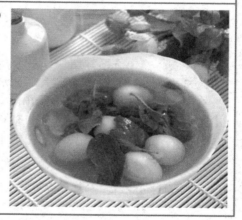

枸杞炖甲鱼 ┃ 滋阴补肝肾、防癌抗癌

┃配　方┃ 枸杞30克，桂枝20克，莪术10克，红枣8颗，盐、味精各适量，甲鱼250克

┃做　法┃ ①甲鱼宰杀后洗净。②枸杞、桂枝、莪术、红枣洗净。③将上述材料一起放入煲内，加开水适量，文火炖2小时，再加盐、味精调味即可。

[营养功效] 本品滋阴养血、活血化瘀、散结消肿，可辅助治疗肝硬化、肝癌等病症。

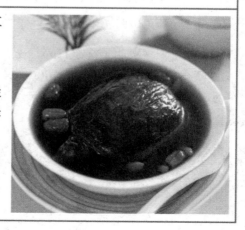

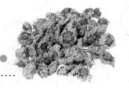

菊花

清肝泻火首选品 ··················

菊花性微寒，味甘、苦，归肺、肝经。能清肝热、平肝阳，常用于治疗肝阳上亢所致的头痛眩晕。能清泄肝热以明目，故可用于治疗肝经风热或肝火上攻所致目赤肿痛、疮痛肿毒。还能疏散肺经风热，治疗风热感冒。菊花制剂有降低血压，扩张冠状动脉，增加冠脉血流量，提高心肌耗氧量的作用。因此现代临床上常用菊花来治疗高血压、冠心病等心脑血管疾病。

苦瓜菊花猪瘦肉汤

清肝泻火、明目，辅助治疗目赤肿痛

配 方 瘦肉400克，苦瓜200克，菊花10克，盐、鸡精各5克

做 法 ①瘦肉洗净，切块，汆水；苦瓜洗净，去子、瓤，切片；菊花洗净，用水浸泡。②将瘦肉放入沸水中汆一下，捞出洗净。③锅中注水，烧沸，放入瘦肉、苦瓜、菊花慢炖，1.5小时后，加入盐和鸡精调味，出锅即可。

营养功效 菊花具有疏风明目、清热解毒的功效，苦瓜能清肝泻火，可有效改善目赤肿痛、口干舌燥、小便黄赤、大便秘结等症。

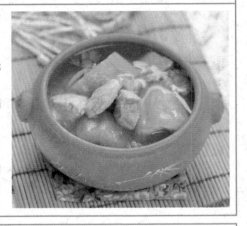

菊花决明饮

平抑肝阳，辅助治疗高血压性头痛、眩晕

配 方 菊花10克，决明子15克，白糖适量

做 法 ①将决明子洗净打碎。②将菊花和决明子一同放入锅中，加水600毫升，煎煮成400毫升即可。③过滤，取汁，加入适量白糖即可饮用。

营养功效 此饮具有清热解毒、清肝明目、利水通便之功效，常用来辅助治疗目赤肿痛、高血压、便秘等症。

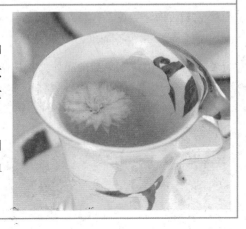

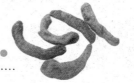

天 麻 平肝潜阳，为治眩晕要药 ·······························

天麻性平，味甘，归肝经。其具有息风止痉、平抑肝阳、祛风通络的功效，可用于治疗各种病因之肝风内动，惊痫抽搐。本品既息肝风，又平肝阳，为治眩晕、头痛之要药。本品又能祛外风、通经络、止痛，用于治中风手足不遂、筋骨疼痛等。天麻还能降低外周血管、脑血管和冠状血管阻力，并有降压、减慢心率及镇痛抗炎的药理作用，天麻多糖有免疫活性，可增强人体的抵抗力。

天麻苦瓜酿肉 平肝潜阳，辅助治疗肝阳上亢

| 配 方 | 天麻4克，川芎4克，茯苓4克，绿苦瓜300克，猪绞肉150克，清水350毫升，甜椒末1大匙，盐1小匙，香油1/4小匙

| 做 法 | ①绿苦瓜切成高度约2厘米的圆圈状，用汤匙挖出中间的子和白膜后铺于盘中备用；②猪绞肉加入调味料搅拌至黏，用汤匙填入苦瓜内备用；③将清水倒入锅中，加入川芎、茯苓、天麻，以中火煮沸，转小火续煮5分钟，过滤取药汁，再淋于苦瓜上，撒上甜椒末，放入蒸笼中，以大火蒸15~20分钟即可。

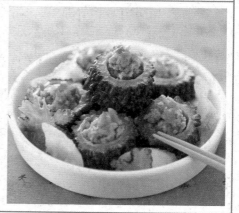

天麻炖猪脑 祛风通络，辅助治疗中风手足瘫痪

| 配 方 | 猪脑300克，天麻15克，地龙10克，葱2棵，姜1块，枸杞10克，红枣5克，盐、味精、胡椒粉、高汤各适量

| 做 法 | ①猪脑洗净，去净血丝，葱择洗净切段，姜去皮后切片；②锅中注水烧开，放入猪脑焯烫，捞出沥水；③高汤放入碗中，加入所有原材料，调入调味料隔水炖2小时即可。

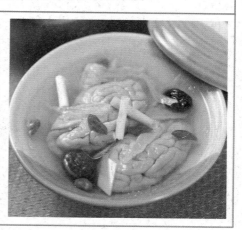

营养功效 天麻、地龙具有平肝潜阳、息风止痉的功效，猪脑益智补脑，可有效治疗中风偏瘫。

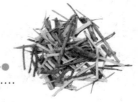

柴 胡 　疏肝除烦、解抑郁 ·······················●

柴胡性微寒、味苦，归肝、胆经。本品辛行苦泄，性善条达肝气、疏肝解郁，用于治疗肝失疏泄，气机郁阻所致的胸胁或少腹胀痛、情志抑郁、妇女月经失调、痛经等症。其还能升举脾胃清阳之气，可用于治疗中气不足、气虚下陷所致的脘腹重坠作胀，食少倦怠，久泻脱肛、子宫下垂、肾下垂等脏器脱垂。柴胡有较好的抗感冒病毒、抗脂肪肝、抗肝损伤、利胆、抑制胃酸分泌以及抗肿瘤及增强免疫等药理作用。

柴胡莲子田鸡汤 　　　疏肝解郁，辅助治疗肝郁气滞诸症

|配　方| 柴胡10克，香附10克，莲子150克，陈皮5克，甘草3克，田鸡3只，盐适量

|做　法| ①将中药材（莲子除外）略冲洗，装入棉布袋，扎紧。②莲子洗净，与棉布袋一同放入锅中，加水1200毫升，以大火煮开，转用小火煮30分钟。③田鸡宰杀，洗净，剁块，放入汤内煮沸，捞弃棉布袋，加盐调味即可食用。

|营养功效| 本品疏肝除烦、行气宽胸，用于肝郁气滞引起的胸胁胀满、胁肋疼痛等症。

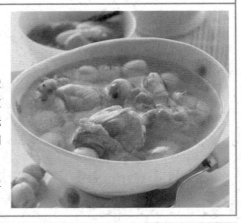

柴胡枸杞羊肉汤 　　　升阳举陷，辅助治疗内脏脱垂

|配　方| 柴胡15克，枸杞10克，羊肉片200克，上海青200克，盐3克

|做　法| ①柴胡冲净，放进煮锅中加4碗水熬高汤，熬到约剩3碗，去渣留汁；②上海青洗净，切段；③枸杞放入高汤中煮软，羊肉片入锅，并加入上海青；④待肉片熟，加盐调味即可食用。

|营养功效| 柴胡疏肝解郁、升阳举陷，枸杞养肝明目，羊肉温阳补气，三者合用，对老年人气虚内脏下垂以及阳虚怕冷有很好的改善作用。

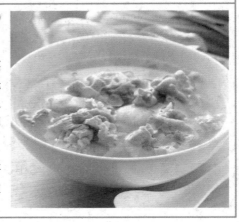

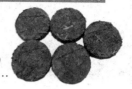

车前草　泻热明目、利水消肿 ·······················•

　　车前草性甘、微寒，归肝、肾、肺、小肠经，具有利尿通淋、渗湿止泻、明目祛痰的功效。其常被用来治疗湿热下注于膀胱而致小便淋沥涩痛，水湿停滞所致的水肿、小便不利，湿热或脾虚泄泻，肝火旺盛所致的目赤肿痛、目暗昏花、白内障，肺热所致的痰热咳嗽等病症。据临床研究报道，车前子水煎服，治疗高血压有良效。车前子研细末服，还可治疗胃、十二指肠溃疡，胃炎。

通草车前子茶　　利尿消肿，辅助治疗肾炎、尿路感染

|配方| 通草10克，车前子10克，白茅根8克，黄芪8克，砂糖10克

|做法| ①将通草、车前子、白茅根、黄芪洗净，盛入锅中，加1500毫升水煮茶。②大火煮开后，转小火续煮15分钟。③煮好后捞出药渣加入砂糖即成。

营养功效 通草、车前子、白茅根均有清热解毒、利尿消肿的功效，黄芪化气利水，四者合用，对尿道炎引起的排尿困难、尿道涩痛，小便短赤、尿血等症有很好的疗效。

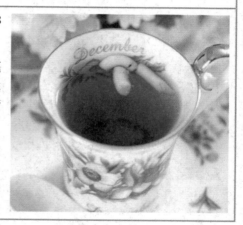

车前枸杞叶猪肝汤　　清肝泻火、明目

|配方| 车前子150克，猪肝1只，枸杞叶100克，姜片少许，盐10克，味精3克，麻油适量

|做法| ①车前子洗净，加水800毫升，煎至400毫升；②猪肝、枸杞叶洗净，猪肝切片，枸杞叶切段；③再将猪肝、枸杞叶放入，加入姜片和盐，继续加热，同煮至熟，下味精，淋麻油即可。

营养功效 车前子清热利尿、明目，枸杞叶、猪肝均养肝明目，三者合用，对老年人两眼昏花、两目干涩、目赤肿痛等均有改善效果。

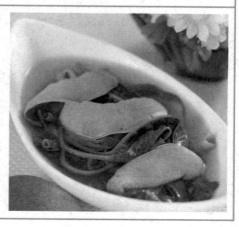

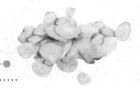

白 芍 养肝补血、柔肝止痛首选药

白芍味苦、酸，性微寒，归肝、脾经，具有养血敛阴、柔肝止痛、平抑肝阳的作用。其主治肝血亏虚及血虚月经不调，常与熟地、当归等同用；肝脾不和之胸胁脘腹疼痛，常配柴胡、当归、白芍等同用；四肢挛急疼痛，常配甘草缓急止痛；肝阳上亢之头痛眩晕，常配牛膝、代赭石、龙骨、牡蛎等同用。此外，白芍还有敛阴止汗之功，可用于阴虚盗汗、肝阳上亢之头痛眩晕。

山药白芍排骨汤   柔肝止痛，辅助治疗血虚肝郁、胁肋满闷

|配 方| 白芍10克，蒺藜10克，新鲜山药300克，排骨250克，红枣10颗，盐2小匙

|做 法| ①白芍、蒺藜装入棉布袋系紧；新鲜山药洗净、切块；红枣用清水泡软；排骨冲洗后入沸水中汆烫捞起；②将排骨、山药、红枣和棉布袋放入锅中，加水1800毫升，大火烧开后转小火炖40分钟，加盐调味即可。

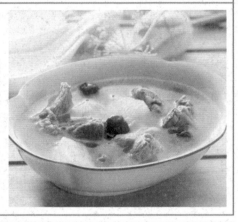

营养功效 白芍可补血滋阴、柔肝止痛，山药益气健脾，两者合用，对肝脾不和、胸胁胀满、食欲缺乏患者有较好的食疗作用。

四物鸡汤   养血调经，辅助治疗老年性贫血

|配 方| 鸡腿约150克，熟地25克，当归15克，川芎5克，炒白芍10克，盐3克

|做 法| ①将鸡腿剁块，放入沸水中汆烫，捞出冲净；药材以清水快速冲净。②将鸡腿和所有药材放入炖锅，加6碗水以大火煮开，转小火续炖40分钟。③起锅前加盐调味即可。

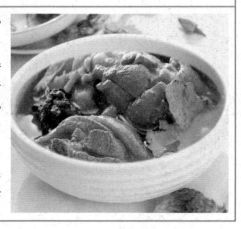

营养功效 熟地、当归、川芎、炒白芍四药合用为四物汤，是补血代表方，可有效改善贫血引起的头晕目眩、面色微黄或苍白、腰膝酸软、潮热盗汗、神疲乏力等症状。

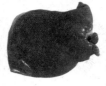

猪肝 以脏养脏、养肝补血

常食猪肝可预防眼睛干涩、疲劳，可调节和改善贫血患者造血系统的生理功能，还能帮助去除机体中的一些有毒成分。猪肝中含有一般肉类食品中缺乏的维生素C和微量元素硒，能增强人体的免疫力、抗氧化、防衰老，并能抑制肿瘤细胞的产生。其临床上常用来治疗肝血不足所致的视物模糊不清、夜盲、眼干燥症、小儿麻疹、病后角膜软化症、内外翳障等眼病。

枸菊肝片汤 养肝明目，预防白内障、老眼昏花

|配 方| 枸杞10克，菊花5克，猪肝300克，盐1小匙

|做 法| ①猪肝冲净，切片；煮锅加4碗水，放入枸杞以大火煮开，转小火续煮3分钟；②待水一沸，放入肝片和菊花，待水一开，加盐调味即可熄火起锅。

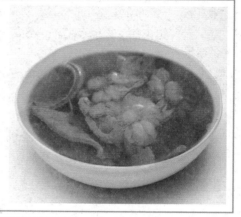

营养功效 富含维生素B_2的猪肝，搭配含β胡萝卜素的枸杞，能防止眼睛结膜角质化及晶体老化，二者对视力都有很好的保护作用。

何首乌炒猪肝 补血养肝，预防贫血

|配 方| 何首乌20克，猪肝300克，韭菜花250克，生粉、盐、油、香油各适量

|做 法| ①猪肝切片，入开水中汆烫，捞出沥干。②韭菜花切小段；将何首乌放入清水中煮沸，转小火续煮10分钟后离火，滤取药汁与生粉混合拌匀。③起油锅，放入沥干的猪肝、韭菜花拌炒片刻，加入盐和香油拌炒均匀，淋上药汁勾芡即可。

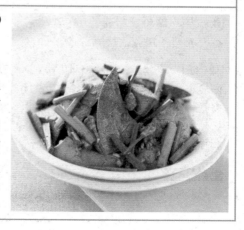

营养功效 本品可滋补肝肾、养血明目，对肝肾亏虚、血虚者均有补益作用。

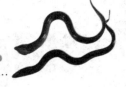

鳝 鱼 　降压降脂、祛风除湿

鳝鱼性温、味甘，归肝、脾、肾经。其具有补肝益肾、补气养血、祛风湿、强筋骨、壮阳等功效，对降低血液中胆固醇的浓度，预防因动脉硬化而引起的心血管疾病有显著的食疗作用，还可用于辅助治疗面部神经麻痹、中耳炎、乳房肿痛等病症。风湿痹痛、四肢酸疼无力、糖尿病、高血脂、冠心病、动脉硬化者都可多食。有人说"鳝鱼是眼药"，过去很多患眼疾的人都知道吃鳝鱼有好处。

▎大蒜鳝段▎　　　　　降低血压，预防动脉硬化

▎配 方▎ 净鳝鱼片400克，大蒜150克，葱15克，盐、熟菜油、肉汤、酱油、绍酒、芝麻油各适量

▎做 法▎ ①将净鳝鱼片洗净去头尾，切成段；大蒜炸香备用；葱切段。②炒锅置旺火上，下熟菜油烧至七成热，下鳝鱼段煸炒，加盐、绍酒，炒至鳝段卷缩、酥软时倒入肉汤，下酱油，改用小火，烧至大蒜熟透，加入芝麻油即可。

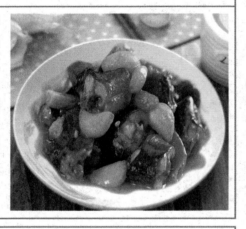

▎营养功效▎ 鳝鱼可活血通络，大蒜为"血管清道夫"，两者合用，可降血压，预防动脉硬化。

▎土茯苓鳝鱼汤▎　　　祛风除湿，防治风湿性关节炎

▎配 方▎ 鳝鱼、蘑菇各100克，当归8克，土茯苓、赤芍各10克，盐5克，米酒10克

▎做 法▎ ①将鳝鱼洗净，切小段；蘑菇洗净，撕成小朵；当归、土茯苓、赤芍洗净备用。②将当归、土茯苓、赤芍先放入锅中，以大火煮沸后转小火续煮20分钟。③下鳝鱼煮5分钟，下入蘑菇炖煮3分钟，加盐、米酒调味即可。

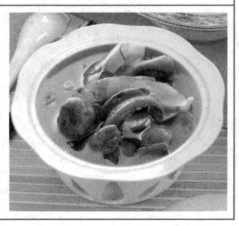

▎营养功效▎ 土茯苓、鳝鱼祛风除湿、通络除痹，赤芍清热凉血，当归活血化瘀。

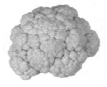

花 菜 防癌抗癌首选菜 ·······························

　　花菜含有蛋白质、磷、铁、胡萝卜素、维生素B₁、维生素B₂和维生素C、维生素A等，是蔬菜中维生素C含量最高的。花菜也是含有类黄酮最多的食物之一，可以防止感染，阻止胆固醇氧化，防止血小板凝结成块，从而减少心脏病和中风的危险。常吃花菜还可以增强肝脏的解毒能力，可防癌抗癌。此外，花菜还具有爽喉、开音、润肺、止咳等功效。

| 花菜炒番茄 | 降压降脂、预防中风

| 配方 | 花菜250克，香菜10克，植物油4克，番茄200克，盐、鸡精各适量

| 做法 | ①将花菜去除根部，切成小朵，用清水洗净，氽水，捞出沥水待用；番茄洗净，切小丁；香菜洗净，切小段。②锅中加入4克植物油烧至六成热，将花菜和番茄丁放入锅中翻炒至熟。③最后调入适量盐、鸡精，盛盘，撒上香菜段即可。

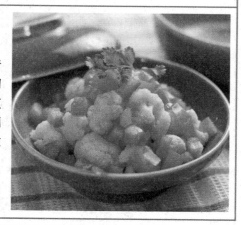

营养功效 本菜降脂、降压，高血压、高血脂的患者皆可经常食用。

| 花菜炒肉片 | 防癌抗癌

| 配方 | 花菜200克，瘦肉50克，盐5克，味精3克，姜10克，干椒15克，葱5克，油适量

| 做法 | ①将花菜洗净，切成小块；瘦肉洗净，切片；干椒切段；姜去皮，切片；葱切圈。②锅上火，加油烧热，下入干椒炒香，再加入肉片、花菜、姜、葱炒匀，再加少量水，盖上盖稍焖，加盐、味精调味即可。

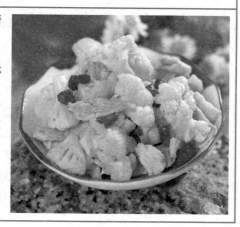

营养功效 本品具有防癌抗癌、健脾益胃的功效，可减少食管癌、胃癌、直肠癌等癌症的患病率。

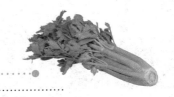

芹菜　解肝毒、降血压

芹菜含有蛋白质、碳水化合物、B族维生素、维生素P、钙、磷、铁等营养成分。其中，B族维生素、维生素P的含量较多。芹菜具有清热除烦、平肝、利水消肿、凉血止血的作用，对高血压、头痛、头晕、暴热烦渴、黄疸、水肿、小便热涩不利、妇女月经不调、赤白带下、痄腮等病症有食疗作用，尤其适合高血压、动脉硬化、缺铁性贫血患者及经期妇女食用。

｜芝麻拌芹菜｜　　　　　　降低血压，预防动脉硬化

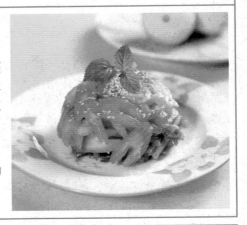

｜配　方｜　红辣椒2个，西芹300克，芝麻（炒熟）20克，蒜末、花椒油、味精、盐各适量

｜做　法｜　①红辣椒去蒂、子，切圈，装盘垫底用；②西芹去叶留梗，洗净，切片，放入沸水中焯烫一下，冷却后装盘，再加入蒜末、花椒油、味精、盐和熟芝麻，拌匀即可食用。

营养功效　本品具有降压、降脂、保肝、利水、通便的功效，老年人常食可有效预防高血压、动脉硬化等心脑血管疾病。

｜芹菜烧豆腐｜　　　　　　平肝利水，降脂减肥

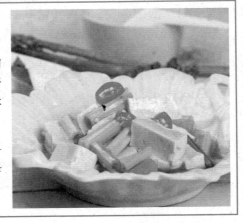

｜配　方｜　豆腐300克，芹菜100克，辣椒、盐、油、酱油、白糖、香油各适量

｜做　法｜　①豆腐切大块；芹菜切段；辣椒切圆圈。②锅放油，爆香辣椒、芹菜，加盐、酱油、白糖、水烧开；放入豆腐煮2分钟。③淋上香油即可。

营养功效　芹菜是典型的高钾低钠食品，具有一定的降压、降脂作用。常食本品，可有效降压降糖、降低血脂，预防心血管疾病。

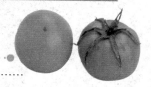

番 茄 养肝明目、防癌抗癌

　　番茄具有止血、降压、利尿、健胃消食、生津止渴、清热解毒、凉血平肝的功效，可用于高血压、急慢性肝炎、急慢性肾炎、夜盲症和近视眼以及反复宫颈癌、膀胱癌、胰腺癌等病的食疗，还能吸收体内的胆固醇和脂肪等物质并随着大便排出，从而起到瘦身作用。另外，番茄还有美容和治口疮的作用。每天喝一杯番茄汁或常吃番茄，对防止老年斑有较好的作用。

▎番茄猪肝菠菜面▎　　　　凉血平肝，降低血压

▎配 方▎ 鸡蛋面120克，番茄1个，菠菜25克，猪肝60克，盐6克，油适量

▎做 法▎ ①将猪肝洗净切成小片，菠菜洗净，番茄洗净后切成小片。②锅中加油烧热，下入猪肝，炒熟盛出；锅中加水烧开，下入鸡蛋面。③待面条熟后，再下入炒好的猪肝、菠菜、番茄，调入味即可。

▎营养功效▎ 猪肝、菠菜均是补血美容佳品，番茄富含多种维生素，可美白养颜。青春期女孩常食本品可使面色红润。

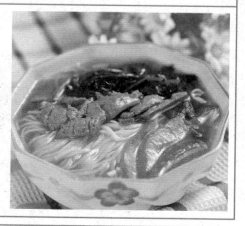

▎番茄豆腐汤▎　　　　清肝明目，缓解夜盲症、近视眼

▎配 方▎ 豆腐150克，番茄250克，橄榄油4克，盐、味精、淀粉、葱花各适量

▎做 法▎ ①将豆腐洗净，切成小粒；番茄洗净，入沸水烫后，剖开，切成粒。②豆腐入碗，加番茄、盐、味精、淀粉一起拌匀。③将锅置火上，下橄榄油烧热，倒入豆腐、番茄翻炒至香，再炒5分钟，撒上葱花即可。

▎营养功效▎ 本品有降糖降压、清热解毒、养心润肺的功效，适合阴虚火旺的糖尿病患者食用。

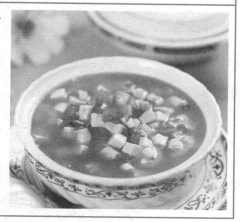

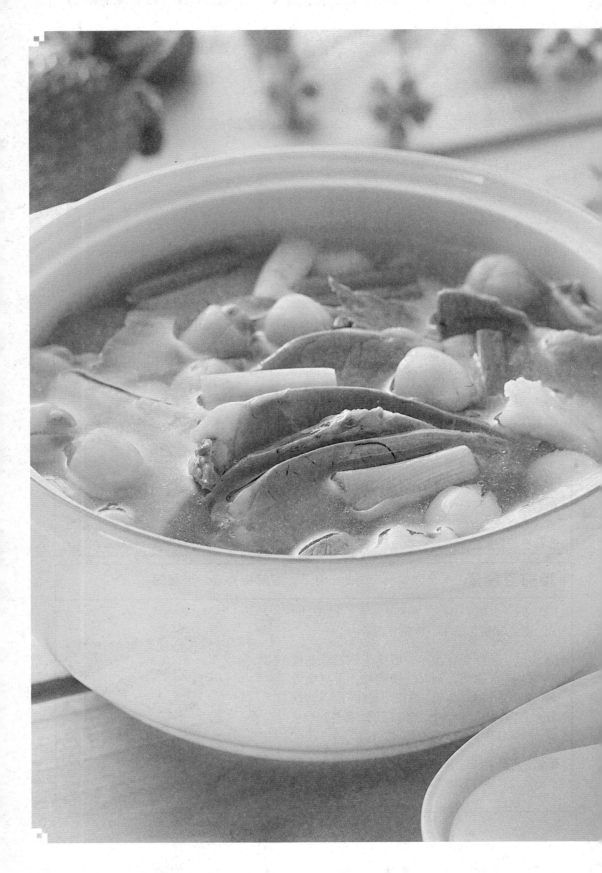

第二章

药膳养护心脏，保护"君主之官"

　　"心者，君主之官，神明出焉。"古人把心看作人体的精神、意识、思维活动，乃至生命的主宰，由此可见心在五脏六腑中的地位何等重要。心脏统帅各个脏器，使之相互协调，共同完成各种复杂的生理活动，以维持人的生命活动。心力的强弱，对健康起着决定性的作用，心力弱，会造成免疫力低下，其他脏腑的功能也会出现紊乱而产生各种疾病，因此以君主之官比喻心的重要作用与地位并不为过。只有心力足身体才好，所以老年人一定要保养好自己的心脏。

养护心脏常识面面观

心为"君主之官"，心脏对人体的健康起着决定性的作用，所以我们平时要加强对心脏的养护。养护心脏的药材和食材有：苦参、檀香、五味子、当归、肉桂、附子、莲子、猪心、龙眼肉、苦瓜等。

心脏的主要生理功能

《黄帝内经》把人体的五脏六腑命名为十二官，其中，心为君主之官。把心称为君主，就是肯定了心在五脏六腑中的重要性，心是脏腑中最重要的器官。在中医理论中，心为神之居、血之主、脉之宗，在五行属火，配合其他所有脏腑功能活动，起着主宰生命的作用。心的生理功能主要有两个：①心主血脉。心主血脉包括主血和主脉两个方面，全身的血都在脉中运行，依赖于心脏的推动作用而输送到全身。脉是气血流行的通道，又称为"血之府"。心脏是血液循环的动力器官，它推动血液在脉管内按一定方向流动，从而运行周身，维持各脏腑组织器官的正常生理活动。因此，心气旺盛、心血充盈、脉道通利，心主血脉的功能才能正常，血液才能在脉管内正常运行。若心血亏虚，会出现贫血、出血、心绞痛、心悸缺血等病症。②心主神志。神志指精神、思维、意识活动。心主神志的功能正常，则精神健旺，神志清楚；反之，神志异常，出现惊悸、健忘、失眠、癫狂等证候，而且可引起其他脏腑的功能紊乱。

如何判断心的生理功能是否正常

心的生理功能是否正常，可显露在面部的色泽变化中。如心气、心血不足，会造成面色苍白无华。心在窍为舌，舌为心的外候，又称舌为"心之苗"。心的功能正常，则舌体红润，柔软灵活，味觉灵敏。舌头是暗紫色，主要是由于心阳虚损，或寒滞血脉，血瘀于心流通不畅所致；如果出现舌头发红变肿的症状，或者是心烦失眠等，可能是小肠蕴积了过多的热而影响到心的缘故；心火上炎则舌红，甚至生疮。养护心脏，日常饮食在于"两多、三少"：多吃杂粮、粗粮，多食新鲜蔬菜、大豆制品；少吃高脂肪、高胆固醇食品，少饮酒，少吃盐。此外，多选择对心脏有益的药材和食物，如莲子、猪心、苦参、当归、五味子、龙眼、苦瓜等。

本草药膳养护心脏

莲子 补中养心，除百病的滋补佳珍

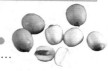

莲子性平，味甘，是常用的养心之品，有养心安神、健脾益气的功效，对神经衰弱、失眠健忘、脾虚腹泻、遗精早泄等症均有疗效，尤其适合老年人以及经常进行脑力劳动的人群食用，可以增强记忆力，预防老年痴呆。

莲子茯神猪心汤 | 养心安神、防治失眠

| 配　方 | 猪心1个，莲子200克，茯神25克，葱段少许，盐5克

| 做　法 | ①猪心入开水汆烫去血水，捞出，再放入清水中清洗干净。②莲子、茯神洗净后入锅，加4碗水熬汤，以大火煮开后转小火煮30分钟；猪心切片，放入锅中，煮至熟，加葱段、盐即可。

营养功效 本品具有补血养心、安神助眠的功效，对改善心悸、失眠多梦等症有很好的疗效。

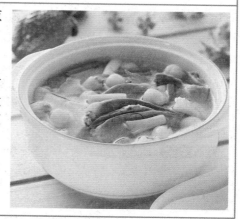

莲子猪肚 | 健脾益气、涩肠止泻

| 配　方 | 猪肚1个，莲子50克，葱1颗，姜15克，蒜10克，盐、香油各适量

| 做　法 | ①莲子洗净泡发去心，猪肚洗净，内装莲子，用线缝合，葱、姜切丝，蒜剁泥。②将猪肚放入锅中，加清水炖至熟透，捞出晾凉后切成细丝，同莲子放入盘中。③调入葱丝、姜丝、蒜泥和调味料拌匀即可。

营养功效 猪肚可补虚损、健脾胃，莲子补肾涩精、涩肠止泻，本品可治疗虚寒性腹泻。

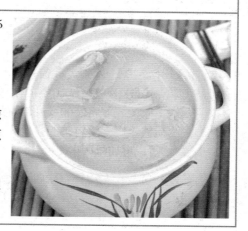

猪 心 以脏养脏、强心佳品 ⋯⋯⋯⋯⋯⋯⋯⋯⋯⋯●

　　猪心性平，味甘、咸，入心经。其具有补虚、安神定惊、养心补血的功效，对心虚多汗、自汗、心悸、失眠多梦、精神恍惚等症均有疗效。中医有"以脏养脏"之说，猪心富含蛋白质、钙、磷、铁、维生素B$_1$、维生素B$_2$、维生素C以及维生素PP等营养成分，对加强心肌营养，增强心肌收缩力有很大的作用，有利于功能性或神经性心脏疾病的痊愈。

当归炖猪心 　　　　　　补血强心，防治心悸失眠

|配 方| 鲜猪心1个，党参20克，当归15克，葱、姜、盐、料酒各适量

|做 法| ①猪心洗净剖开；党参、当归洗净，再一起放入猪心内，用竹签固定。②在猪心上撒入葱、姜、料酒，再将猪心放入锅中，隔水炖熟。去除药渣，再加盐调味即可。

营养功效 本品补血益气、养心安神，对心脾两虚引起的失眠多梦、神疲乏力、困倦、面色萎黄或苍白等症有很好的改善作用。

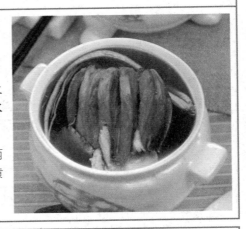

莲子芡实猪心 　　　　　　益气补虚、敛汗固表

|配 方| 莲子、芡实各50克，猪心350克，猪瘦肉100克，蜜枣20克，盐适量

|做 法| ①将莲子、芡实、猪瘦肉、蜜枣洗净。②猪心切开两边，洗净空腔里的残留瘀血，入锅中余烫。③将2000毫升清水放入瓦煲内，煮沸后放入以上用料，武火煲开后，改用文火煲3小时，再加盐调味即可。

营养功效 莲子、芡实均有补虚健脾的作用，与猪心同食，对失眠、盗汗、潮热有一定疗效。

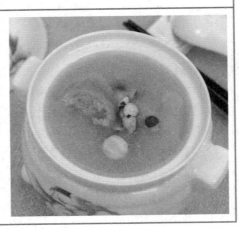

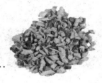

苦参 清热、护心的苦口良药

苦参性寒，味苦，归心、肝、胃、大肠、膀胱经。苦参有抗心律失常作用，可使心律减慢，心肌收缩力减弱，心排出量减少，并有降压作用。临床报道，用苦参、丹参、炙甘草为基本方加减，可有效治疗病毒性心肌炎。此外，苦参还有燥湿止痒的功效，临床上还常用于治疗宫颈炎、盆腔炎、阴道炎、湿疹、淋病、真菌性肠炎、慢性溃疡性结肠炎、细菌性痢疾等。

苦参黄檗饮　抗炎强心，辅助治疗病毒性心肌炎

配方 黄檗、金银花、苍术各6克，苦参10克，生甘草5克，砂糖适量

做法 ①将黄檗、金银花等以上四味药材分别洗净。②砂锅内放入以上药材，加入适量清水，大火烧沸，改用小火煎煮25分钟，关火。③去渣取液，加入白砂糖，搅匀即成。

营养功效 黄檗、苦参、苍术清热燥湿，抑菌消炎，生甘草既能解毒还能调和药性，四药合用，对病毒性心肌炎有很好的辅助治疗效果。

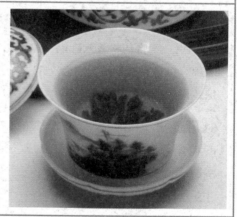

苦参黄连甘草汁　燥湿止痒，辅助治疗湿疹、阴道炎等

配方 苦参10克，黄连10克，甘草5克，白糖适量

做法 ①将苦参、黄连、甘草洗净。②将洗净的苦参、黄连、甘草放入炖盅内，加水200毫升，蒸煮5分钟。③加白糖搅拌，冷却去渣即可饮用。可长期服用。

营养功效 苦参、黄连合用，可清热燥湿，抑菌杀虫，消肿止痒，对湿热下注引起的外阴瘙痒、阴道炎以及湿疹、皮肤瘙痒等病均有很好的疗效。

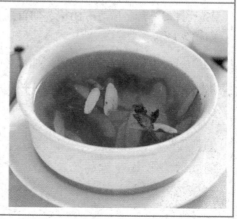

179

檀 香 解郁开窍的圣品 ·······

　　檀香味辛，性温，归脾、胃、心、肺经。檀香具有行气止痛、散寒调中的功效，临床上常用于治疗寒凝气滞引起的心绞痛、心律不齐、胃痛、痛经、盆腔炎等病症，还可有效降低血脂、血压，防治高脂血症、高血压。临床报道，以檀香、丹参、山楂、何首乌各适量水煎服，治疗高脂血症有显著效果。另有用檀香入复方治疗冠心病心绞痛、外伤胸痛等。

丹参檀香饮 　　　　行气止痛，防治心绞痛

|配　方| 丹参、檀香、砂仁各15克，白糖少许

|做　法| ①将药材放入砂锅，加水1000毫升，水沸，续煮15分钟，取汁倒入茶杯。②加放白糖，搅匀待温饮用。

|营养功效| 这道茶饮有降低血压、行气活血的功效，常饮还可防治高血压、心绞痛、胸胁痛等病症。

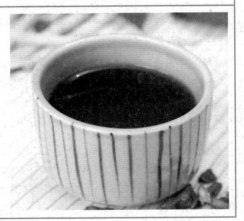

檀香降压茶 　　　　降低血脂、血压

|配　方| 丹参、檀香、山楂、何首乌各15克，白糖少许

|做　法| ①将药材放入砂锅，加水1000毫升，水沸，续煮15分钟，取汁倒入茶杯。②加放白糖，搅匀待温饮用。

|营养功效| 这道茶饮有补脑养胃、益心养气的功效，常饮还可防治高血压、冠心病、糖尿病等病症。

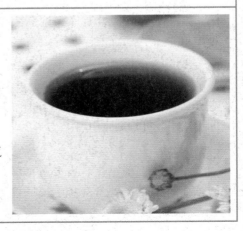

五味子　调补五脏 ·········· ●

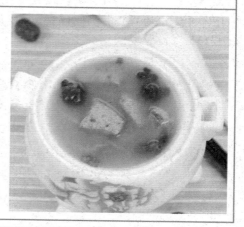

五味子性温，味酸、甘，归肺、心、肾经，具有收敛固涩、益气生津、补肾宁心的功效，常用于治疗心悸、失眠、多梦、自汗、盗汗、遗精、滑精、久泻不止、津伤口渴、消渴等病症。本品治阴血亏损，心神失养，或心肾不交的虚烦心悸、失眠多梦，常与麦冬、丹参、生地、酸枣仁等同用，有较好的疗效。凡表邪未解、内有实热、咳嗽初起、麻疹初期等患者均不宜服用五味子。

▌猪肝炖五味子▕　　　　　宁心安神，改善失眠

▌配　方▕　猪肝180克，五味子15克，红枣2颗，姜适量，盐1克，鸡精适量

▌做　法▕　①将猪肝洗净切片；五味子、红枣洗净；姜去皮，洗净切片。②锅中注水烧沸，入猪肝汆去血沫。③炖盅装水，放入猪肝、五味子、红枣、姜炖3小时，调入盐、鸡精即可。

▌营养功效▕　五味子可滋肾温精、养心安神；与猪肝合而为汤，有养血安神的作用，对心血亏虚引起的失眠多梦、头晕目眩等症有很好的作用。

▌猪肚五味白术粥▕　　　　益气敛汗，辅助治疗自汗、盗汗

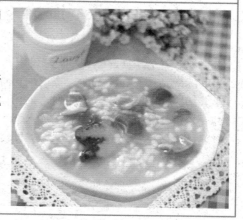

▌配　方▕　猪肚500克，粳米150克，五味子、白术各30克，槟榔10克，生姜6克，盐适量

▌做　法▕　①将猪肚翻洗干净煮熟，切小块。②五味子、白术、槟榔、粳米均洗净。③将所有材料放入锅中，加入猪肚、生姜、盐，煮成粥即可。

▌营养功效▕　猪肚补气健脾，白术补气敛汗，五味子养心安神，粳米益气补虚。四者合用，对气虚所致的自汗盗汗、面色萎黄、食欲缺乏、腹泻等均有疗效。

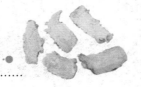

当归 补血活血第一药

当归味甘、辛，性温，归肝、心、脾经。其具有补血调经、活血止痛、润肠通便的功效，临床上常用于治疗心脾两虚引起的心悸、失眠、面色萎黄等症，常与熟地、白芍、川芎配伍同用。此外，当归对月经不调、痛经等妇科疾病均有很好的疗效，对老年人血虚便秘也有很好的效果。临床研究发现，以25%当归静脉注射液静脉滴注可有效治疗缺血性中风。

参归枣鸡汤   补血安神，改善贫血、心悸失眠

| 配 方 | 党参15克，当归15克，红枣8颗，鸡腿1只，盐2小匙

| 做 法 | ①鸡腿剁块，放入沸水中汆烫，捞起冲净；②鸡肉、党参、当归、红枣一起入锅，加7碗水以大火煮开，转小火续煮30分钟；③起锅前加盐调味即可。

营养功效 本品具有补血活血的功效，可改善贫血症状。党参、当归配伍可补气养血，促生红细胞，增强机体的造血功能，红枣可补益中气、养血补虚。

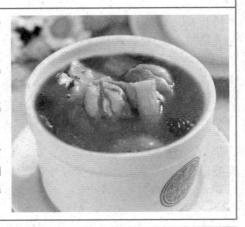

核桃仁当归瘦肉汤   润肠通便，缓解老年人便秘症状

| 配 方 | 瘦肉500克，当归30克，核桃仁15克，姜、葱各少许，盐6克

| 做 法 | ①瘦肉洗净，切件；核桃仁洗净；当归洗净，切片；姜洗净，去皮后切片；葱洗净，切段。②瘦肉入水汆去血水后捞出。③瘦肉、核桃仁、当归放入炖盅，加入清水；大火慢炖1小时后，调入盐，转小火炖熟即可食用。

营养功效 核桃仁具有补肾、益智、通便的功效，当归可补血活血、润肠通便，两者合用，对改善老年人气虚、血虚引起的便秘有很好的效果。

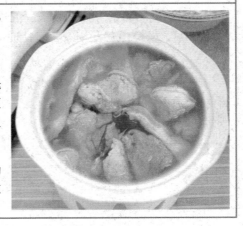

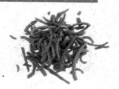

肉桂 散寒止痛、补益五脏

　　肉桂性温，味辛、甘，归心、肝、脾、肾经，具有补火助阳、散寒止痛、温经通脉的功效。其可助心阳、通血脉、止悸动。肉桂可用于治疗心阳不振、不能宣通血脉、寒邪内侵的胸痹心痛（相当于西医的心绞痛、心肌梗死），还可治疗阳痿、宫冷、虚寒腹痛、虚阳上浮等。此外，肉桂有扩张血管、促进血液循环、增强冠状动脉及脑血流量、使血管阻力下降等作用。

川芎肉桂姜茶　温通心阳、通脉止痛，辅助治疗心绞痛

配方　川芎10克，肉桂姜茶包1包，老姜片、黑糖姜母汁各少许，糖包1包

做法　①将川芎洗净，放入平底锅中，加水适量，大火煮开，转小火煎煮10分钟，捞去药渣，留汁。②再加入老姜片及黑糖姜母汁至锅中，煮沸后倒入装有肉桂姜茶的玻璃壶。③加盖浸泡3~5分钟，附上糖包即可。

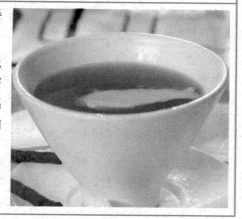

营养功效　川芎可活血止痛；肉桂除积冷、通血脉，两者合用，可治疗寒凝血瘀型心绞痛。

肉桂茴香炖雀肉　补火助阳，辅助治疗虚寒性夜尿频多症

配方　麻雀3只，肉桂、胡椒各10克，小茴香20克，杏仁15克，盐少许

做法　①麻雀去毛、内脏、脚爪，洗净；将肉桂、小茴香、胡椒、杏仁均洗净备用。②麻雀放入煲中，加适量水，煮开，再加入肉桂、杏仁以小火炖2小时。③最后加入小茴香、胡椒，焖煮10分钟，加盐调味即可。

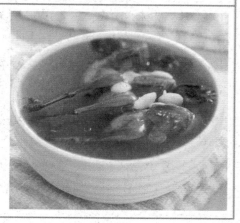

营养功效　麻雀肉补肾壮阳、益精固涩；肉桂、茴香均可散寒。

183

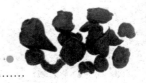

附 子 回阳救逆首品

附子性大热，味辛、甘，有毒；归心、肾、脾经。其具有回阳救逆、补火助阳、散寒止痛的功效；其上助心阳、中温脾阳、下补肾阳，为"回阳救逆第一品药"。临床上常用其治疗亡阳证（症见手足厥冷、冷汗淋漓、脉微欲绝），阳虚证（畏寒怕冷、阳痿精滑、宫寒不孕），风寒湿痹（肩周炎、风湿性关节炎等）。附子若治心阳衰弱、心悸气短、胸痹心痛者，可与人参、桂枝等同用。

附子参麦汤
回阳救逆、温通心阳，辅助治疗心力衰竭

配 方 制附子10克，人参15克，麦冬20克，炙甘草8克

做 法 ①将制附子、人参、麦冬、炙甘草均洗净，备用。②置锅火上，加水800毫升，大火煮开，先下入制附子，用中火煎煮1小时，再下入人参、麦冬、炙甘草续煮30分钟即可关火。③滤去药渣即可饮用。

营养功效 本品具有大补元气、回阳救逆的功效，对心力衰竭有一定的辅助治疗作用，患者症见冷汗淋漓、四肢厥冷、脉微欲绝、心胸绞痛等。

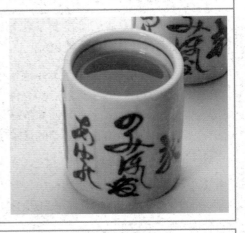

附子生姜炖狗肉
散寒止痛，辅助治疗风寒湿痹

配 方 熟附子10克，生姜100克，狗肉500克，盐、料酒、八角、葱花、花生油各适量

做 法 ①将狗肉洗净，切块；生姜切片，备用；②锅中加水煨炖狗肉，煮沸后加入生姜片、熟附子，再加花生油、料酒、八角、葱花；③共炖2小时左右，至狗肉熟烂后加入盐调味即可。

营养功效 本品散寒除湿、温经止痛，可治疗风寒湿痹诸症，如肩周炎、风湿性关节炎等。

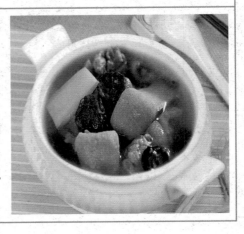

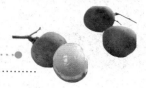

龙眼肉 药食两用进补上品 ·············

　　龙眼肉性温，味甘，归心、脾经，具有补益心脾、养血安神、益智补脑的功效，为治疗心脾两虚的要药。其常用于思虑过度、劳伤心脾而致惊悸怔忡、失眠健忘、食少体倦，以及脾虚气弱、便血崩漏等。对于心脾两虚引起的心悸、失眠、气短、面色萎黄等，其可与人参、当归、酸枣仁等同用，如归脾汤。用于气血亏虚，可单服本品。但湿盛中满或有停饮、痰、火者忌服龙眼肉。

龙眼莲子羹 | 补益心脾、安神助眠，辅助治疗神经衰弱

| 配　方 | 龙眼100克，莲子80克，枸杞10克，红枣5克，白糖5克

| 做　法 | ①将莲子、枸杞泡发，红枣去核，龙眼去壳；②再将所有备好的材料一起上火煲；③煲好后加入白糖即可。

营养功效 本品富含多种氨基酸、维生素P，既能补气血，还能养心安神，可治疗神经衰弱，还有保护血管、防止血管硬化等作用。

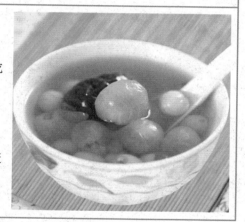

麦枣龙眼汤 | 补血养心，改善贫血、心悸等

| 配　方 | 浮小麦25克，红枣5颗，龙眼肉10克

| 做　法 | ①将红枣用温水稍浸泡；小麦洗净；②将浮小麦、红枣、龙眼肉同入锅中，加水煮汤即可。③每日分2次服用。

营养功效 本品具有益气补血、健脾和中、养心安神、敛汗固表的功效，可有效改善潮热盗汗、心烦失眠、心悸等症状。

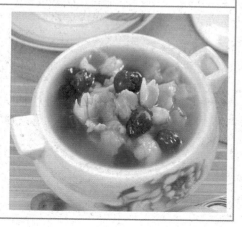

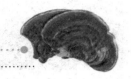

灵芝 养心益智、抗老防衰佳品 ·····

灵芝性平，味甘，归心、肺、肝、肾经。其能补心血、益心气、安心神，可治疗气血不足、心神失养所致的心神不宁、失眠、惊悸、多梦、健忘、体倦神疲、食少等症，可单用研末吞服，或与当归、白芍、酸枣仁、柏子仁、龙眼肉等同用。灵芝还可补益肺气、温肺化痰、止咳平喘，常可治肺虚咳嗽、虚喘、痰饮等症。此外，灵芝还有补养气血作用，故常用治虚劳短气、不思饮食、手足逆冷、烦躁口干等症。

灵芝红枣兔肉汤 ｜ 补心血、安心神，辅助治疗心神不宁、失眠多梦

｜配 方｜ 红枣10颗，灵芝6克，兔肉250克，盐适量

｜做 法｜ ①将红枣浸软，去核，洗净；灵芝洗净，用清水浸泡2小时，取出切小块。②将兔肉洗净，余水，切小块。③将全部材料放入砂煲内，加适量清水，武火煮沸后，改文火煲2小时，加盐调味即可。

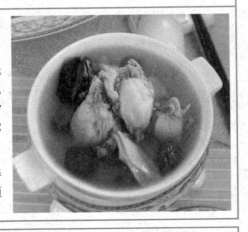

营养功效 本汤具有滋阴养血、补肝益肾、养心安神等功效，可有效改善心悸失眠、五心烦热、气血亏虚等症状。

灵芝玉竹麦冬茶 ｜ 补益肺气，辅助治疗老年人慢性支气管炎

｜配 方｜ 灵芝5克，麦冬6克，玉竹3克，蜂蜜适量

｜做 法｜ ①将灵芝、麦冬、玉竹分别洗净，一起放入锅中，加水600毫升，大火煮开，转小火续煮10分钟即可关火。②将煮好的灵芝玉竹麦冬茶滤去渣，倒入杯中，待茶稍凉后加入蜂蜜，搅拌均匀，即可饮用。

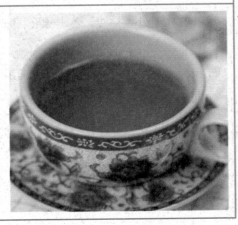

营养功效 本品可益气补肺、滋阴润燥，可有效治疗老年性慢性支气管炎，增强肺功能。

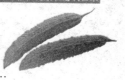

苦瓜 清心泻火佳品 ....

　　苦瓜性寒、味苦，归心、肝、脾、胃经，具有清心泻火、清热消暑、解毒明目、降低血糖和血压的功效。其对治疗内火旺盛所致的心烦失眠、口舌生疮、热病烦渴、痱子过多、结膜炎、小便短赤等病有一定的疗效。此外，苦瓜还有助于加速伤口愈合，多食有助于皮肤细嫩柔滑。《随息居饮食谱》记载："苦瓜清则苦寒；涤热，明目，清心。可酱可腌。熟则色赤，味甘性平，养血滋肝，润脾补肾。"

┃苦瓜牛蛙汤┃　　　　　清热泻火，辅助治疗前列腺炎、尿路感染

┃配　方┃　车前草、蒲公英各15克，苦瓜200克，牛蛙175克，清汤、精盐、姜片各适量

┃做　法┃　①将苦瓜去子洗净后切厚片，用盐水稍泡；车前草、蒲公英洗净，备用。②牛蛙洗净斩块，氽水备用。③净锅上火倒入清汤，调入精盐、姜片烧开，下入牛蛙、苦瓜、车前草、蒲公英煲至熟即可。

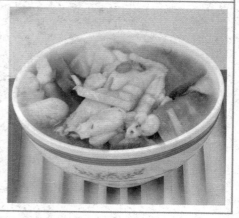

营养功效　蒲公英、苦瓜可泻火解毒，车前草、牛蛙能清热利尿，四味合用，对心火下移小肠引起的尿路感染、前列腺炎均有疗效。

┃苦瓜炖豆腐┃　　　　　降压降糖，辅助治疗高血压、糖尿病

┃配　方┃　苦瓜250克，豆腐200克，食用油、盐、酱油、葱花、清汤、香油各适量

┃做　法┃　①苦瓜洗净，去子，切片，豆腐切块；②烧热食用油，将瓜片倒入锅内煸炒，加盐、酱油、葱花等作料，添清汤；③放入豆腐一起炖熟，淋入香油调味即可。

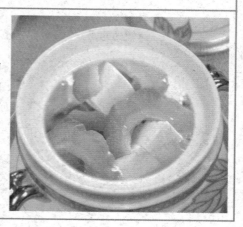

营养功效　苦瓜具有很好的降血压、降血糖作用，豆腐、苦瓜均是低热量、低脂、低糖食物，非常适合高血压、糖尿病、高血脂、动脉硬化等患者食用。

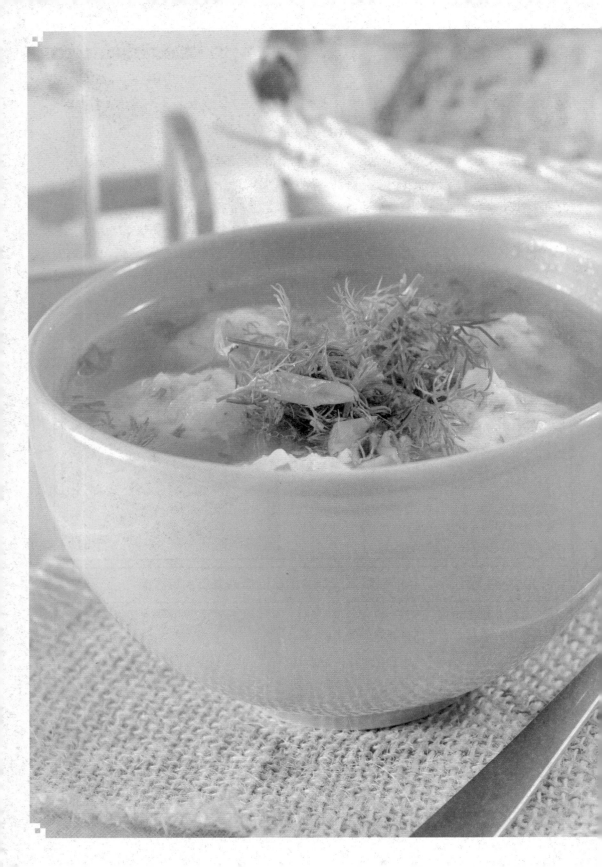

第三章

药膳调养脾胃，爱护"粮食局长"

　　"脾胃者，仓廪之官，五味出焉。"其将脾胃比作仓廪，也就是人体内的"粮食局长"，身体所需的一切物质都归其调拨，可以摄入食物，并输出精微以供全身之用。如果脾胃气机受阻，脾胃运化失常，那么五脏六腑无以充养，精、气、神就会日渐衰弱。脾胃是消化食物的器官，由于它们的作用，人体才能得以益气生血，胃气和则后天营养才有来源，脾气健则水谷精微得以输布。因此，调理脾胃，滋养后天，是老年人保持身体健康的根本。

养护脾脏常识面面观

脾是人体五脏六腑气机升降的枢纽，是气血生化之源，为"后天之本"，所以我们一定要养护好自己的脾胃。养护脾脏的药材和食材有：党参、黄芪、山药、白术、牛肉、黄豆、薏米、鲫鱼、胡萝卜、花生、南瓜等。

🍐 脾的主要生理功能

脾位于中焦，腹腔上部，在膈之下。脾的主要生理功能包括：①脾主运化。一是运化水谷的精微。饮食入胃，经过胃的腐熟后，由脾来消化吸收，将其精微部分通过经络上输于肺，再由心肺输送到全身，以供各个组织器官的需要。二是运化水液。水液入胃也是通过脾的运化功能而输布全身的。若脾运化水谷精微的功能失常，则气血的化源不足，易出现消瘦、四肢倦怠、腹胀便溏，甚至引起气血衰弱等症。若脾运化水液的功能失常，可导致水液潴留，聚湿成饮，湿聚生痰或水肿等症。②脾主升清。脾主升清是指脾主运化，将水谷精微向上输送至心肺、头目，营养机体上部组织器官，并通过心肺的作用化生气血，以营养全身。③脾主统血。所谓脾主统血，是指脾有统摄（或控制）血液在脉中运行而不致溢出脉外的功能。机制在于脾主运化、脾为气血生化之源，脾气健运，则机体气血充足，气对血液的固摄作用也正常。脾胃在人体中的地位非常重要，《黄帝内经·素问·灵兰秘典论》中说道："脾胃者，仓廪之官，五味出焉。"将脾胃比作仓廪，也就是人体内的"粮食局长"，身体所需的一切物质都归其调拨，可以摄入食物，并输出精微营养物质以供全身之用。如果脾胃气机受阻，脾胃运化失常，那么五脏六腑无以充养，精、气、神就会日渐衰弱。

🍐 养好脾胃，刻不容缓

中医学认为："脾胃内伤，百病由生。"脾胃为后天之本，气血生化之源，关系到人体的健康，以及生命的存亡。内伤脾胃，就容易感受外邪，招致百病。所以，中医十分强调脾胃对人体的重要作用，认为养生要以固护脾胃为主。养脾要和养胃结合起来。因为脾胃起升清降浊的作用，所以饮食千万不要过饱，过饱之后就增加了脾胃的负担，会引起很多的问题。人到老年，消化液减少，机械性消化功能减弱，很容易造成消化不良、脾胃虚弱。因此，老年人在养生方面，一定要注意日常饮食，要做到：节制饮食，不偏食；饮食宜清淡、宜慢；饭菜要烂、要热；多吃蔬菜、水果。

本草药膳养护脾脏

党 参 补中益气常用药

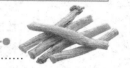

党参味甘、性平，归脾、肺经，具有补脾肺气、补血生津的作用。其用于中气不足的体虚倦怠、食少便溏等症。党参既能补气，又能补血，常用于气虚不能生血，或血虚无以化气，而见面色苍白或萎黄、乏力、头晕、心悸等症的气血两虚证。此外，对热伤气津之气短口渴亦有补气生津作用。

党参枸杞红枣汤 | 益气健脾、补血生津

|配 方| 党参20克，红枣、枸杞各12克

|做 法| ①将党参洗净，切成段；②再将红枣、枸杞放入清水中浸泡5分钟后捞出备用；③所有材料放入砂锅中，冲入适量开水，煮约15分钟即可。

营养功效 本品具有益气养血、滋阴补肝肾的功效，还可抑制细胞老化，能有效防衰抗老，老年人常食能延年益寿。

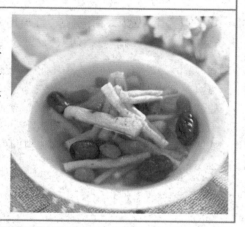

党参麦冬瘦肉汤 | 补气生津，辅助治疗消渴

|配 方| 瘦肉300克，党参15克，麦冬10克，山药适量，盐4克，鸡精3克，生姜适量

|做 法| ①瘦肉洗净，切块；党参、麦冬分别洗净；山药、生姜洗净，去皮，切片。②瘦肉汆去血污，洗净后沥干水分。③锅中注水，烧沸，放入瘦肉、党参、麦冬、山药、生姜，用大火炖，待山药变软后改小火炖至熟烂，加入盐和鸡精调味即可。

营养功效 本品益气滋阴、健脾和胃，还能缓解秋燥，是滋补佳品。

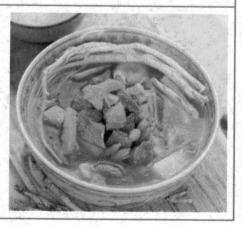

黄芪

补气健脾、固表敛汗

黄芪味甘，性微温，归脾、肺经。其具有健脾补中、升阳举陷、益卫固表、利水消肿、托毒生肌等功效，主治脾气虚弱所致的倦怠乏力、食少便溏；脾虚中气下陷之久泻脱肛、内脏下垂；气虚水肿；气虚自汗证；气血亏虚所致的疮疡难溃、难腐，或溃久难敛等。黄芪对脾虚不能布津之消渴病（糖尿病）能补气生津，促进津液的生成与输布而有止渴之效，常与天花粉、葛根等品同用，如玉液汤。

▍黄芪炖生鱼▍   补气健脾，改善脾胃虚弱

▍配方▍ 生鱼1条，枸杞5克，红枣10克，黄芪5克，盐5克，味精3克，胡椒粉2克，油适量

▍做法▍ ①生鱼宰杀，去内脏，洗净，斩成两段；红枣、枸杞泡发；黄芪洗净。②锅中加油烧至七成热，下入鱼段稍煎后，捞出沥油。③将鱼、枸杞、红枣、黄芪一起装入炖盅中，加适量清水炖30分钟，加入调味料即可。

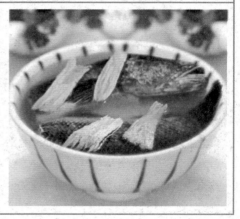

营养功效 黄芪、生鱼益气健脾，枸杞补益肝肾，红枣益气补血，四味合用，对脾胃虚弱引起的食欲缺乏、神疲乏力、内脏下垂等均有疗效。

▍参芪炖牛肉▍   升阳举陷，防治内脏下垂

▍配方▍ 党参、黄芪各20克，升麻5克，牛肉250克，姜片、黄酒各适量，盐3克，香油、味精适量

▍做法▍ ①牛肉洗净切块。②党参、黄芪、升麻分别洗净，同放于纱布袋中，扎紧袋口。③将药袋与牛肉同放于砂锅中，注入清水500毫升，烧开后，撇去浮沫，加入姜片和黄酒，炖至酥烂，捡出药纱袋，下盐、味精，淋入香油即可。

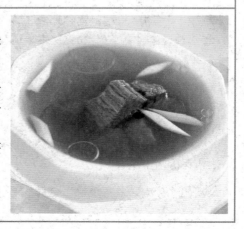

营养功效 此汤补气固表、益脾健胃，对体质虚弱、内脏下垂的患者有一定的补益效果。

山药 药食两用，补肺、脾、肾三脏 ·····

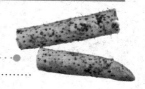

山药味甘，性平，归脾、肺、肾经，具有补脾养胃、生津益肺、补肾涩精的功效。其多用于脾气虚弱或气阴两虚，消瘦乏力、食少、便溏；脾虚不运，湿浊下注之妇女带下；肺虚咳喘；肾气虚之腰膝酸软、夜尿频多或遗尿、滑精、早泄、女子带下清稀及肾阴虚之形体消瘦、腰膝酸软、遗精等症。因山药含有较多的营养成分，又容易消化，也可加工成食品长期服用，对脾运不健者有益。

▌山药猪肚汤▌　　　补气健脾，辅助治疗脾虚腹泻

▌配 方▌　猪肚500克，山药100克，红枣8颗，盐5克，味精适量

▌做 法▌　①猪肚用开水烫片刻，刮除黑色黏膜，洗净切块；②山药用清水洗净；③将猪肚、山药和红枣放入砂煲内，加适量清水，大火煮沸后改用小火煲2小时，加入盐和味精调味即可。

▌营养功效▌　山药、猪肚均可健脾益气，对脾虚腹泻、食欲缺乏、面色萎黄等症均有疗效。

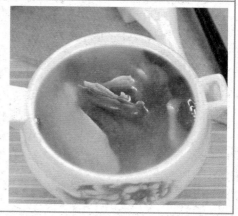

▌山药鹿茸山楂粥▌　　　补肾涩精，辅助治疗肾虚阳痿、滑精早泄

▌配 方▌　山药30克，鹿茸适量，山楂片少许，大米100克，盐2克，味精少许

▌做 法▌　①山药去皮洗净，切块；大米洗净；山楂片洗净，切丝。②鹿茸入锅，倒入一碗水熬至半碗，去渣装碗待用，原锅注水，放入大米，用大火煮至米粒绽开，放入山药、山楂同煮。③倒入熬好的鹿茸汁，改用小火煮至粥出香味时，放入盐、味精调味即成。

▌营养功效▌　此粥具有补精髓、助肾阳、强筋健骨的功效，可治疗肾虚阳痿、滑精早泄。

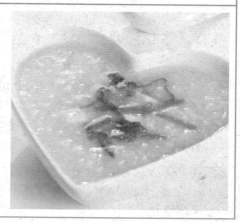

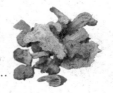

白术 健脾止泻常用药 ……………………………•

　　白术味甘、苦，性温，归脾、胃经，被前人誉为"健脾补气第一药"。其具有健脾益气、燥湿利尿、止汗、安胎等功效。白术常用于治疗脾虚引起食少、便溏或泄泻、痰饮、水肿、带下，常与人参、茯苓等品同用，如四君子汤。治疗脾虚中阳不振、水湿内停水肿者，宜与温阳化气、利水渗湿之品配伍，如苓桂术甘汤。白术可用于治疗气虚自汗以及脾虚胎动不安。

| 茯苓白术田鸡汤 |　　　　　益气健脾，燥湿止带

| 配 方 | 白术、茯苓各15克，白扁豆30克，芡实20克，田鸡4只（约200克），盐5克

| 做 法 | ①白术、茯苓均洗净，投入砂锅，加入适量清水，用文火约煲30分钟后，倒出药汁，除去药渣。②田鸡宰洗干净，去皮斩块，备用；芡实、白扁豆均洗净，投入砂锅内大火煮开后转小火炖煮20分钟，再将田鸡放入锅中炖煮。③加入盐与药汁，一同煲至熟烂即可。

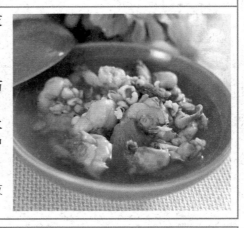

| 营养功效 | 本品对脾虚湿盛引起的带下绵绵、夜尿频多等症有一定改善作用。

| 山药白术羊肚汤 |　　　　　补气安胎，辅助治疗胎动不安

| 配 方 | 羊肚250克，红枣、枸杞各15克，山药、白术各10克，盐、鸡精各适量

| 做 法 | ①羊肚洗净，切块，汆水；山药洗净，去皮，切块；白术洗净，切段；红枣、枸杞洗净，浸泡。②锅中烧水，放入羊肚、山药、白术、红枣、枸杞，加盖。③炖2小时后调入盐和鸡精即可。

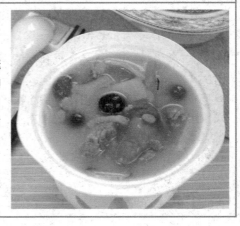

| 营养功效 | 本品既能补虚健脾，还能益气安胎，对气血亏虚引起的习惯性流产、先兆流产均有一定的食疗作用。

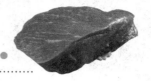

牛肉 健脾益胃、强身健体佳品

　　古有"牛肉补气，功同黄芪"之说。凡体弱乏力、中气下陷、面色萎黄、筋骨酸软、气虚自汗者，都可以常食牛肉。牛肉含有丰富的蛋白质、B族维生素、钙、磷、铁等成分，可补脾胃、益气血、强筋健骨，对虚损形瘦、消渴、脾弱不运、水肿、腰膝酸软、久病体虚、头晕目眩等病症有很好的食疗作用。此外，多吃牛肉，对肌肉的生长有好处。

陈皮牛肉　　健脾益胃，改善老年人体虚症状

|配 方| 牛肉300克，陈皮20克，生姜及青、红辣椒各适量，盐3克，生抽5毫升，味精6克，油适量

|做 法| ①牛肉洗净切成大片，陈皮泡发切成小块；②再将切好的牛肉片放入沸水中氽水；③锅加油烧热，下入牛肉炒香后，再加入所有材料一起炒匀，调入调味料炒至入味即可。

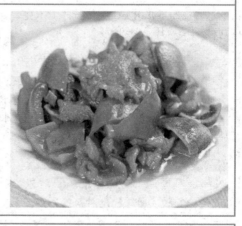

营养功效 牛肉可补气血、暖脾胃、长肌肉，是冬季上等的滋补食物，陈皮可行气、除腹胀、助消化。

当归红枣牛肉汤　　益气补血，改善贫血症状

|配 方| 牛肉500克，当归50克，红枣10颗，盐、味精各适量

|做 法| ①牛肉洗净，切块，当归、红枣洗净。②将牛肉、当归、红枣一起放入煲内，用适量水，猛火煲至水开，改用慢火煲2~3小时，加入盐、味精调味即可。

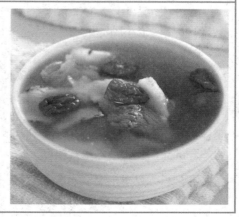

营养功效 红枣营养丰富，含多种维生素、有机酸和钙、磷、铁等营养成分，能抗衰老，有"天然维生素丸"之美称；当归补血调经；牛肉益气补虚。三者同用，对卵巢早衰有食疗作用。

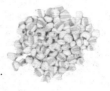

薏米
健脾利湿、清热排脓 ●

薏米性凉，味甘、淡，归脾、胃、肺经，具有利水消肿、渗湿、健脾、除痹、清热排脓等功效，可治疗水肿、小便不利、脾虚泄泻，也可用于湿热痹痛以及肺痈、肠痈等病的治疗。其治脾虚湿盛之泄泻，常与人参、茯苓、白术等合用，如参苓白术散。薏米有增强人体免疫功能和抗菌抗癌的作用，还可美容健肤，对于扁平疣等病症有一定的食疗功效。

薏米瓜皮鲫鱼汤
利水消肿，辅助治疗肾炎水肿、小便不利

【配 方】 冬瓜皮60克，薏米150克，鲫鱼250克，生姜3片，盐少许

【做 法】 ①将鲫鱼剖洗干净，去内脏，去鳃；冬瓜皮、薏米分别洗净。②将冬瓜皮、薏米、鲫鱼、生姜片放进汤锅内，加适量清水，盖上锅盖。③用中火烧开，转小火再煲1小时，加盐调味即可。

【营养功效】 冬瓜皮、薏米清热利水；鲫鱼补气健脾、利尿通淋，三者配伍，对尿频、尿急、尿痛、少尿、血尿、水肿等均有疗效。

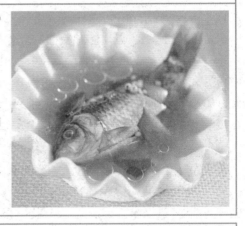

芡实莲子薏米汤
健脾渗湿，辅助治疗脾虚腹泻

【配 方】 芡实100克，茯苓50克，山药50克，薏米100克，猪小肠500克，干品莲子100克，盐2小匙，米酒30克

【做 法】 ①将猪小肠处理干净，放入沸水中氽烫，捞出剪成小段。②将芡实、茯苓、山药、干品莲子、薏米洗净，与小肠一起入锅，加水至盖过所有材料，煮沸后用小火炖约30分钟，快熟时加盐调味，淋入米酒即可。

【营养功效】 本品养心益肾、补脾止泻，可用于脾胃虚弱引起的大便溏稀、食少腹胀等症。

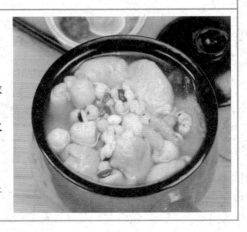

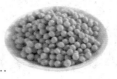

黄豆 调理脾胃佳品 ....

黄豆性平，味甘，归脾、大肠经，具有健脾、益气、宽中、润燥、补血、利水、抗癌之功效。黄豆中含有抑胰酶，对糖尿病患者有益。黄豆中的各种矿物质对缺铁性贫血有益，而且能促进酶的催化、激素分泌和新陈代谢。黄豆中还含有丰富的大豆异黄酮、卵磷脂以及水解大豆蛋白，能够改善内分泌，消除活性氧和体内自由基，延迟人体细胞衰老。

芹菜黄豆 | 健脾益胃、降糖降压、宽肠通便

| 配 方 | 芹菜200克，黄豆200克，盐3克，味精1克，醋6克，生抽10克，干辣椒少许

| 做 法 | ①芹菜洗净，切段；黄豆洗净，用水浸泡，待用；干辣椒洗净，切段。②锅内注水烧沸，分别放入芹菜与浸泡过的黄豆焯熟，捞起沥干，装入盘内。③将干辣椒入油锅中炝香后，加入盐、味精、醋、生抽拌匀，淋在黄豆、芹菜上即可。

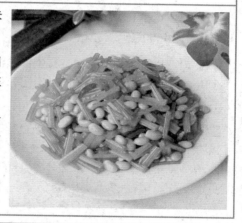

营养功效 本品可调节血糖，清除血管壁上的胆固醇，防止血管硬化，还可通便。

黄豆猪蹄汤 | 益气养血、抗老防衰

| 配 方 | 猪蹄300克，黄豆300克，葛根粉30克，葱1根，盐5克，料酒8毫升

| 做 法 | ①黄豆洗净，泡入水中泡发；猪蹄洗净，斩块；葱切丝。②锅中注水适量，放入猪蹄汆烫，捞出沥水；黄豆放入锅中加水适量，大火煮开，再改小火慢煮约4小时，至豆熟。③加入猪蹄，再续煮约1小时，加入葛根粉，调入盐和料酒，撒上葱丝即可。

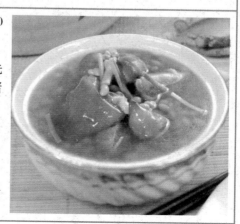

营养功效 现代医学研究证明，黄豆、猪蹄均含丰富的铁，可防治缺铁性贫血，抗老防衰。

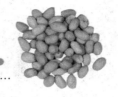

花 生   健脾润肠、补脑益智 ······························

花生性平，味甘，归脾、肺经。其可以健脾胃、通肠道、促进人体的新陈代谢，可抗衰老、延长寿命。此外，花生还具有止血功效，其外皮含有可对抗纤维蛋白溶解的成分，可改善血小板的质量。花生还可预防心脏病、高血压和脑出血。花生含有维生素E和一定量的锌，能增强记忆，抗老化，延缓脑功能衰退，滋润皮肤，非常适合老年人食用。

牛奶炖花生   健脾宽肠，预防便秘

|配 方| 花生仁100克，枸杞20克，银耳30克，牛奶1500毫升，冰糖适量

|做 法| ①将银耳、枸杞、花生仁洗净；②锅上火，放入牛奶，加入银耳、枸杞、花生仁，煮至花生仁烂熟；③调入冰糖即可。

营养功效 牛奶中富含维生素A及优质蛋白，可以防止皮肤干燥、粗糙及暗沉，使皮肤白皙，有光泽。另外，牛奶中的乳清对黑色素有消除作用，可防治多种色素沉着引起的斑痕；枸杞可提高皮肤的吸氧能力，达到抗衰老的作用。

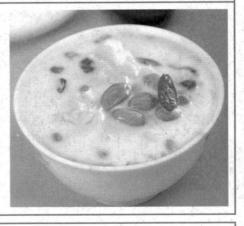

龙眼花生汤   益智补脑、预防老年痴呆

|配 方| 龙眼10枚，生花生20克，糖适量

|做 法| ①将龙眼去壳，取肉备用。②生花生洗净，再浸泡20分钟。③锅中加水，将龙眼肉与花生一起入锅，煮30分钟后，加糖调味即可。

营养功效 本品具有益智补脑、润肠通便的功效，对老年人记忆力衰退、便秘、贫血均有食疗作用。

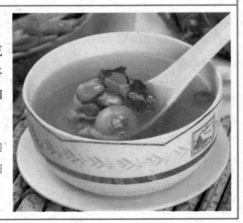

4

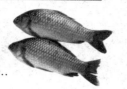

鲫鱼 健脾益气、利水消肿·······························

鲫鱼可补阴血、通血脉、补体虚，还有益气健脾、利水消肿、清热解毒、通络下乳、祛风湿之功效。鲫鱼所含的蛋白质质优、齐全、易于消化吸收，所以对促进智力发育，降低胆固醇和血液黏稠度，预防肝肾疾病、心脑血管疾病有明显作用，常食可增强抗病能力。肝炎、肾炎、高血压、心脏病、慢性支气管炎等疾病的老年患者均可经常食用鲫鱼。

冬瓜鲫鱼汤 健脾利水，辅助治疗脾虚水肿

|配 方| 玉竹15克，沙参10克，麦冬10克，鲫鱼1尾，冬瓜100克，盐、胡椒粉、香油、味精、葱丝、姜片各适量

|做 法| ①鲫鱼收拾干净；冬瓜去皮洗净，切片；玉竹、麦冬、沙参洗净。②起油锅，将葱、姜炝香，下入冬瓜炒至断生。③倒入水，下入鲫鱼、玉竹、沙参、麦冬煮至熟，调入盐、味精、胡椒粉，淋入香油即可。

营养功效 生津止渴、清热利水、降低血糖，糖尿病、高血压等患者均可食用。

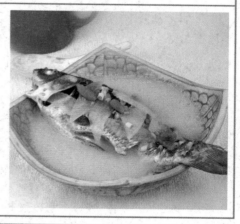

豆蔻陈皮鲫鱼羹 健脾益气，改善脾胃虚弱

|配 方| 鲫鱼1条，豆蔻、陈皮各适量，盐少许，葱段15克，油适量

|做 法| ①鲫鱼宰杀收拾干净，斩成两段后下入热油锅煎香；豆蔻、陈皮均洗净浮尘。②锅置火上，倒入适量清水，放入鲫鱼，待水烧开后加入豆蔻、陈皮煲至汤汁呈乳白色。③加入葱段继续熬煮20分钟，调入盐即可。

营养功效 豆蔻行气除胀、宽中止呕，陈皮能行气消食，鲫鱼可益气健脾、益胃止呕，三者同用，对胃肠蠕动功能缓慢的患者有疗效。

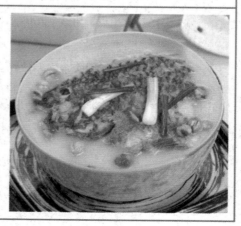

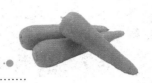

胡萝卜　调理肠胃、防癌抗癌 ···

胡萝卜性平，味甘、涩，归心、肺、脾、胃经。其具有健脾和胃、补肝明目、清热解毒、透疹、降气止咳等功效，对于肠胃不适、便秘、性功能低下、麻疹、百日咳、高血压、小儿营养不良、癌症等有食疗作用。胡萝卜的营养成分极为丰富，含有大量的胡萝卜素、维生素C和B族维生素，对夜盲症、皮肤粗糙、黑头粉刺、角化型湿疹者均有食疗作用。

牛奶胡萝卜汁　　　　健脾和胃，改善肠胃不适、便秘

配方　胡萝卜1个，牛奶200克，冰块适量，冰糖20克

做法　①胡萝卜洗净，放入榨汁机中榨汁，倒入杯中；②再将牛奶加入榨好的胡萝卜汁中；③再下冰块、冰糖一起搅匀即可。

营养功效　牛奶富含维生素A，可防止皮肤干燥及暗沉，使皮肤白皙有光泽。另外，牛奶中的乳清对黑色素有消除作用，可防治多种色素沉着引起的斑痕。胡萝卜营养价值丰富，包含多种胡萝卜素、维生素及微量元素等，可改善皮肤粗糙。

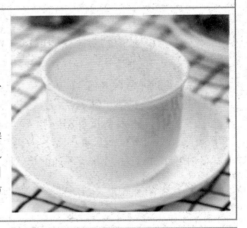

胡萝卜烩木耳　　　　养肝降压，防癌抗癌

配方　干木耳20克，胡萝卜200克，橄榄油5克，盐适量

做法　①将干木耳用冷水泡发洗净；胡萝卜洗净切片。②锅置火上，倒橄榄入油。待油烧至七成热时，放入适量姜片煸炒，随后放木耳稍炒一下，再放胡萝卜片，再放入适量盐炒匀即可。

营养功效　此菜具有降血糖、降压降脂、滋阴通便、防癌抗癌的功效，适合糖尿病、高血压、高血脂、便秘、直肠癌、胃癌等患者食用。

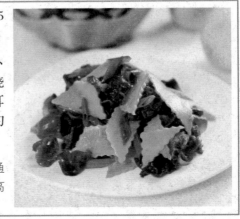

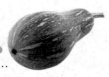

南 瓜 治疗糖尿病的首选品 ⋯⋯⋯⋯⋯⋯⋯⋯⋯

　　南瓜性温，味甘，归脾、胃经。其具有润肺益气、消炎止痛、降低血糖、驱虫解毒、止喘、美容等功效，可减少粪便中毒素对人体的危害，防止结肠癌的发生，对肝脏的一些病变也有预防和治疗作用。另外，南瓜中胡萝卜素含量较高，可保护眼睛。南瓜高钙、高钾、低钠，特别适合中老年人和高血压患者食用，常食有利于预防骨质疏松以及高血压、糖尿病。

小米南瓜羹　　　　　　健脾宽肠，防治结肠癌

|配　方| 小米90克，干玉米碎粒40克，南瓜30克，盐少许

|做　法| ①将小米洗净；南瓜洗净，切成碎粒，入沸水中煮熟，取出捣成糊。②将小米、洗净的干玉米碎粒、南瓜糊同放入电饭煲内，加清水后开始煲，煲至黏稠时倒出盛入碗内。③加盐调味即可食用。

营养功效 南瓜含有的微量元素能改善糖代谢，是糖尿病、高血压患者的理想食品。此外，南瓜与小米熬粥，具有开胃消食、通利肠道的作用。

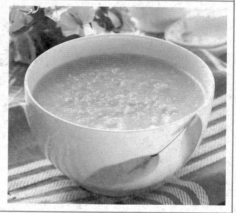

西芹炖南瓜　　　　　　降压降血糖，预防高血压、糖尿病

|配　方| 西芹150克，南瓜200克，姜片、葱段、盐、味精各适量

|做　法| ①西芹取茎洗净，切菱形片；南瓜洗净，去皮、瓤，切菱形片。②将西芹片、南瓜片一起下入开水锅中汆水，然后捞出，沥干水分。③最后将南瓜、西芹装入砂锅中，加适量水，中火炖5分钟，下入适量姜片、葱段、盐、味精，勾芡即可。

营养功效 本菜降血糖、降压降脂、清热利尿，糖尿病、高血压、高血脂等患者可经常食用。

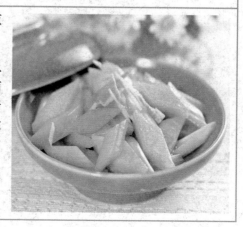

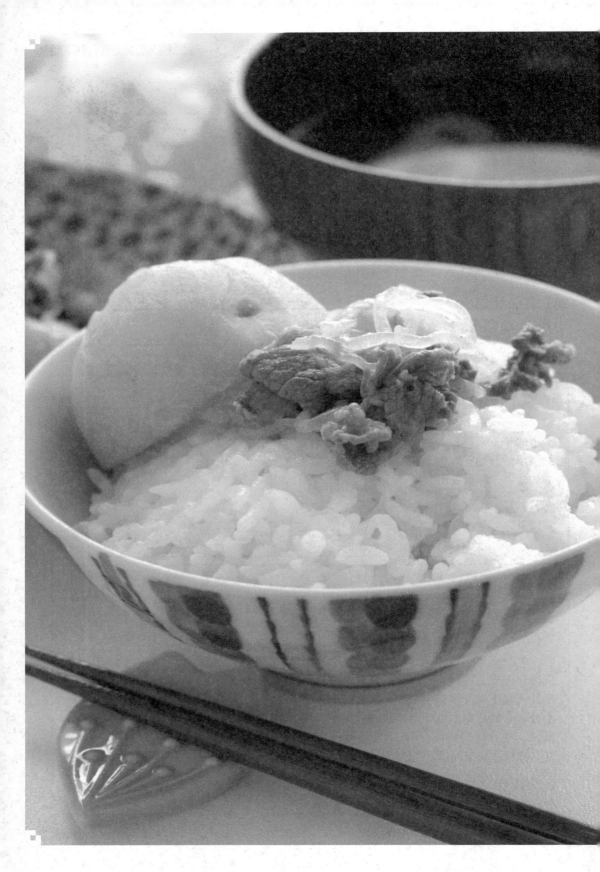

第四章

药膳润肺益气，养好"相傅之官"

　　"肺者，为相傅之官。"肺与心同居膈上，上连气管，通窍于鼻，与自然界之大气直接相通。肺主气、司呼吸，负责气的宣发和肃降。肺主呼吸能使自然界的新鲜空气通过肺进入体内，而体内的污浊气体就会通过肺排出体外，让身体的气机畅通无阻。中医有"肺为水之上源"的说法，一旦肺热或肺寒，宣发肃降功能失调，气机运行就会受阻，人就会生病，最典型的症状就是咳嗽。因此，在日常生活中，老年人必须要注意对肺脏的保养。

养护肺脏常识面面观

　　人的生命离不开两样东西，一是空气，二是食物。肺为"华盖"，处于五脏六腑中最上面的一个，因此外邪入侵首先犯肺。肺司呼吸，负责人体内外气体的交换，因此说肺的养护很重要。养护肺脏的药材和食材有：冬虫夏草、沙参、鱼腥草、川贝、白果、老鸭、杏仁、百合、银耳、丝瓜、梨等。

肺的主要生理功能

　　肺为"相傅之官"，是因为肺有以下三大功能，即肺主气，主肃降，主皮毛。①主气。肺主全身之气。肺不仅是呼吸器官，还可以把呼吸之气转化为全身的一种正气、清气而输送到全身。《黄帝内经》提到"肺朝百脉，主治节"。百脉都朝向于肺，通过气来调节治理全身。②主肃降。肺的功能就像秋天。秋风扫落叶，落叶簌簌而下。因此肺起到肃降的作用，即可以肃降人的气机。肺是肺循环的重要场所，它可以把人的气机肃降到全身，也可以把人体内的体液肃降和宣发到全身各处，肺气的肃降是与宣发功能结合在一起的，所以它又能通调水道。③主皮毛。人全身表皮都有毛孔，毛孔又叫气门，是气出入的地方，都由肺来主管。呼吸主要是通过鼻子，所以肺又开窍于鼻。

中医养肺方法

　　养肺有多种方法，中医提出"笑能清肺"，笑能使胸廓扩张，肺活量增大，胸肌伸展，能宣发肺气、调节人体气机的升降、消除疲劳、驱除抑郁、解除胸闷、恢复体力，使肺气下降、与肾气相通，并增加食欲。清晨锻炼，若能开怀大笑，可使肺吸入足量的大自然中的"清气"，呼出废气，加快血液循环，从而达到心肺气血调和，保持人的情绪稳定。《黄帝内经》还介绍了一种闭气的呼吸方法，就是闭住呼吸，"闭气不息七遍"。这种闭气的方法有助于增强肺功能。具体方法是先闭气，闭住之后停止，尽量坚持到你不能忍受的时候再呼出来，如此反复七遍。

　　饮食养肺也是非常重要的一个方面，应多吃老鸭、杏仁、玉米、黄豆、黑豆、冬瓜、番茄、藕、甘薯、猪皮、贝类、梨等养肺食物，常用的养肺药材有：冬虫夏草、沙参、鱼腥草、川贝等，但要按照个人体质、肠胃功能酌量选用。此外，养肺要少抽烟，注意作息等。每天坚持跑步、散步、打太极拳、做健身操等运动，以增强体质，提高肺脏的抗病能力。

本草药膳养护肺脏

冬虫夏草　补肺气、抗衰老

冬虫夏草性温，味甘，归肾、肺经，为平补肺肾之佳品，可补气益肺、止血化痰、止咳平喘，尤为劳嗽痰血、肺虚喘嗽多用。其补肾益精，有兴阳起痿之功，可用治肾阳不足、精血亏虚之阳痿遗精、腰膝酸痛等症。此外，其还可用于治疗病后体虚不复、自汗畏寒等。

冬虫夏草炖乳鸽　　　　益气敛肺、止咳平喘

|配方| 乳鸽1只，冬虫夏草20克，五花肉20克，蜜枣10克，红枣10克，生姜20克，盐5克，味精3克，鸡精2克

|做法| ①将五花肉洗净，切成条；乳鸽洗净；蜜枣、红枣泡发；生姜去皮，切片。②将所有原材料装入炖盅内。③加入适量清水，以中火炖1小时，最后调入调味料即可。

营养功效 此汤具有补肾益肺、强身抗衰之功效，适合肺气虚弱、容易咳嗽的老年人食用。

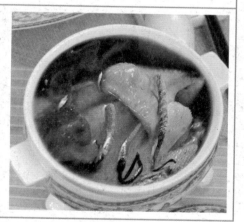

冬虫夏草海马炖大鲜鲍　　补肾益精，辅助治疗阳痿遗精

|配方| 新鲜大鲍鱼1只，海马4只，冬虫夏草2克，光鸡500克，猪瘦肉200克，金华火腿30克，姜片、花雕酒、盐、味精、鸡汁各适量

|做法| ①先将新鲜鲍鱼去壳和肠，洗净，海马用瓦煲氽去异味；②光鸡斩件，猪瘦肉切成大粒，金华火腿切成粒，将切好的材料飞水去掉杂质；③锅置火上，把所有的原材料装入炖盅隔水炖4小时，放入所有调味料即可。

营养功效 冬虫夏草补虚损、益精气、补肺肾；海马补肾壮阳、调气活血。

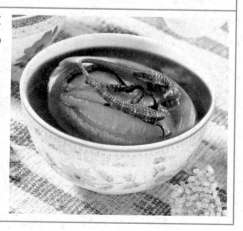

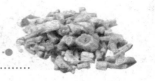

沙 参 滋阴润肺佳品 ·······

　　沙参味甘、微苦，性微寒，归肺、胃经。其具有养阴清肺、益胃生津的功效，本品甘润而偏于苦寒，能补肺阴，兼能清肺热，适用于阴虚肺燥有热之干咳少痰、咳血或咽干音哑等。本品能补胃阴，生津止渴，兼能清胃热，治消渴。据报道，以北沙参、川芎各30g，蔓荆26g，细辛1.5g，加黄酒煎服，治疗头痛有效；以北沙参、山药各15g，水煎服，可治疗小儿迁延性肺炎。

沙参百合甜枣汤 滋阴润肺，辅助治疗肺阴虚咳嗽、咯血

|配 方| 红枣5颗，沙参适量，新鲜百合30克，冰糖适量

|做 法| ①百合剥瓣，洗净；沙参、红枣分别洗净，红枣泡发1小时。②沙参、红枣盛入煮锅，加3碗水，煮约20分钟，至汤汁变稠，加入剥瓣的百合续煮5分钟，汤味醇香时，加冰糖煮至溶化即可。

|营养功效| 本品具有滋阴润肺、生津止渴的功效，对阴虚肺燥引起的咳嗽、咯血、咽喉干燥等症均有疗效。

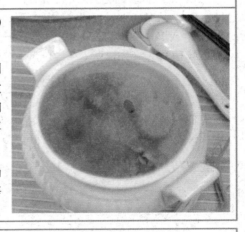

沙参豆腐冬瓜汤 滋阴生津，辅助治疗消渴病

|配 方| 沙参10克，葛根10克，豆腐250克，冬瓜200克，油、盐各适量

|做 法| ①豆腐切小块，冬瓜去皮后切薄片，沙参、葛根洗净备用。②锅中加水，放入豆腐、冬瓜、沙参、葛根同煮。③煮沸后加少量油、盐调味即可食用。

|营养功效| 本品具有滋阴清热、生津止渴的功效，常用于治疗消渴病（糖尿病），症见口渴、汗少、尿多等。

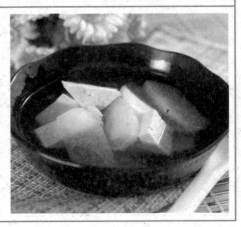

鱼腥草
清肺热、排脓痰佳品 ·······················●

　　鱼腥草味辛、性微寒，归肺经，具有清热解毒、消痈排脓、利尿通淋等功效。其常用于治疗肺痈吐脓、肺热咳嗽，热毒疮毒，湿热淋证以及乳腺炎等热性、化脓性疾病，又能清热止痢，可用来治疗湿热泻痢。鱼腥草治痰热壅肺胸痛、咳吐脓血，常与桔梗、芦根、瓜蒌等药同用；若用于治疗肺热咳嗽、痰黄气急，常与黄芩、贝母、知母等药材同用。

▌鱼腥草银花瘦肉汤 ▌
　　　　　　　　　　　　　　　　清肺热、排脓痰

▌配 方▌ 鱼腥草30克，金银花15克，连翘12克，猪瘦肉100克，盐6克，味精少许

▌做 法▌ ①鱼腥草、金银花、连翘用清水洗净；②所有材料放锅内加水煎汁，用文火煮30分钟，去渣留汁；③猪瘦肉洗净切片，放入药汤里，用文火煮熟，调味即成。

营养功效 本品具有清热解毒、清热排脓的功效，对肺炎、肺脓肿等咳吐黄痰、脓痰者有较好的食疗作用。

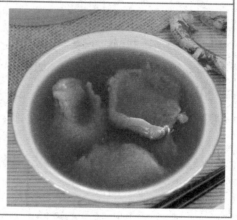

▌鱼腥草马齿苋茶 ▌
　　　　　　　　　　　　　　　　清热解毒，止痢疾

▌配 方▌ 鱼腥草（干）50克，红枣5颗

▌做 法▌ ①先将鱼腥草洗净，红枣切开去核。②鱼腥草、红枣一起放入锅中，加水800毫升，煮沸后转小火再煮5分钟。③最后滤渣饮用即可。

营养功效 本品具有清热解毒、止泻止痢的功效，用于治疗痢疾、急性肠炎等湿热疾病，还可治疗各种热毒化脓性疾病。

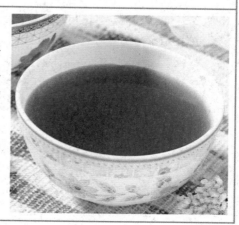

川贝 润肺止咳、清热化痰佳品 ·············

　　川贝味苦、甘，性微寒，归肺、心经，具有清热化痰、润肺止咳、散结消肿的功效。川贝味甘质润，能清泄肺热，又能润肺止咳，尤宜于内伤久咳、燥痰、热痰之证。川贝能清化郁热，化痰散结，可治痰火郁结之淋巴结肿大。川贝治肺阴虚劳嗽、久咳有痰者，常配沙参、麦冬等以养阴润肺，化痰止咳；治肺热、肺燥咳嗽，常配知母以清肺润燥，化痰止咳，如二母散。

川贝蒸梨 　　　　　　　　　清肺热、止咳化痰

|配　方| 川贝母10克，水梨1个，冰糖20克

|做　法| ①水梨削皮去核与子，切块；②与川贝母、冰糖一起盛入碗盅内，加水至七分满，隔水炖30分钟即可。

营养功效 川贝润肺、止咳、化痰。川贝蒸梨美味香甜，具有非常好的清热润肺、排毒养颜效果，不仅能止咳化痰，也能滋润肌肤，让肌肤光泽润滑。

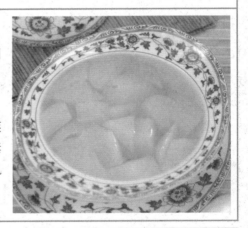

川贝母炖豆腐 　　　清热散结，辅助治疗肺脓肿、乳腺炎

|配　方| 豆腐300克，川贝母25克，蒲公英20克，冰糖适量

|做　法| ①川贝母打碎或研成粗米状；蒲公英洗净，煎取药汁去汁备用。②豆腐放炖盅内，上放川贝母、冰糖，盖好，隔滚水文火炖约1小时，吃豆腐及川贝。

营养功效 川贝母具有清热化痰、软坚散结的功效，蒲公英可清热解毒、消痈排脓。两者合用，对肺脓肿、乳腺炎均有食疗效果。

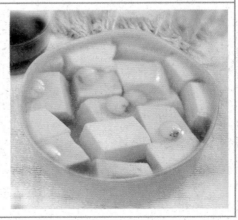

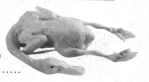

老鸭 养肺气、补虚损 ······

　　老鸭性寒，味甘、咸，归脾、胃、肺、肾经，具有养胃滋阴、清肺解热、大补虚劳、利水消肿之功效，用于治疗咳嗽痰少、咽喉干燥、阴虚阳亢之头晕头痛、水肿、小便不利。鸭是肺结核患者的"圣药"。《本草纲目》记载："鸭肉主大补虚劳，最消毒热，利小便，除水肿，消胀满，利脏腑，退疮肿，定惊痫。"鸭肉不仅脂肪含量低，且所含脂肪主要是不饱和脂肪酸，能起到保护心脑血管的作用。

鲜莲红枣炖水鸭 ｜　　益气补虚，辅助治疗各种虚劳症

｜配方｜　鲜莲子200克，水鸭1只，生姜1片，红枣6颗，盐少许

｜做法｜　①鲜莲子、红枣、生姜分别用清水洗净，莲子去心；红枣去核；生姜刮皮，切片备用。②水鸭宰洗干净，去内脏，放入沸水中煮数分钟，捞起沥干水分，斩大件。③将全部材料放入锅内，注入适量清水，炖3小时，以少许盐调味即可。

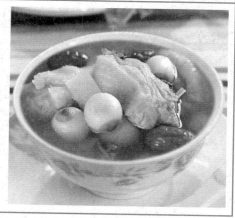

｜营养功效｜　本品益气补虚，对脾胃虚弱、少气懒言等体虚的老年人有很好的食疗效果。

冬瓜薏米鸭 ｜　　滋阴清热、清肝泻火

｜配方｜　鸭肉500克，冬瓜适量，薏米、枸杞各10克，盐、蒜末、米酒、高汤各适量

｜做法｜　①鸭肉、冬瓜分别洗净切块；薏米、枸杞分别洗净泡发。②在砂锅中倒油烧热，将蒜末、盐和鸭肉一起翻炒，再放入米酒和高汤。待煮开后，放入薏米、枸杞，用旺火煮1小时，再放入冬瓜，煮开后转入文火续煮至熟后食用。

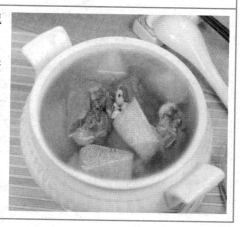

｜营养功效｜　本品具有清热滋阴、利尿通淋的功效，适合阴虚火旺型体质的老年人食用。

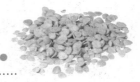

杏仁
药食两用、止咳化痰

　　杏仁味苦，性微温，归肺、大肠经，具有止咳平喘、润肠通便的功效。杏仁因有肃降兼宣发肺气的功能而能止咳平喘，为治咳喘之要药，随证配伍可治多种咳喘病症。如风寒咳喘，胸闷气逆，可用杏仁配麻黄、甘草；若风热咳嗽，发热汗出，配桑叶、菊花；若燥热咳嗽，痰少难咯，配桑叶、贝母、沙参。此外，杏仁质润多脂，味苦而下气，故能润肠通便，常用来治疗肠燥便秘。

山药杏仁糊
润肠通便，辅助治疗老年人习惯性便秘

配方 山药粉2大匙，杏仁粉1小匙，鲜奶200毫升，糖少许

做法 ①牛奶倒入锅中以小火煮，倒入山药粉与杏仁粉，并加糖调味，边煮边搅拌，以免烧焦粘锅。②煮至汤汁成糊状即成。

营养功效 此品具有补中益气、润肠通便的作用，对脾虚体弱、排便不畅的老年人有较好的食疗效果。

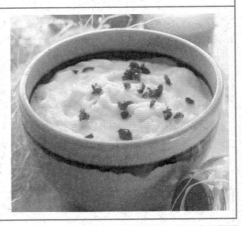

杏仁菜胆猪肺汤
宣肺平喘、止咳化痰

配方 菜胆50克，杏仁20克，猪肺750克，黑枣5颗，盐、油各适量

做法 ①杏仁洗净，温水浸泡，去皮、尖；黑枣、菜胆洗净；猪肺注水、挤压，反复多次，直到血水去尽、猪肺变白，切成块状，氽烫。②起油锅，将猪肺爆炒5分钟左右。③将2000毫升清水放入瓦煲内，煮沸后加入菜胆、杏仁、猪肺、黑枣，大火煲开后，改用小火煲3小时，加盐调味即可。

营养功效 本品止咳化痰，辅助治疗肺虚咳嗽。

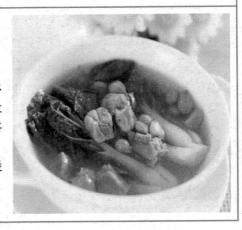

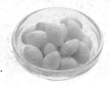

白果

敛肺止咳、止带止遗常用药

白果味甘、苦、涩，性平，归肺、肾经，具有敛肺化痰定喘、止带缩尿的功效。白果性涩而收，能敛肺定喘，且兼有一定化痰之功，为治喘咳痰多所常用。此外，本品收涩而治下焦病症，可治疗脾虚或肾虚引起的妇女带下异常、小便白浊、遗精、尿频、遗尿等病症。其治疗肺肾两虚之虚喘，配五味子、胡桃肉等；治肺热燥咳、喘咳无痰者，宜配天门冬、麦门冬、款冬花。

白果蒸鸡蛋　　　　　　　　敛肺定喘、止咳化痰

【配方】白果10颗，鸡蛋2只，盐1小匙

【做法】①白果剥皮；鸡蛋加盐打匀，加温水调匀成蛋汁，滤去浮沫，盛入碗内，加入白果。②锅中加水，待水滚后转中小火隔水蒸蛋，每隔3分钟左右掀一次锅盖，让蒸汽溢出，保持蛋面不起气泡，约蒸15分钟即可。③可酌加猪肉片等配料同蒸，但不宜搭配海鲜，否则反使咳嗽加重。

【营养功效】本品补气养肺、润燥止咳、祛痰积、利小便，并能调节胃气、助食欲。

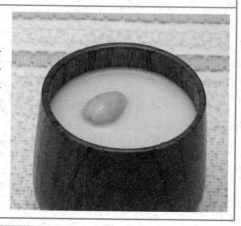

白果莲子乌鸡汤　　　　　　健脾燥湿、止带缩尿

【配方】白果30克，莲子50克，乌鸡腿1个，盐5克

【做法】①乌鸡腿洗净、剁块，氽烫后捞出冲净；莲子洗净。②将鸡腿放入锅中，加水至盖过材料，以大火煮开，转小火煮20分钟。③加入莲子，续煮15分钟，再加入白果煮开，最后加盐调味即成。

【营养功效】本品具有滋阴补肾、缩尿固精、健脾养胃的功效，可用于小儿遗尿、妇女带下过多、男性遗精滑泄等症。

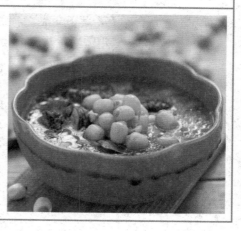

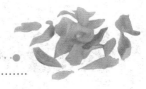

百合 滋肺阴、养心神 ....

百合性甘、微寒，归肺、心、胃经。百合作用平和，能补肺阴、清肺热，兼有一定的止咳祛痰作用，常用于阴虚肺燥有热之干咳少痰、咳血或咽干音哑等症，常与生地、玄参、桔梗、川贝母等清肺祛痰药同用，如百合固金汤。本品还能养阴清心、宁心安神，可治疗阴虚有热之失眠心悸及心肺阴虚内热证。此外，本品还能养胃阴、清胃热，对胃阴虚有热之胃脘疼痛亦宜选用。

| 雪梨银耳百合汤 | 滋阴润肺，辅助治疗肺阴亏虚所致的干咳、咯血

| 配方 | 百合30克，雪梨1个，银耳40克，蜂蜜适量

| 做法 | ①将雪梨洗净，去核，百合、银耳洗净泡发。②往锅内加入适量水，将雪梨、百合、银耳放入锅中煮至熟透。③调入蜂蜜搅拌即可食用。

| 营养功效 | 本品具有养阴清热、润肺生津的功效，可用于治疗肺阴亏虚所致的干咳、咯血、咽喉干燥等症，也适合肺结核患者食用。

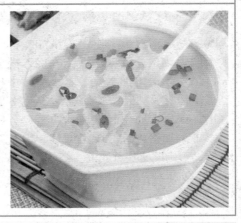

| 莲子百合汤 | 清心安神，辅助治疗心悸失眠

| 配方 | 百合20克，莲子50克，黑豆300克，鲜椰汁适量，冰糖30克

| 做法 | ①莲子用滚水浸半小时，再煲煮15分钟，倒出冲洗；百合浸泡，洗净；黑豆洗净，用滚水浸泡1小时以上。②水烧滚，下黑豆，用大火煲半小时，下莲子、百合，中火煲45分钟，改慢火煲1小时。③下冰糖，待溶，入椰汁即成。

| 营养功效 | 本品具有滋阴润肺、养心安神、美白养颜的功效。

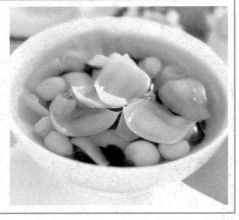

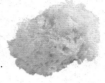

银耳 滋阴润肺、生津止渴

　　银耳性平，味甘，归肺、胃、肾经，是一味滋补良药，它被人们誉为"菌中之冠"，既是名贵的营养滋补佳品，又是扶正强壮之补药。其具有滋补生津、润肺养胃的功效，主治虚劳咳嗽、痰中带血、津少口渴、病后体虚、气短乏力等病症。此外，银耳还能保护血管、降血压、降血脂，有提高人体的免疫力、抗肿瘤等药理作用。另外，银耳还能增强肿瘤患者对放、化疗的耐受力。

枸杞龙眼银耳汤 滋阴润燥、养颜美容

配 方 枸杞梗500克，银耳50克，枸杞20克，龙眼10克，姜1片，盐5克，油适量

做 法 ①将龙眼、枸杞洗净。②银耳泡发，洗净，煮5分钟，捞起沥干水。③下油爆香姜片，银耳略炒后盛起。另加适量水煲滚，放入枸杞梗、龙眼、枸杞、银耳、姜煲滚，文火煲1小时，下盐调味即成。

营养功效 本品养肝明目、补血养心、滋阴润肺，对面色萎黄、两目干涩、口干咽燥均有很好的改善作用。

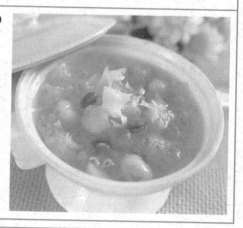

猪肺雪梨银耳汤 滋阴润肺、清热止咳

配 方 熟猪肺200克，木瓜30克，雪梨15克，水发银耳10克，盐4克，白糖5克

做 法 ①将熟猪肺切方丁；木瓜、雪梨收拾干净，切方丁；水发银耳洗净，撕成小朵备用。②净锅上火，倒入水，下入熟猪肺、木瓜、雪梨、水发银耳煲至熟，调入白糖、盐搅匀即可。

营养功效 猪肺可补肺润燥，木瓜、雪梨生津润肺。本品可缓解冬季室内干燥导致的口干咽燥症状。

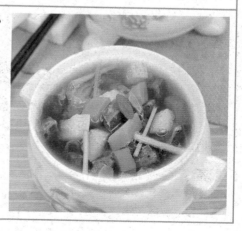

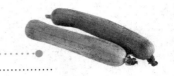

丝 瓜 清热润肺佳品 ·····················

　　丝瓜性凉、味甘，有清暑凉血、解毒通便、祛风化痰、润肌美容、通经络、行血脉、下乳汁、调理月经不顺等功效，还能用于治疗热病身热烦渴、痰喘咳嗽、肠风下血、崩漏带下、血淋、痔疮痛肿、产妇乳汁不下等病症。丝瓜维生素C含量较高，每100克中就含8毫克，可用于预防各种维生素C缺乏症。因丝瓜寒滑，体弱婴儿或脾胃阳虚、常便溏腹泻者慎食。

松子炒丝瓜 |　　　　　　清肺热、滋肺阴、化痰止咳

|配　方|　丝瓜300克，胡萝卜50克，松子50克，植物油4克，盐、鸡精各适量

|做　法|　①将丝瓜去皮洗净，切块；胡萝卜洗净，切片；松子洗净备用。②锅中下入植物油烧热，入松子炒香后，放入丝瓜、胡萝卜一起翻炒。③最后加盐、鸡精调味，炒熟装盘即可。

营养功效　本菜可缓解阴虚燥热、口渴多饮的症状。此外，丝瓜对痰喘咳嗽、痤疮、痔疮、热痢、崩漏带下、血尿、痛肿等病症也有较好的食疗作用。

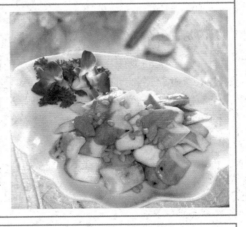

海米丝瓜 |　　　　　　滋阴生津、润肠通便

|配　方|　丝瓜500克，海米100克，大蒜5瓣，盐、油、胡椒粉、淀粉各适量

|做　法|　①丝瓜去皮，洗净切段；海米泡发洗净；大蒜去皮切片。②锅加油烧热，放入蒜片、海米，炒至蒜片出香味时放入丝瓜段翻炒。③加盐、清水，炒至汤汁快干时调入胡椒粉炒匀，勾芡即可。

营养功效　丝瓜可清热解毒、滋阴润肤，海米富含多种矿物质，大蒜杀菌排毒，老年人常食本菜既能预防皮肤干燥，还可预防便秘。

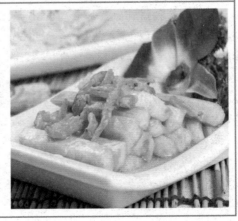

梨 润肺止咳、生津止渴

梨性寒、味甘，归肺、胃经，具有润肺生津、止咳化痰、清热降火、润五脏、镇静安神等功效，常用于治疗口渴便秘，肺热咳嗽，咽喉干痒、肿痛，肝阳上亢所致的头昏目眩、失眠多梦，肺结核，喉癌，肺癌等。梨又有降低血压和养阴清热的效果，所以高血压、肝炎、肝硬化患者常吃梨也有好处。此外，饮酒之后或宿醉未解者及演唱人员也宜食用梨。

柴胡秋梨饮　　　　清热生津、润肺止咳

配方　柴胡6克，秋梨1个，红糖适量

做法　①分别将柴胡、秋梨洗净，把秋梨切成块，备用。②把柴胡、秋梨放入锅内，加入1200毫升水，先用大火煮沸，再改小火煎15分钟。③滤去渣，以红糖调味即可。

营养功效　本品具有生津润燥、清热止咳、疏肝解郁等功效，对风热引起的咳嗽、咽喉肿痛、秋燥肺炎均有疗效。

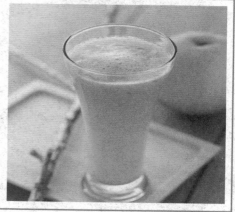

人参雪梨乌鸡汤　　　　滋阴润肤、益气补虚

配方　乌鸡300克，雪梨1个，黑枣5颗，人参10克，盐、油、味精各适量

做法　①雪梨洗净，切块去核，乌鸡洗净斩成小块，黑枣洗净，人参洗净切大段。②锅中加水烧沸，下入乌鸡块焯去血水后捞出。③锅中加油烧热，把乌鸡块下入爆香后，加入适量清水，再加入雪梨、黑枣、人参一起以大火炖30分钟后，调味即可。

营养功效　本品益气养血、滋阴润肤，老年人常食可抗衰老、延年益寿。

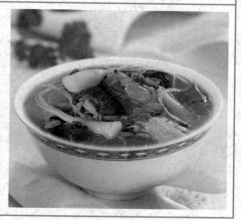

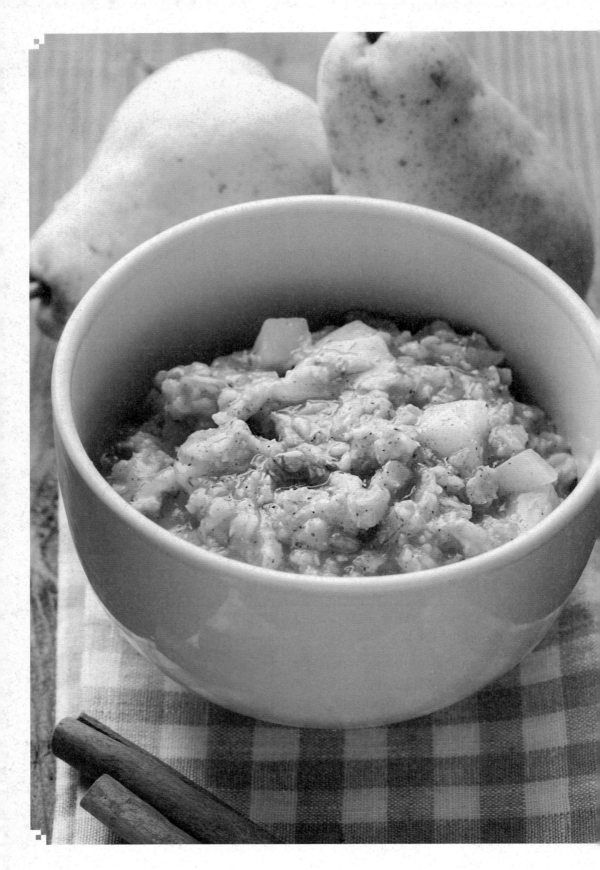

第五章

药膳温补肾脏，养护"作强之官"

"肾者，作强之官，伎巧出焉。"肾位于腹腔腰部，左右各一，与六腑中的膀胱相表里。中医学认为，肾为先天之本，是人体生命活动的原动力，是我们身体的"老本"。肾主藏精，肾的精气盛衰，关系到生殖和生长发育的能力。肾足则人体健康、延年益寿；肾虚，则百病丛生、短命早衰。也就是说，养肾是我们身体健康的根本。肾脏所藏之精来源于先天，充实于后天，人到中年，肾脏功能就开始逐渐衰退，进入老年期，肾气丧失就愈加快速，因此老年人一定要做好肾脏的养护。

养护肾脏常识面面观

　　肾位于腹腔腰部，左右各一，与六腑中的膀胱相表里。肾作为人体一个重要的器官，是人体赖以调节有关神经、内分泌、免疫等系统的物质基础。肾是人体的调节中心，人体的生命之源，主管着生长发育、衰老死亡的全过程。肾为先天之本，肾脏所藏之精来源于先天，充实于后天，所以我们一定要做好肾脏的养护。

🍐 肾的主要生理功能 ············

　　《黄帝内经》说："肾者，作强之官。""强"，从弓，就是弓箭，要拉弓箭首先要有力气。"强"就是特别有力，也就是肾气足的表现，其实我们的力量都是从肾来，肾气足是人体力量的来源。

　　肾的功能主要有三个方面：（1）肾藏精。肾的第一大功能是藏精，精分为先天之精和后天之精。肾主要是藏先天的精气。肾还主管人的生殖之精，是主生育能力的，肾气的强盛可以决定生殖能力的强弱。在整个生命过程中的生、长、壮、老的各个阶段，其生理状态的不同，决定于肾中精气的盛衰。故《素问》说："肾者主蛰，封藏之本，精之处也。"平素应注意维护肾中精气的充盛，维护机体的健康状态。（2）肾主管水液代谢。《素问·逆调论篇》曰："肾者水脏，主津液。"这里的津液主要指水液。中医学认为人体水液代谢主要与肺、脾、肾有关，其中肾为最关键。一旦肾虚，气化作用就会失常，可发生遗尿、小便失禁、夜尿增多、尿少、水肿等。（3）肾主纳气。纳气也就是接收气。《类证治裁》中说："肺为气之主，肾为气之根。肺主出气，肾主纳气，阴阳相交，呼吸乃和。若出纳升降失常，斯喘作矣。"气是从口鼻吸入到肺，所以肺主气。肺主的是呼气，肾主的是纳气，肺所接收的气最后都要下达到肾。

🍐 黑色食物为养肾佳品 ············

　　肾封藏先天之本，也是一个人生命的本钱。想要保持健康、延缓衰老，就必须要好好保护肾脏功能。养护肾脏药材有：熟地、杜仲、何首乌、韭菜子、山茱萸、海马等。根据中医学里"五色归五脏"的说法，黑色食物或药物对肾脏具有滋补作用，如黑芝麻、黑豆、黑米、海带等。此外，海参、核桃、羊肉、板栗、韭菜、西葫芦、马蹄也是良好的养肾食物。

本草药膳养护肾脏

熟地 滋补肾阴、养血乌发常用药 ·········●

熟地味甘、性微温，归肝、肾经，具有补血养阴、填精益髓的功效。本品甘温质润，补阴益精以生血，为养血补虚之要药，可治疗血虚引起的各种病症。本品善滋补肾阴、填精益髓，为补肾阴之要药，可治疗肝肾阴虚、腰膝酸软、遗精、盗汗、须发早白、耳鸣耳聋及消渴等诸多病症。

熟地当归鸡 养血补虚，辅助治疗贫血

|配 方| 熟地25克，当归20克，白芍10克，鸡腿1只，盐适量

|做 法| ①鸡腿洗净剁块，放入沸水汆烫、捞起冲净；药材用清水快速冲净。②将鸡腿和所有药材放入炖锅中，加水6碗以大火煮开，转小火续炖30分钟。③起锅后，加盐调味即成。

营养功效 本品具有养血补虚的功效，适合各种原因引起的贫血患者食用，此外，老年人也可经常食用，既可补血又能滋肾。

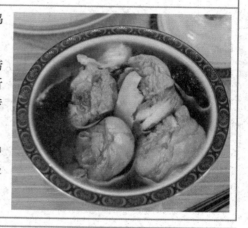

蝉花熟地猪肝汤 滋补肝肾，辅助治疗肝肾阴虚诸症

|配 方| 蝉花10克，熟地12克，猪肝180克，红枣6颗，盐、姜、淀粉、胡椒、香油各适量

|做 法| ①蝉花、熟地、红枣洗净；猪肝洗净，切薄片，加淀粉、胡椒、香油腌渍片刻；姜洗净去皮，切片。②将蝉花、熟地、红枣、姜片放入瓦煲内，注入适量清水，大火煲沸后改为中火煲约2小时，放入猪肝滚熟。③放入盐调味即可。

营养功效 本品具有滋阴补肝肾、养血明目等功效，适合肝肾亏虚、两目昏花的老年人食用。

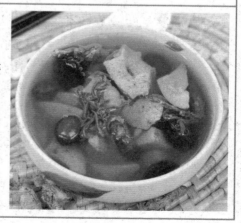

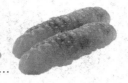

海参

补益五脏，海味"八珍"之一……………………………

海参肉质软嫩，营养丰富，是海味"八珍"之一，与燕窝、鲍鱼、鱼翅齐名。其性温，味咸，具有补肾益精、滋阴养血、壮阳补虚、调经养胎、抗衰老等功效，对于虚劳瘦弱、气血不足、阳痿遗精、小便频多、肠燥便秘以及癌症、术后、肝炎、肾炎、糖尿病、肺结核、神经衰弱等均有良好的疗效。此外，海参是典型的高蛋白、低脂肪、低胆固醇食物，常食对防治心脑血管疾病很有益处。

姜片海参炖鸡汤
补肾壮阳、益精填髓

|配 方| 海参3只，鸡腿1只，姜1段，盐2小匙

|做 法| ①鸡肉汆烫，捞起，备用；姜切片。②海参自腹部切开，洗净腔肠，切大块，汆烫，捞起。③煮锅加6碗水煮开，加入①中的材料煮沸，转小火炖约20分钟，加入海参续炖5分钟，加盐调味即成。

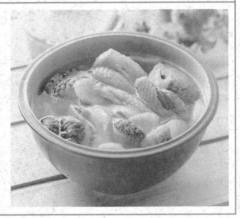

营养功效 本品具有补肾益精、养血润燥、益气补虚的功效，而且海参是高蛋白、低脂肪、低胆固醇食物，常食还能有效防治心脑血管疾病，如高血压、冠心病、高血脂、动脉硬化等。

葱烧海参
益气补虚、防癌抗癌

|配 方| 海参300克，葱2根，上海青150克，盐、酱油、料酒、油各适量

|做 法| ①海参洗净，切条；葱洗净，切段；上海青洗净，在根部打十字花刀，将洗净的枸杞放在根部。②起锅，加入油加热，放入海参翻炒片刻，加盐、酱油、料酒调味，加水焖烧，待汁变浓，下葱段，装盘。③锅入水烧开，放入上海青焯熟，摆盘即可。

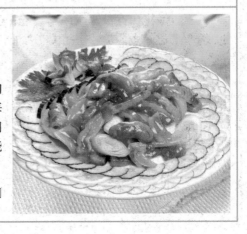

营养功效 海参益气补虚、养血益精、滋阴润燥，还能延缓性腺衰老及抗肿瘤、抗癌等。

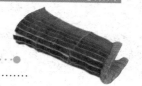

杜仲 补肝肾、强腰膝 ···············

　　杜仲味甘、性温，归肝、肾经，具有补肝肾、强筋骨、固冲任和安胎的功效，常用于治疗肾虚腰痛及各种腰痛、肾虚阳痿、精冷不固、小便频数、胎动不安或习惯性堕胎。杜仲常与胡桃肉、补骨脂同用治肾虚腰痛或足膝痿弱；与鹿茸、山萸肉、菟丝子等同用治疗肾虚阳痿，精冷不固，小便频数，如十补丸。近年来，杜仲单用或配入复方对治疗高血压有较好效果。

┃杜仲羊肉萝卜汤┃　　　　　　　补肝肾、强腰膝

┃配 方┃　杜仲15克，羊肉200克，白萝卜50克，羊骨汤400克，盐、味精、料酒、胡椒粉、姜片、辣椒油各适量

┃做 法┃　①羊肉洗净切块，余去血水；白萝卜洗净，切块。②将杜仲同羊肉、羊骨汤、白萝卜、料酒、胡椒粉、姜片一起下锅，加水烧沸后小火炖1小时，加调料调味即可。

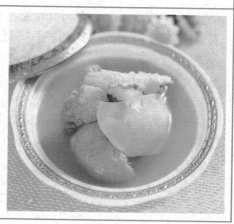

营养功效　本品能补肝肾、强筋骨，对肾虚腰痛、畏寒怕冷、筋骨无力、阳痿、精冷不固、小便频数等症均有疗效。

┃杜仲艾叶鸡蛋汤┃　　　　　　　补肾固冲任，安胎

┃配 方┃　杜仲25克，艾叶20克，鸡蛋2个，精盐5克，生姜丝少量

┃做 法┃　①杜仲、艾叶分别用清水洗净。②鸡蛋打入碗中，搅成蛋浆，再加入洗净的姜丝，放入油锅内煎成蛋饼，切成块。③再将以上材料放入煲内，用适量水，猛火煲至滚，然后改用中火续煲2小时，精盐调味即可。

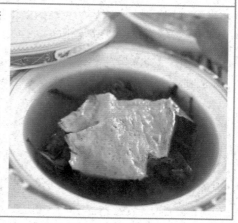

营养功效　杜仲补肝肾、强腰膝；艾叶温经散寒、暖宫止带，对阳虚宫寒引起的小腹冰凉、带下异常有很好的疗效。

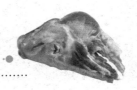

猪骨

补钙，强健骨骼 ·······································●

猪骨有补脾、润肠胃、生津液、丰机体、润皮肤、补中益气、养血健骨的功效。老年人常喝骨头汤，能及时补充人体所必需的骨胶原等物质，增强骨髓造血功能，可强健骨骼，预防骨质疏松，成人喝可延缓衰老。感冒发热期间忌食，急性肠道感染者忌食。选购猪骨：从骨头断口卡出的骨髓颜色呈粉红色，说明猪放血干净；颜色暗红，说明猪放血不干净或是病猪。

| 莲藕菱角排骨汤 |

养血健骨，预防老年人骨质疏松

|配方| 菱角300克，莲藕300克，胡萝卜50克，排骨400克，盐2小匙，白醋10毫升

|做法| ①排骨斩件，氽烫，捞起洗净；莲藕削皮，洗净，切片。②菱角氽烫，捞起，剥净外表皮膜。③将排骨、莲藕片、菱角放入锅内，加水盖过材料，加入白醋，以大火煮开，转小火炖40分钟，加盐调味即可。

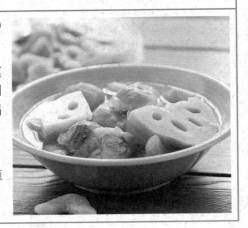

|营养功效| 本品具有健骨补钙的功效，常食可预防老年人骨质疏松。

| 莲子百合排骨汤 |

健脾胃，润肌肤

|配方| 莲子、百合各50克，枸杞15克，排骨500克，米酒、盐、味精各适量

|做法| ①将排骨洗净，斩块，放入沸水中氽去血水，捞出备用。②将莲子和百合一起洗净，莲子去心，百合掰成瓣，备用。③将所有材料一同放入锅中炖煮至排骨完全熟烂，起锅前放入枸杞及调味料即可。

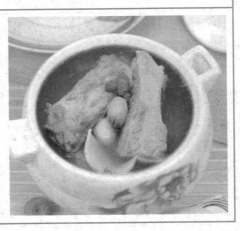

|营养功效| 本品具有健脾益气、安神定志、滋润肌肤等功效，常食可改善皮肤干燥、粗糙。

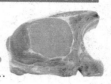

羊肉 温阳、补肾佳品

羊肉性热、味甘，归脾、胃、肾、心经。中医学认为，羊肉还有补肾壮阳的作用，对肾阳亏虚引起的阳痿、遗精、腰膝冷痛有一定食疗效果。寒冬常吃羊肉可益气补虚、促进血液循环、使皮肤红润、增强御寒能力。羊肉还可保护胃壁，帮助消化。但有高血压、高血脂、动脉硬化等心脑血管疾病的老年人以及内火旺盛、肠燥便秘的患者均不宜食用羊肉。

栗子羊肉汤 　　　　　补肾壮阳、益气补虚

| 配　方 | 枸杞20克，羊肉150克，栗子30克，吴茱萸、桂枝各10克，盐5克

| 做　法 | ①将羊肉洗净，切块；栗子去壳，洗净切块；枸杞洗净，备用。②吴茱萸、桂枝洗净，煎取药汁备用。③锅内加适量水，放入羊肉块、栗子块、枸杞，大火烧沸，改用文火煮20分钟，再倒入药汁，调入盐即成。

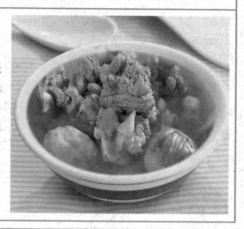

营养功效 羊肉、吴茱萸、桂枝均有暖胃散寒、温经通络的作用；板栗补肾强腰。

当归羊肉汤 　　　　　温胃散寒、保护脾胃

| 配　方 | 当归25克，羊肉500克，姜1段，盐2小匙

| 做　法 | ①羊肉汆烫，捞起冲净；姜洗净，切段微拍裂。②当归洗净，切成薄片。③将羊肉、当归、生姜盛入炖锅，加6碗水，大火煮开，转小火慢炖2小时，加盐调味即可。

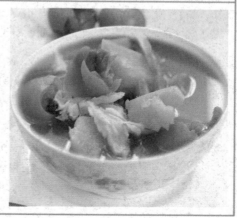

营养功效 当归既能补血又能活血，可促进血液循环，羊肉具有暖胃祛寒、增加身体御寒能力的作用，并能补养肾阳、增强食欲，适合阳虚怕冷、四肢冰凉、腰膝酸软的老年人食用。

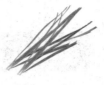

韭菜 补肾助阳绿色佳品 ·················●

　　韭菜性温，味甘、辛，归肝、肾经，具有温肾助阳、益脾健胃、行气理血的功效。韭菜中的含硫化合物具有降血脂及扩张血脉的作用，适用于治疗心脑血管疾病和高血压，这种化合物还能使黑色素细胞内酪氨酸系统功能增强，消除皮肤白斑，并使头发乌黑发亮。韭菜还含有丰富的纤维素，可以促进肠道蠕动，预防大肠癌的发生。

▌韭菜牛肉粥▌　　　　　　温胃散寒、补肾助阳

|配　方| 韭菜35克，牛肉80克，红椒20克，大米100克，盐、味精、胡椒粉、姜末各适量

|做　法| ①将韭菜洗净，切段；大米淘净，泡好；牛肉洗净，切片；红椒洗净，切圈。②大米放入锅中，加适量清水，大火烧开，下入牛肉和姜末，转中火熬煮至粥将成。③放入韭菜、红椒，待粥熬至浓稠，加盐、味精、胡椒粉调味即可。

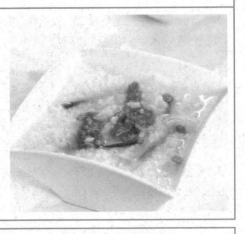

营养功效 本粥适合体质虚弱、肾虚腰酸、小便频繁的老年人食用。

▌葱油韭菜豆腐干▌　　　降低血压、扩张血管，预防动脉硬化

|配　方| 韭菜400克，豆腐干200克，葱花10克，盐4克，鸡精2克，老抽、油、香油各少许

|做　法| ①将韭菜洗净，切段；豆腐干洗净，切成细条。②炒锅加油烧至七成热，下入豆腐干翻炒，再倒入韭菜同炒至微软。③加葱花、盐、鸡精、老抽和香油一起炒匀。

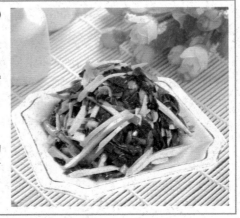

营养功效 韭菜具有降低血压、血脂的功效，其富含膳食纤维，能促进胃肠蠕动，扩张血管，预防动脉硬化。

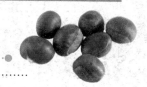

板栗 补肾壮骨、益气力 ·································

　　板栗有"干果之王"的美称，其性温，味甘、平，归脾、胃、肾经。其具有养胃健脾、补肾强腰之功效，其所含的不饱和脂肪酸和各种维生素，有抗高血压、冠心病、骨质疏松和动脉硬化的功效，是抗衰老、延年益寿的滋补佳品。因板栗富含维生素B_2，可以有效治疗日久难愈的小儿口舌生疮和成人口腔溃疡。栗子生吃难消化，熟食又容易滞气，因此老年人一次不宜吃太多，以免引起腹胀。

▌板栗龙眼粥▌　　　　补肾壮骨，预防骨质疏松

|配 方| 龙眼肉20克，玉竹20克，大米90克，板栗20克，白糖适量

|做 法| ①板栗去壳、皮洗净，切碎；龙眼肉、玉竹洗净；大米泡发洗净。②锅置火上，注入清水，放入大米，用旺火煮至米粒开花。③放入板栗、龙眼肉、玉竹，用中火煮至熟后，放入白糖调味即可。

营养功效 此粥具有补肾强腰、补益心脾、养血安神、润肤美容等功效，老年人常食不仅能预防骨质疏松，还能延缓衰老。

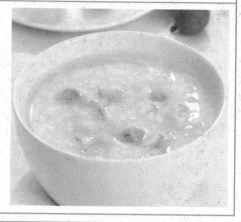

▌板栗扒白菜▌　　　　降压护心，防治高血压、冠心病

|配 方| 白菜300克，板栗（去皮）200克，枸杞20克，橄榄油6克，盐、味精、水淀粉各适量

|做 法| ①将白菜洗净切条，入水焯烫至断生，捞出沥干水分，装盘备用；板栗洗净备用；枸杞洗净。②锅中倒入橄榄油烧热，入板栗和枸杞翻炒，加水焖熟。③加入盐、味精调味，用水淀粉勾芡，炒匀，装入白菜盘中即可。

营养功效 现代医学研究发现，栗子中所含的不饱和脂肪酸与多种维生素可治疗动脉硬化、高血压、心脏病等心脑血管疾病。

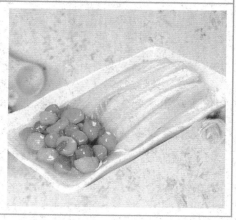

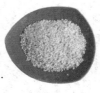

芝麻 滋肾乌发、润肠通便

芝麻性平，味甘，归肝、肾、肺、脾经。其具有润肠、通乳、补肝、益肾、养发、强身体、抗衰老等功效。芝麻对于肝肾不足所致的视物不清、腰酸腿软、耳鸣耳聋、发枯发落、眩晕、眼花、头发早白等症食疗效果显著。用芝麻治疗精亏血虚、肝肾不足引起的头晕眼花、须发早白、四肢无力等症，宜配与桑叶同用；其治疗老年性精亏血虚之肠燥便秘，可单用，或与肉苁蓉、火麻仁等润肠通便之品同用。

▌芝麻润发汤▌　　　　滋阴补肾、防治须发早白

[配　方] 乌骨鸡300克，红枣4颗，黑芝麻50克，盐适量，水1500毫升

[做　法] ①乌骨鸡洗净，切块，余烫后捞起备用；红枣洗净。②将乌骨鸡、红枣、黑芝麻和水，以小火煲约2小时，再加盐调味即可。

[营养功效] 本品具有补肝益肾、乌发明目等作用。常食乌鸡，还可提高生理功能、延缓衰老、强筋健骨，对防治妇女缺铁性贫血、须发早白等有明显效果。

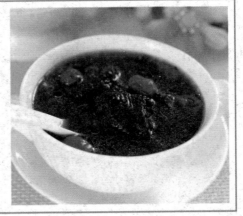

▌黑芝麻山药糊▌　　　　润肠通便、防衰抗老

[配　方] 黑芝麻250克，山药250克，制首乌250克，白糖适量

[做　法] ①将黑芝麻、山药、何首乌洗净，晒干，炒熟，研成细粉。②再将三种粉末盛入碗内，加入开水和匀。③调入白糖和匀即可。

[营养功效] 本品健脾补肾、养血安神，对脾肾亏虚型贫血，症见面色萎黄或苍白、面部长斑、头晕、乏力、心烦失眠、腰膝酸痛、舌淡苔白等均有改善效果。

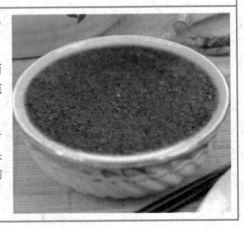

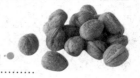

核桃 益智补脑、养足肾气……………………………

核桃味甘、性温，归肾、肺、大肠经，具有补肾温肺、益智补脑、润肠通便的功效。本品温补肾阳力较弱，多入复方，常与杜仲、补骨脂、大蒜等同用，治肾亏腰酸，头晕耳鸣，尿有余沥，如青娥丸；或与杜仲、补骨脂、萆薢等同用，治肾虚腰膝酸痛，两足痿弱，如胡桃汤。常食核桃还可防治记忆力衰退，防治老年痴呆。此外，其对于肠燥便秘、肺虚亏虚、咳嗽气喘均有疗效。

杏仁核桃牛奶饮 | 补肺肾、定喘咳

|配 方| 杏仁30克，核桃仁20克，牛奶200克

|做 法| ①将杏仁、核桃仁放入清水中洗净，与牛奶一起放入炖锅中。②加适量清水后将炖锅置于火上烧沸，再用文火煎煮20分钟即可。

营养功效 本品具有补肾固精、温肺定喘、润肠通便、健脾益胃、益智安神、美容养颜的功效。一般人群皆可食用，尤其适合肺虚咳嗽、便秘、神经衰弱、失眠等患者食用。

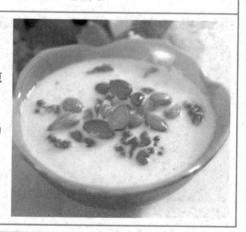

燕麦核桃仁粥 | 润肠通便，辅助治疗肠燥便秘

|配 方| 燕麦50克，核桃仁、玉米粒、鲜奶各适量，白糖3克

|做 法| ①燕麦泡发洗净，核桃仁去杂质。②锅置火上，加入少量水，倒入鲜奶，放入燕麦煮开。③加入核桃仁、玉米粒同煮至浓稠状，调入白糖拌匀即可。

营养功效 本品富含膳食纤维，具有较好的润肠通便作用，可预防习惯性便秘。此外，燕麦还有抑制老年斑生成，延缓人体细胞衰老的作用。

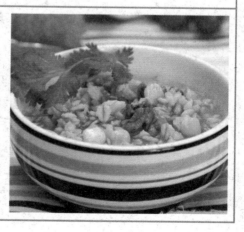

马蹄

补肾利尿，有"地下板栗"之称……………………

马蹄久负盛名，营养丰富，含有蛋白质、维生素C，还含钙、磷、铁、胡萝卜素等。具有清热解毒、凉血生津、利尿通便、化湿祛痰、消食除胀的功效。其对黄疸、痢疾、小儿麻痹、便秘等疾病有食疗作用。另外，马蹄含有一种抗菌成分，对金黄色葡萄球菌、大肠杆菌及铜绿假单胞菌均有一定的抑制作用，对肺部、食管和乳腺的癌肿有防治作用。马蹄高钾低钠，对降低血压有一定的效果。

海蜇马蹄汤 | 　　　　　　　　滋阴解渴、清热解毒

| 配　方 | 海蜇100克，马蹄500克，猪瘦肉100克，生姜1片，盐5克，油适量

| 做　法 | ①海蜇洗数次，洗去咸味和细沙；马蹄洗净，切开两半；猪瘦肉洗净，切片，用油、盐稍腌；生姜洗净。②把海蜇、马蹄放入锅内，加清水适量，煮滚，改文火煲半小时，放入猪瘦肉片和姜片，滚至肉片熟，加盐调味即可。

营养功效 海蜇清热滋阴，马蹄肉白味甜，清凉降火，可缓解咽干口燥、小便黄赤等上火症状。

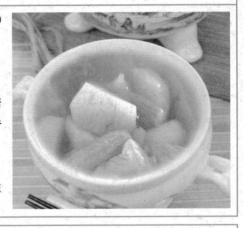

茅根马蹄猪展汤 | 　　　　　　　利尿通淋、消除水肿

| 配　方 | 白茅根15克，马蹄10个，猪展300克，姜3克，盐2克

| 做　法 | ①茅根洗净，切成小段；马蹄洗净去皮；猪展洗净，切块；姜洗净去皮，切片。②将洗净的食材一同放入砂煲内，注入适量清水，大火煲沸后改小火煲2小时。③加盐调味即可。

营养功效 白茅根具有清热解毒、凉血止血、利尿通淋的功效，马蹄能清热利尿、滋阴补肾，对肾炎水肿、尿路感染、少尿、无尿等均有很好的食疗效果。

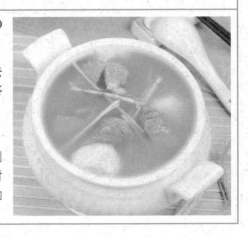

第四篇

研读《黄帝内经》
《本草纲目》,
药膳对症防治老年病

　　老年人对抗疾病,现代医疗手段必不可少,但终究不是最佳选择。而作为中医学重要分支的药膳,兼具食物的营养美味和药物的治疗作用,可以使老年人轻松地摆脱疾病的困扰,是老年人健康长寿的理想选择。

　　老年人常见的疾病有哪些? 每种疾病又有着怎样的饮食原则与防病要领? 治疗不同疾病的药膳选材各不同,哪一款是您需要的呢? 走进《黄帝内经》《本草纲目》,带您寻找对症防治老年病的养生药膳!

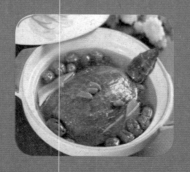

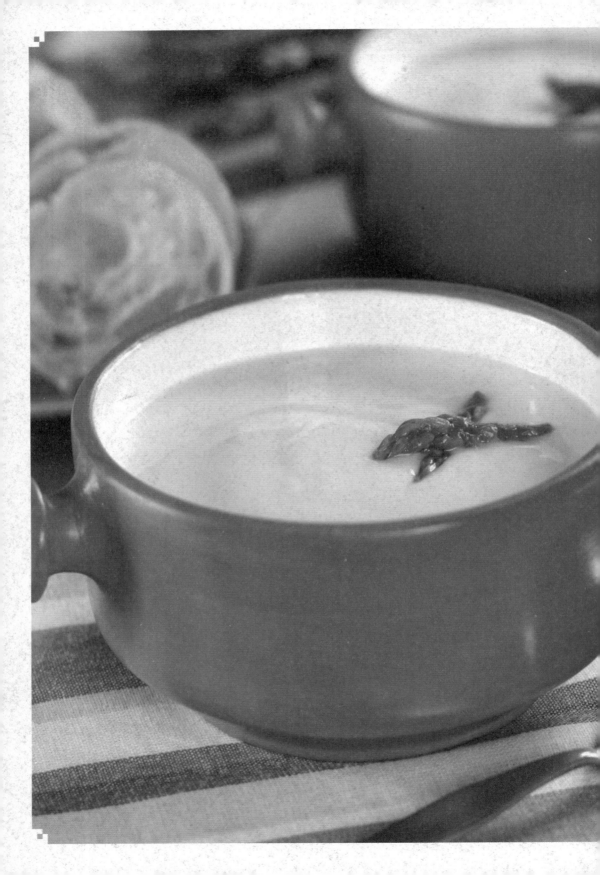

第一章

呼吸、消化科疾病食疗药膳

老年人肺气多虚弱，抵抗力差，易患慢性呼吸系统疾病，如慢性支气管炎、肺气肿等，常见的呼吸系统不适症状有：气喘、咳嗽、咳痰、咯血、呼吸困难、胸痛等。因此，在药膳的调理方面，应当以补益肺气为主，止咳、止喘、化痰为辅，常用的中药材与食材有：鱼腥草、桔梗、百合、川贝、山药、银杏、猪肺、乳鸽等。

消化系统疾病多为慢性病，病程较长，容易反复发作，因此，其对患者的影响较大。老年人常见的消化系统疾病有：消化性溃疡、脂肪肝、肝硬化等。常用来治疗消化系统疾病的中药材与食材有：山药、冬虫夏草、白芍、佛手、鲫鱼、甲鱼、西蓝花、百合等。

流行性感冒

流行性感冒简称流感,是由流感病毒引起的一种急性呼吸道传染病。春季天气多变、忽冷忽热,使人的免疫和防御功能下降,老年人本身体质较差,抵抗疾病的能力也差,加上这时"冬眠"后开始滋生繁殖的细菌、病毒等致病微生物乘机肆虐,所以老人这时最易患上流行性感冒。

饮食宜忌

√风热型流感患者宜食具有抗炎、抗病毒作用为主,辅以清热、生津作用的药物、食物,如野菊花、金银花、板蓝根、马齿苋、花菜、香菇、柚子、草莓、苹果、黄瓜、丝瓜、木耳、胡萝卜、苦瓜等。

√风寒型流感患者应选择具有发散风寒、辛温解表作用的药材和食物,如白芷、桑叶、砂仁、紫苏、葱白、姜、蒜、辣椒、花椒等。

√饮食应该多样化,保证摄入的营养均衡,不要偏食,多食新鲜的蔬菜、水果以及富含蛋白质的食物,多饮白开水,促进体内毒素的排出。

×流感患者不宜食用补益类药材及食物,如人参、党参、西洋参、黄芪、当归、大枣、熟地、土鸡、乌鸡等。

生活保健

室内要定期消毒,保持清洁,多通风,使空气新鲜。咳嗽、打喷嚏时应使用纸巾等,避免飞沫传播细菌、病毒,患者用具及分泌物要彻底消毒。经常彻底洗手,避免脏手接触口、眼、鼻。生活要有规律,不要过于劳累,应保证睡眠每天在10小时左右。适当加强体育锻炼,多做户外活动,多晒太阳,提高机体对气候变化的适应能力。

民间偏方

① 风寒型流感小偏方:取姜25克洗净切片,葱白3根切段,放入锅内加入适量清水,烧沸,加入适量的红糖搅拌即可,有发汗解表、疏风散寒的功效。

② 风热型流感小偏方:取金银花、连翘、板蓝根各15克,薄荷、枇杷叶各8克,放入锅中,加水煮沸即可,有疏散风热、利咽止咳的功效。

家常食疗

川芎白芷鱼头汤

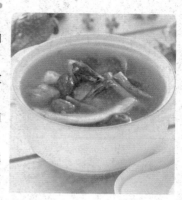

材料 川芎、白芷各10克，生姜5片，鱼头1个，盐、油各适量

做法 ①将鱼头洗净，去鳃，起油锅，下鱼头煎至微黄，取出备用；川芎、白芷、生姜洗净。②把川芎、白芷、生姜、鱼头一起放入炖锅内，加适量开水，炖锅加盖，小火隔水炖2小时。③以盐调味即可。

功效 本品具有散寒解表、舒筋止痛的功效，用于流感属风寒型者，症状有恶寒发热、无汗、头痛身重、咳嗽吐白痰、小便清等。

板蓝根丝瓜汤

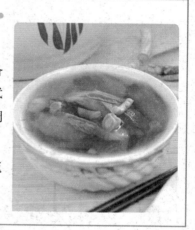

材料 板蓝根20克，丝瓜250克，盐适量

做法 ①将板蓝根洗净；丝瓜洗净，连皮切片，备用。②砂锅内加水适量，放入板蓝根、丝瓜片。③武火烧沸，再改用文火煮15分钟至熟，去渣，加入盐调味即可。

功效 本品具有清热解毒、泻火明目的功效，可用于流感、流行性结膜炎、粉刺、痱子等病症。

蒜蓉马齿苋

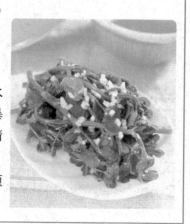

材料 马齿苋400克，大蒜10克，盐、味精、油各适量

做法 ①马齿苋洗净；大蒜洗净去皮，剁成蓉。②将洗干净的马齿苋下入沸水中稍余，捞出沥干水分，备用。③锅中加油烧至九成热时，下入蒜蓉爆香，再下入马齿苋快速翻炒，出锅时，加盐、味精炒匀即可出锅。

功效 马齿苋和大蒜均有杀菌抗病毒的作用，常食可预防流行性感冒。

哮喘

　　春暖花开，繁花似锦的多风天气，空气中飘浮着各种花粉颗粒、杨柳絮、尘埃、尘螨、真菌等，这些对过敏性体质之人最容易诱发变态反应，引起哮喘。因此，过敏性体质的哮喘病患者要时刻远离过敏原。哮喘患者发作前可先出现鼻痒、咽痒、流泪、喷嚏、干咳，发作期出现喘息、胸闷、气短、平卧困难等症状。

🪔 饮食宜忌

　　√哮喘患者宜选用有松弛气道平滑肌作用的中药材和食材，如麻黄、当归、陈皮、佛手、香附、木香、天南星、紫菀、青皮、茶叶等。

　　√宜选择有抗过敏反应作用的中药材和食材，如黄芩、防风、人参、西洋参、红枣、五味子、三七、芝麻等。

　　√宜吃蛋白质含量高的食物，如鸡肉、牛奶、瘦肉、豆腐等。

　　√发病期要补充维生素和矿物质，宜吃生姜、青枣、白菜、番茄等。

　　√宜吃补肾纳气、化痰止喘的中药材和食物，如射干、款冬花、柑橘、柚子、枇杷、核桃、芝麻、蜂蜜、刀豆、丝瓜、梨、白果、鹌鹑、燕窝、冬虫夏草、猪肺等。

　　×辛辣食物助火生痰，应忌食，如辣椒、韭菜、大葱、蒜。

　　×酒精、碳酸饮料及冷饮会使心跳加快，肺呼吸功能降低，应忌食。

🪔 生活保健

　　一些生活细节必须要注意，比如衣服、床上用品最好不用羽绒或蚕丝制品，因为一些哮喘患者对于羽毛、蚕丝过敏；注意哮喘发作是否与食物有关，如虾、牛奶、桃子等，应当引起注意；慎用或忌用某些可能诱发哮喘的药物；尽量避免吸入花粉，日间或午后少外出；不用地毯，勤洗被套、床单、枕巾等。

🪔 民间偏方

　　①取五味子250克加水煎浓汁，待凉后，将7个鸡蛋浸没在药汁中，浸7天后，每天取出1个鸡蛋用来蒸熟食用，对于哮喘有很好的疗效。

　　②取麻黄3克塞入一头去节的芦根中，再用芦根封口，加入适量的水煎服，每日1次，服3~4天。

家常食疗

冬虫夏草炖鸭

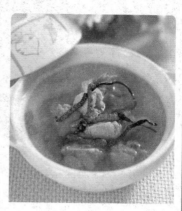

材料 冬虫夏草5枚，陈皮末适量，鸭1只，姜片、葱花、胡椒粉、盐、味精各适量

做法 ①将冬虫夏草用温水洗净。②鸭洗净后斩块，再将鸭块放入沸水中汆去血水，然后捞出。③将鸭块与冬虫夏草先用大火煮开，再用小火炖软后加入姜片、葱花、陈皮末、胡椒粉、盐、味精调味后即可。

功效 本品有益气补虚、止咳润肺之功效，适合肺肾两虚、精气不足、咳嗽气短的哮喘患者食用。

灵芝炖鹌鹑

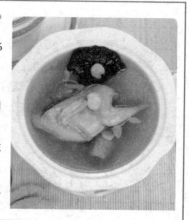

材料 鹌鹑1只，党参20克，灵芝8克，枸杞10克，红枣5颗，盐适量

做法 ①灵芝洗净，泡发撕片；党参洗净，切薄片；枸杞、红枣均洗净，泡发。②鹌鹑宰净，去毛、内脏，洗净后汆水。③炖盅注水，大火烧开，下灵芝、党参、枸杞、红枣以大火烧开，放入鹌鹑，用小火煲煮3小时，加盐调味即可。

功效 本品补肺气、定虚喘，适合肺虚哮喘无力、声息低微者食用。

沙参玉竹煲猪肺

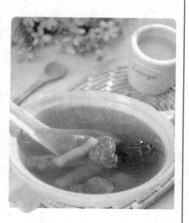

材料 沙参15克，玉竹10克，蜜枣2颗，猪肺1个，猪腱肉180克，姜2片，盐适量

做法 ①用清水略冲洗沙参、玉竹，沥干切段；猪腱肉洗净切成小块。②猪腱肉飞水，将猪肺洗净后切成块。③把所有材料同放入锅中，加入适量清水煲沸，改用小火煲至汤浓，以适量盐调味，即可趁热饮用。

功效 本品润燥止咳、补肺养阴，特别适合秋燥干咳、皮肤干燥者服用。

中暑

由于在烈日下或高温环境中工作，身体调节体温的能力不能适应外界环境，体内产生的热量不能适当地向外散发，积聚而产生高热称为中暑。患者先有头痛、眩晕、心悸、恶心等症，随即出汗停止，体温上升、脉搏加快、皮肤干热、肌肉松软，甚至虚脱，如不及时抢救可致昏迷而死亡。

饮食宜忌

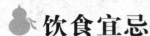

√在持续高温的夏季可多食用绿豆汤、苦瓜、丝瓜、莲藕、番茄、鸭肉、西瓜、甘蔗、梨、山竹、柚子等食物来清解暑热。

√中暑后可选择清暑祛湿的药材，如藿香、薄荷、香薷、荷叶、白扁豆、车前草、淡竹叶、葛根、麦冬、玉竹等。

√宜多喝淡盐水，补充因汗出过多所丢失的盐分和水分，饮食宜清淡，多吃鱼类、瘦肉类以补充人体所需的能量，多吃蔬菜、水果。

×忌吃油腥黏腻之物，如肥肉、香肠、海鲜等；忌吃辛辣、刺激性食物，如辣椒、咖啡、酒等。

生活保健

夏季出门要备好防晒工具，最好不要在上午11点至下午4点在烈日下行走或工作。如果必须外出，一定要做好防护工作，如打太阳伞、戴太阳镜等，带上充足的水。此外，要备好防暑降温的药品，如风油精、藿香正气水等。若发生了中暑，要在阴凉处休息，解开衣服，加强通风，饮淡盐水。有条件时,还可用湿毛巾擦拭一下身体裸露部位，并及时补充水分。

民间偏方

①藿香叶、香薷叶、薄荷叶各10克，将以上药材洗净，加水以淹没药物为度，煎开即可，煎时加盖。本方可消暑清神、健脾醒脑。

②沉香、檀香各适量，将两味药材烧冒烟，令香气满室，可使患者窍通神醒，本法适合中暑晕厥者。

家常食疗

藿香鲫鱼

材料 藿香15克，鲫鱼1条（500克左右）

做法 ①鲫鱼宰杀剖好，藿香洗净；②将鲫鱼和藿香一块调好味，再放入炖锅内；③炖至鱼熟便可食用。

功效 本品和中祛暑、温中止呕、利水渗湿，对感受暑湿邪气，症见头痛、恶心呕吐、口味酸臭等患者均有食疗作用。老年人可常食，对脾胃功能差、饮食不佳均有一定的改善效果。

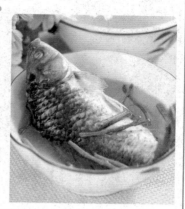

莲藕解暑汤

材料 杏仁30克，莲藕150克，绿豆35克，盐2克

做法 ①将莲藕去皮，洗净后切块；绿豆淘洗净，备用；杏仁洗净，备用。②净锅上火倒入水，下入莲藕、绿豆、杏仁煲至熟。③最后调入盐搅匀即可。

功效 本品具有清热解暑、滋阴凉血的功效。夏季多食可预防中暑，治疗汗出过多、体虚疲乏、虚烦、口干舌燥。

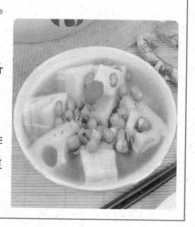

薄荷水鸭汤

材料 水鸭400克，鲜薄荷叶50克，生姜10克，盐、油、味精各适量

做法 ①水鸭洗净，斩成小块；鲜薄荷洗净，摘取嫩叶；生姜切片。②锅中加水烧沸，下入鸭块汆去血水，捞出。③净锅加油烧热，下入生姜、鸭块炒干水分，加水适量，倒入煲中煲30分钟，再下入薄荷叶，调味即可。

功效 本品可清热泻火、益气解暑，夏季常食可预防中暑。

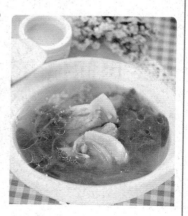

慢性支气管炎

慢性支气管炎是由于感染或非感染因素引起气管、支气管黏膜及其周围组织的慢性非特异性炎症。本病临床表现为连续两年以上，每次持续3个月以上的咳嗽、咳痰或气喘等症状。化学气体如二氧化氮、二氧化硫等烟雾，对支气管黏膜有刺激和细胞毒性作用。吸烟为慢性支气管炎最主要的发病因素。呼吸道感染是慢性支气管炎发病和加剧的另一个重要因素。

饮食宜忌

√慢性支气管炎患者宜选择有抑制病菌作用的中药材和食材，如杏仁、百合、知母、枇杷叶、丹参、川芎、黄芪、梨等。

√宜吃健脾养肺、补肾化痰的中药材和食物，如桑白皮、半夏、金橘、川贝、鱼腥草、百部、胡桃、柚子、栗子、佛手柑、猪肺、人参、花生、白果、山药、红糖、杏仁、无花果、银耳等。

√宜吃蛋白质含量高的食物，如鸡蛋、鸡肉、瘦肉、牛奶、鲫鱼等。

×忌吃油腻黏腻、助湿生痰、性寒生冷之物，如肥肉、香肠、糯米、海鲜等。

×忌吃辛辣、刺激性食物，如辣椒、咖啡、酒等。

生活保健

慢性支气管炎伴有发热、气促、剧咳者，要适当卧床休息。吸烟患者要戒烟，避免烟尘和有害气体侵入体内。冬天外出戴口罩和围巾，预防冷空气刺激气管及伤风感冒。鼓励患者参加力所能及的体育锻炼，以增强机体免疫力和主动咳痰排出的能力。发现患者有明显气促、发绀，甚至出现嗜睡现象，应考虑病情有变，要迅速送医院。

民间偏方

①急慢性支气管炎小偏方：取干品百部15~30克放进锅里，加水煎汁，取汁服用，每日1剂，分3次服，有润肺止咳的功效。

②老年性慢性支气管炎小偏方：取川贝100克研为粉末，200克核桃仁捣碎，200克酥油炼化加入200克蜂蜜，然后将川贝、核桃仁一起加入并搅拌，倒入瓷罐内保存，每次取20克服用，早晚各1次。

家常食疗

鸡骨草煲猪肺

材料 猪肺350克，鸡骨草30克，红枣8颗，高汤适量，盐少许、味精3克

做法 ①将猪肺洗净切片；鸡骨草、红枣分别洗净。炒锅上火倒入水，下入猪肺氽去血渍，捞出冲净，备用。②净锅上火，倒入高汤，下入猪肺、鸡骨草、红枣，大火煮开后转小火煲至熟，加盐、味精调味即可。

功效 本品清热解毒、润肺止咳，可辅助治疗慢性支气管炎。

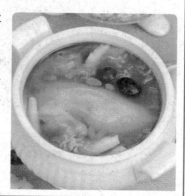

半夏桔梗薏米汤

材料 半夏15克，桔梗10克，薏米50克，百合、冰糖适量

做法 ①半夏、桔梗用水略冲；②将半夏、桔梗、薏米、百合一起放入锅中，加水1000毫升煮至薏米熟烂；③加入冰糖调味即可。

功效 半夏温化寒痰、湿痰，治咳嗽，桔梗上浮保肺气，因此本品具有燥湿化痰、理气止咳的功效，适合痰湿蕴肺型的慢性支气管炎患者食用。

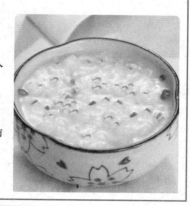

复方鱼腥草粥

材料 鱼腥草、金银花、生石膏各30克，竹茹9克，粳米100克，冰糖30克

做法 ①将鱼腥草、金银花、生石膏、竹茹分别洗净，放入锅中，注入适量清水煎汤；粳米洗净备用。②下入粳米及适量水，共煮为粥。③最后加入冰糖，稍煮即可。

功效 本品清热养肺、化痰排脓，适合热证慢性支气管炎、肺炎患者食用，症见咳嗽痰少、痰色黄或腥臭、口干等。

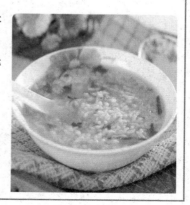

肺气肿

肺气肿是指终末细支气管远端的气道弹性减退，过度膨胀、充气和肺容积增大或同时伴有气道壁破坏的病理状态。患者早期可无症状或仅在劳动、运动时感到气短。典型肺气肿者胸廓前后径增大，呈桶状胸，呼吸困难，口唇手指发绀，痰量增加，痰变脓性。晚期会出现心慌、颈静脉怒张、肝大、下肢水肿、球结膜水肿、手扑翼样震颤等心力或呼吸衰竭表现。

饮食宜忌

√肺气肿患者宜选择具有止咳化痰、排脓作用的中药材和食材，如瓜蒌、旋覆花、桔梗、蒲公英、鱼腥草、桑白皮等。

√宜选择具有补益肺气、增强免疫力作用的中药材和食材，如党参、人参、沙参、冬虫夏草、五味子、玉竹等。

√肺气肿患者饮食宜清淡，宜食猪肺、枇杷、菠菜、茼蒿、萝卜、黄豆、豆腐、橘子、梨等。

×忌食辣椒、葱、蒜、酒等辛辣刺激性食物，因这些食物可刺激气管黏膜，会加重咳嗽、气喘、心悸等症状。

×避免食用产气食物，如红薯、韭菜等，因其对肺气宣降不利，应多食用碱性食物；戒烟酒。

生活保健

患者平时注意调养，增强抵抗力，是改善肺功能的根本方法。可积极参加一些适当的体育活动，如慢跑、太极拳、健身操、步行等。肺气肿患者冬季最怕冷，也易感冒，进行耐寒锻炼可以提高患者抵抗力。肺气肿患者在肺部感染时，一定要卧床休息，遵照医嘱积极抗炎，解痉平喘，按时服药。

民间偏方

①取鲜品鱼腥草200克洗净切段，放入锅中加水煎汤，每日1剂，分2次服用，有清热排脓、消炎杀菌的功效，适合肺气肿患者服用。

②取人参10克，白术20克，五味子15克，炙甘草10克，共煎水，分3次服用，有补养肺气的功效，适合肺肾气虚、易感冒的肺气肿患者食用。

家常食疗

旋覆乳鸽止咳汤

材料 乳鸽1只，旋覆花、沙参各10克，山药20克，盐适量

做法 ①将乳鸽去毛及肠杂，洗净切成小块。②山药、沙参洗净，切片；旋覆花洗净，备用；将山药、沙参、旋覆花放入药袋中，扎紧袋口。③将乳鸽放入砂锅中，加入药袋及盐、适量清水，用小火炖30分钟至肉烂，取出药袋，吃肉喝汤。

功效 本品具有健脾益胃、润肺止咳的功效，适合久咳引起的体虚、食欲缺乏、四肢倦怠的肺气肿恢复期患者食用。

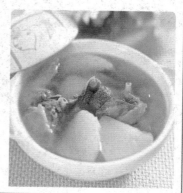

百合银杏鸽子煲

材料 鸽子1只，水发百合30克，银杏10颗，盐少许，葱段2克

做法 ①将鸽子杀洗干净，斩块，氽水；水发百合洗净；银杏洗净备用。②净锅上火倒入水，下入鸽子、水发百合、银杏煲至熟，加盐、葱段调味即可。

功效 鸽子益气补虚、散寒补肺，百合滋阴润肺，银杏可补肺气、治咳嗽，对肺气肿患者有很好的食疗效果。

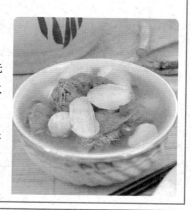

川贝蒸鸡蛋

材料 川贝6克，鸡蛋2个，盐少许

做法 ①川贝洗净，备用。②鸡蛋打入碗中，加入少许盐，搅拌均匀。③将川贝放入鸡蛋中，入蒸锅蒸6分钟即可。

功效 本品具有清热化痰、滋阴养肺的功效，适合肺虚咳嗽的患者食用，可辅助治疗百日咳、肺炎、支气管炎、肺气肿、慢性咽炎等病症引起的咳嗽症状。

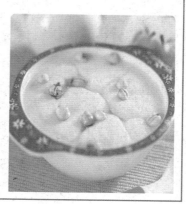

便秘

便秘是老年人秋季常发疾病，老年人正气较虚，胃肠蠕动功能较弱，加上秋季天气干燥，若饮食生活不注意，易使得胃肠津枯，导致便秘。便秘是临床常见的病症，主要是指排便次数减少、每次排便的量减少、粪便干结、排便费力等。以上2种症状同时存在时，可诊断为便秘。

饮食宜忌

√应选择具有润肠通便作用的食物，如番薯、芝麻、南瓜、芋头、香蕉、桑葚、杨梅、甘蔗、松子仁、核桃、蜂蜜、韭菜、苋菜、空心菜、落葵、茼蒿、青菜、甜菜、海带、萝卜、牛奶、海参、猪大肠、猪肥肉、梨、无花果、苹果等。

√多吃富含B族维生素的食物，如菠菜等。

×忌食辛辣温燥、性涩收敛的食物以及爆炒煎炸、伤阴助火的食物，如芡实、莲子、栗子、高粱、豇豆、炒蚕豆、炒花生、炒黄豆、爆玉米花、炒米花、胡椒、辣椒、茴香、豆蔻、肉桂、白酒等。

生活保健

老年人首先要注意饮食的量，只有摄入足够的饮食量，才足以刺激肠蠕动，使粪便正常运行和排出体外。其次要注意饮食的质，主食不要太精、过细，要注意吃些粗粮和杂粮，还要多喝水，养成良好的排便习惯、每日定时排便。咀嚼功能好的可多吃些凉拌菜，多饮水，吃些肉冻之类的食物，以使粪便软而润滑，便于排出。

民间偏方

①热毒便结小偏方：大黄3克，麻油20毫升。先将大黄研末，与麻油和匀，以温开水冲服。每日1剂。可峻下热结，适合内热便结、腹痛拒按的便秘患者食用。

②体虚便秘小偏方：何首乌、胡桃仁、黑芝麻各60克，共为细末，每次服10克，每日3次。可温通开秘，适合老年人血虚便秘或气虚便秘者服用。

🍜 家常食疗

☕ 山药芝麻羹

材料 山药、黑芝麻各适量，小米70克，盐2克，葱8克

做法 ①小米泡发洗净；山药洗净，切丁；黑芝麻洗净；葱洗净，切花。②锅中水烧开，放入小米、山药煮开。③加入黑芝麻同煮至浓稠状，调入盐拌匀，撒上葱花即可。

功效 本品具有润肠通便、健脾补肾的功效，适合脾虚食少、老年人习惯性便秘、失眠等患者食用。

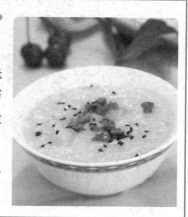

☕ 大肠枸杞核桃汤

材料 核桃仁35克，枸杞10克，猪大肠250克，盐、油、葱、姜各适量

做法 ①将猪大肠洗净，切块，汆水。②核桃仁、枸杞用温水洗干净备用。③净锅上火倒入油，将葱、姜爆香，下入猪大肠煸炒，倒入水，调入盐烧沸，下入核桃仁、枸杞，小火煲至熟即可。

功效 本品补脾固肾、润肠通便，可用于脾肾气虚所致的习惯性便秘，尤其适合老年性便秘。

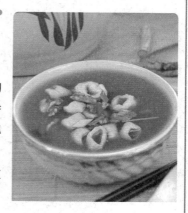

☕ 黄连冬瓜鱼片汤

材料 黄连10克，金银花6克，鲷鱼100克，冬瓜150克，嫩姜丝10克，盐2小匙

做法 ①鲷鱼洗净，切片；冬瓜去皮洗净，切片；黄连、金银花均放入棉布袋。②将除盐外的所有食材和棉布袋放入锅中，加入清水，以中火煮沸至熟。③取出棉布袋，加入盐调味后关火即可食用。

功效 本品清热解毒、滋阴泻火，对上火引起的便秘有很好的食疗效果。

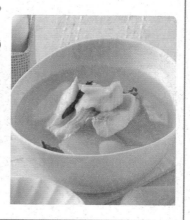

消化性溃疡

消化性溃疡又称"胃及十二指肠溃疡"，它的局部表现是位于胃十二指肠壁的局限性圆形或椭圆形的缺损。患者有周期性上腹部疼痛、反酸、嗳气等症状。本病易反复发作，呈慢性病程。临床表现为上腹部疼痛，可为钝痛、灼痛、胀痛或剧痛，也可表现为仅在饥饿时隐痛不适。典型者表现为轻度或中度剑突下持续性疼痛，可被制酸剂或进食缓解。临床上本病约有2/3的疼痛呈节律性。

饮食宜忌

√宜食具有理气和胃、止痛作用的食物，如馒头、米饭、米粥、鸡蛋羹、牛羊肉、豆制品、莲子、青枣、胡萝卜、扁豆、鲫鱼、墨鱼等。

√根除幽门螺杆菌是治疗本病的关键，具有此功效的常见的药材和食材有黄连、甘草、黄檗、西蓝花、番茄、花菜等。

√胃酸分泌过多也是导致胃黏膜溃疡的一个重要原因，抑制胃酸分泌的常见药材和食材有延胡索、蒲公英、白头翁、青黛、黄连、栀子、陈皮、白及、食用碱等。

×慎食辛辣刺激、煎炸、生冷的食物，如酒、咖啡、酸泡菜、浓醋、辣椒、胡椒、浓茶、老竹笋、白菜、芥菜、芹菜、韭菜等。

生活保健

胃及十二指肠溃疡患者在胃痛时应忌用解热镇痛片，因为解热镇痛片含有非那西丁、咖啡因，这些成分会直接刺激胃黏膜分泌胃酸，加重胃肠溃疡症状。此外，阿司匹林、类固醇及非类固醇消炎药对胃黏膜也有刺激作用，应谨慎服用。

民间偏方

①甘草适量研碎成细粉，加入适量水蒸熟，汤连粉一起服用，每次3克，每日3次，3周为1个疗程，有抑制胃酸分泌、缓急止痛的作用。

②将人参15克，白术15克，炙甘草9克，姜10克分别洗净切片，茯苓15克烘干磨成粉，红枣5颗洗净，去核，一起加入炖锅中，加入适量水，用小火煎煮25分钟，去渣后取液，加入适量的白砂糖搅匀服用，每日1剂，分3次饮用，有抑制胃酸分泌、增进食欲的作用。

家常食疗

白芍山药鸡汤

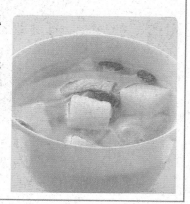

材料 莲子、山药各50克，鸡肉40克，白芍10克，枸杞5克，盐适量

做法 ①山药去皮，洗净切块；莲子、白芍及枸杞洗净，备用。②鸡肉洗净，入沸水中氽去血水。③锅中加入适量水，将山药、白芍、莲子、鸡肉、枸杞放入锅中，待锅开后转中火煮至鸡肉熟烂，调盐即可食用。

功效 本品补气健脾、敛阴止痛，适合脾胃气虚型胃痛、消化性溃疡患者食用。

枸杞佛手粥

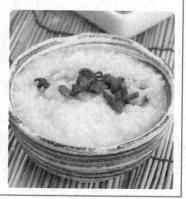

材料 枸杞少许，佛手柑适量，大米100克，白糖3克

做法 ①大米洗净，下入冷水中浸泡半小时后捞出沥干水分；佛手柑洗净，切碎；枸杞洗净，用温水泡至回软备用。②锅置火上，倒入清水，放入大米，以大火煮开。③加入佛手柑、枸杞煮至浓稠状，调入白糖拌匀即可。

功效 此粥具有疏肝理气、活血化瘀之功效，适合胃及十二指肠溃疡的患者食用。

木瓜西米汤

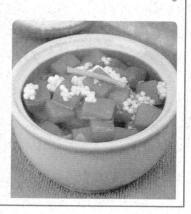

材料 木瓜200克，胡萝卜45克，西米30克，盐少许，白糖2克

做法 ①将木瓜、胡萝卜去皮，洗净切丁，西米淘洗净备用。②净锅上火倒入水，下入木瓜、胡萝卜、西米煲至熟，加入白糖调味即可。

功效 木瓜可中和胃酸，胡萝卜可消食健胃，适合消化性溃疡患者食用。

脂肪肝

脂肪肝是指由各种原因引起的肝细胞内脂肪堆积过多的病变。一般而言，脂肪肝属可逆性疾病，早期诊断并及时治疗常可恢复健康。脂肪肝的临床表现多样，轻度脂肪肝患者通常仅有疲乏感，一般很难察觉。中重度脂肪肝有类似慢性肝炎的表现，可有食欲缺乏、疲倦乏力、恶心、呕吐、体重减轻、肝区或右上腹隐痛等。

饮食宜忌

√脂肪肝患者应该限制脂肪和碳水化合物的摄入，多吃高蛋白的食物，如豆腐、腐竹、瘦肉、鱼、虾等。

√脂肪的堆积是引起脂肪肝的主要原因，所以，可多吃具有防止脂肪堆积功能的药材和食材，如薏米、泽泻、冬瓜、决明子、黄精、何首乌、丹参、郁金、黄瓜、芝麻、上海青、菠菜、干贝、淡菜等。

√宜食具有降低血清胆固醇作用的食品，如玉米、燕麦、海带、苹果、牛奶、红薯、黑芝麻、黑木耳等。

×慎食辛辣、刺激性强的食物，如葱、姜、蒜、辣椒等。

×慎食肥腻、胆固醇含量高的食物，如肥肉、动物内脏、巧克力等。

生活保健

脂肪肝患者应保持一颗"平常心"，保持情绪稳定，饮食宜清淡，限制饮酒；可选择慢跑、打乒乓球、打羽毛球等运动，消耗体内的脂肪；慎用对肝脏有损害的药物。另外，要补充足够的维生素、矿物质和微量元素、膳食纤维等。

民间偏方

①取泽泻15克，枸杞10克，洗净后放入砂锅内加水煎汁，取汁服用，每日1次，具有利水减肥、保肝排毒的作用。

②取冬瓜500克去皮，洗净后切块，薏米30克淘净放入锅内，注入高汤以大火烧沸，再改用小火继续炖至八成熟，然后加入冬瓜、盐、味精即可食用，有清热消肿的作用，有助于防止脂肪堆积。

家常食疗

泽泻枸杞粥

材料 泽泻、枸杞各适量,大米80克,盐1克

做法 ①大米泡发洗净,枸杞、泽泻均洗净,加水煮好,取汁待用。②锅置火上,加入适量清水,放入大米、枸杞以大火煮开。③再倒入熬煮好的泽泻汁,以小火煮至浓稠状,调入盐拌匀即可。

功效 此粥具有利小便、清湿热、降脂瘦身的功效,适合脂肪肝、小便不畅、肥胖的患者食用。

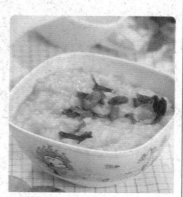

柴胡白菜汤

材料 柴胡15克,白菜200克,盐、味精、香油各适量

做法 ①将白菜洗净,掰开;柴胡洗净,备用。②在锅中放水,放入白菜、柴胡,用小火煮10分钟。③出锅时放入盐、味精,淋上香油即可。

功效 柴胡清肝邪热,白菜保肝、降压、降脂,此汤具有和解表里、疏肝解郁、泻火解毒的功效,对肝火旺盛、脂肪肝有一定的食疗作用。

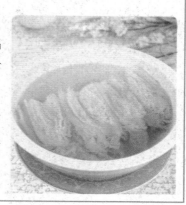

佛手瓜胡萝卜马蹄汤

材料 胡萝卜100克,佛手瓜75克,马蹄35克,精盐、姜末、香油、植物油、胡椒粉各适量

做法 ①将胡萝卜、佛手瓜、马蹄洗净,均切丝备用。②净锅上火,倒入植物油,将姜末爆香,下入胡萝卜、佛手瓜、马蹄煸炒,调入精盐、胡椒粉烧开,淋入香油即可。

功效 本品具有理气活血、清热利湿的功效,适合脂肪肝患者食用。

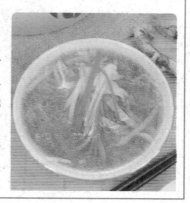

肝硬化

肝硬化是指由于多种有害因素长期反复作用于肝脏，导致肝组织弥漫性纤维化，以假小叶和再生结节的形成为特征的慢性肝病。其临床表现为：①起病隐匿，伴有乏力、食欲减退、腹胀、腹泻、消瘦等。②肝肿大，边缘硬，常为结节状，伴有蜘蛛痣、肝掌、腹壁静脉曲张、腹水等。③常有轻度贫血，血小板及白细胞数减少。

饮食宜忌

√肝硬化患者应当选择具有益气健脾、利水、活血散结，改善肝功能，消除肝硬化症状的药材和食材，如猪苓、甲鱼、灵芝、黄芪、车前子、黄芪、茯苓、泽泻、茵陈、龙胆草、垂盆草、西洋参、红枣、赤小豆、青菜、香菇、青鱼、泥鳅、鲤鱼等。

√宜吃含锌、镁丰富的食物，有助于增强肝脏功能和抵抗力，增加凝血功能，如瘦肉、谷类、乳制品、鸡蛋、蹄筋等；要合理摄入蛋白质，有利于肝细胞的修复，如奶酪、鸡肉、鱼肉、甲鱼等。

√多吃淀粉类食物，有利于人体储备肝糖原，如红薯、马铃薯等；多食含粗纤维少，清热解毒、保护肝脏的食物，如莲藕、冬瓜、南瓜、茄子、蘑菇、黄瓜、莴笋等。

×少吃富含粗纤维、引起消化道出血的食物，如芹菜、韭菜、蒜苗、竹笋、豆芽、雪里蕻、香椿、菠菜等。

×忌吃含钠食物及可能加重肝负担的食物，如咸菜、酱菜、挂面等。

×忌吃易引发氨中毒和肝昏迷的食物，如松花蛋、牛肉、虾、海参、乌鸡、羊肝等。

生活保健

家人宜每日用温水帮患者擦身，保持皮肤清洁、干燥；有牙龈出血者，用毛刷或含漱液清洁口腔，切勿用牙签剔牙。注意观察患者使用利尿药后的尿量变化及电解质情况，随时与医师取得联系。避免感冒等各种感染的不良刺激。肝功能失代偿期患者应卧床休息。

民间偏方

大腹皮、猪苓、泽泻各15克，苍术、白术、茯苓、砂仁各10克，青皮、陈皮、厚朴、枳实各8克，香附、丁香、灯心草各6克，生姜3片一同放入锅内，加水煎汁服用，对肝硬化有疗效。

家常食疗

山药枸杞炖甲鱼

材料 甲鱼250克，山药30克，枸杞20克，大枣15克，生姜10克，盐5克，味精2克

做法 ①山药洗净，用清水浸30分钟；枸杞、大枣洗净；生姜切片。②甲鱼用热水汆烫后宰杀，洗净切块；将全部材料放入炖盅内。③加入适量开水，炖盅加盖，文火炖3小时，调入调味料即可。

功效 甲鱼可软坚散结、滋阴利水，山药益气健脾；二者合用，既能保肝抗癌，又能改善患者体虚症状。

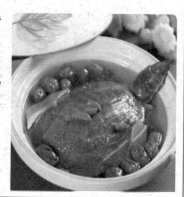

鲫鱼炖西蓝花

材料 鲫鱼1条（约200克），西蓝花100克，枸杞、植物油、生姜、盐各适量

做法 ①将鲫鱼宰杀，去鳞、鳃及内脏，洗净；西蓝花去粗梗洗净，掰成朵；生姜洗净切片。②煎锅上火，下植物油烧热，用生姜炝锅，放入鲫鱼煎至两面呈金黄色。③最后加入适量水下西蓝花煮至熟，撒入适量的枸杞，用适量盐调味即成。

功效 此菜可利水消肿、防癌抗癌，对肝硬化、肝癌均有很好的食疗作用。

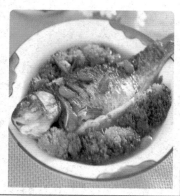

合欢佛手猪肝汤

材料 合欢花12克，佛手片10克，鲜猪肝150克，生姜10克，食盐、大蒜、葱段、味精各适量

做法 ①将合欢花、佛手片置于砂锅中，加入适量清水煎煮，煮沸约20分钟。②将鲜猪肝洗净，切成片，加生姜末、食盐、大蒜、葱段略腌片刻，入锅中与药汁一起煮熟即可。

功效 本品可行气止痛、养血护肝、活血化瘀，适合肝硬化患者食用。

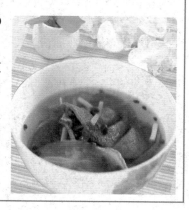

胃癌

胃癌是常见的恶性肿瘤，也是最常见的消化道恶性肿瘤。胃脘疼痛是胃癌最早出现的症状，早期不明显，仅有上腹部不适、饱胀感或重压感，发展到一定程度，会有恶心、呕吐、呕血、便血、食欲减退、腹泻等症状。晚期患者极度消瘦，各脏腑功能衰竭，在上腹部能触及包块，压痛，肿物可活动也可固定，坚硬，有时呈结节状。易发于慢性胃炎、慢性胃溃疡、胃息肉患者，有胃癌或食管癌家族史者。

饮食宜忌

√宜吃能增强免疫力、抗胃癌作用的药材和食物，如大白菜、西蓝花、花菜、夏枯草、白鲜皮、洋葱、山豆根、黄连、白芍、黄芪、桂枝、大黄、山药、扁豆、薏米、菱角、黄花菜、蘑菇、葵花子、猕猴桃、沙丁鱼、蜂蜜、鸽蛋、牛奶、猪肝、沙虫、鲍鱼、针鱼、牡蛎、海马、甲鱼等。

√宜吃高营养食物，防治恶病质，如乌鸡、鸽子、鹌鹑、牛肉、猪肉、兔肉、蛋、鸭肉、豆豉、豆腐、鲢鱼、鲩鱼、刀鱼、泥鳅、黄鱼、鲫鱼、鲮鱼、鲳鱼等。

√恶心、呕吐宜吃莼菜、柚子、柑橘、枇杷、核桃、杨桃、山楂、佛手、牛肚等。

×忌辛辣刺激性食物，如葱、蒜、姜、辣椒以及煎、炸、烟熏、腌渍、生拌的食物，如腊肉、烤鸭、酸菜、炸鸡等。

×忌吃霉变、污染、坚硬、粗糙、多纤维、油腻、黏滞不易消化的食物，如压缩饼干、糙米、糯米等。

生活保健

首先要注意心理调节，胃癌早期的治愈率很高，没有必要紧张和悲观，而对于晚期患者，虽然治愈率较低，但是也应该保持良好的心情，这样有助于增强免疫力，而紧张和悲观的精神状态只会对病情产生不利的影响。其次应注意保持生活规律，不可过度劳累。

民间偏方

①取莼菜叶500克洗净切片，加适量的水煎服，隔2个小时服1次，每次服50毫升，对于胃癌早期、晚期均有疗效，而且长期服用无任何不良反应。

②取西蓝花400克洗净，掰成瓣，入油锅煸炒，然后放入玉米粒100克、盐、鸡精、水，大火烧沸后用水淀粉勾芡，淋上香油搅匀可食，有防癌抗癌、补脾和胃的功效。

🍵 家常食疗

☕ 冬虫夏草红枣炖甲鱼

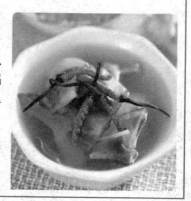

材料 甲鱼1只，冬虫夏草5枚，红枣10颗，紫苏10克，料酒、盐、葱、姜各适量

做法 ①甲鱼处理干净，切块；姜切片；葱切段；冬虫夏草、红枣、紫苏分别洗净备用。②将甲鱼放入砂锅中，上放冬虫夏草、紫苏、红枣，加料酒、盐、葱段、姜片炖2小时即成。

功效 本品可益气补虚、温胃散寒、防癌抗癌，可缓解胃癌患者食欲缺乏、胃痛等症。

☕ 佛手娃娃菜

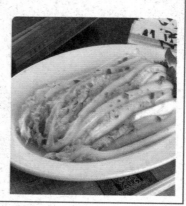

材料 娃娃菜350克，佛手10克，红甜椒10克，盐3克，生抽8毫升，味精2克，香油10毫升

做法 ①娃娃菜洗净切细条，入水焯熟捞出沥干水分，装盘；红甜椒洗净，切末。②佛手洗净，放进锅里加水煎汁备用。③用盐、红甜椒、生抽、味精、香油、煎好的汁调成味汁，淋在娃娃菜上即可。

功效 本品能防癌抗癌、开胃消食，可缓解胃癌患者食欲缺乏、胃脘胀痛等症状。

☕ 西蓝花双菇

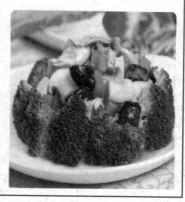

材料 草菇100克，水发香菇10朵，西蓝花250克，胡萝卜1根，盐、鸡精各3克，蚝油、白糖、水淀粉、油各适量

做法 ①草菇、水发香菇、西蓝花洗净；胡萝卜洗净切片。②将胡萝卜、草菇、西蓝花分别放入沸水中汆水。③油锅烧热，放香菇、胡萝卜片、草菇、西蓝花炒匀，加水加盖煮至所有材料熟，加盐、鸡精、蚝油、白糖调味，以水淀粉勾薄芡，炒匀即可。

功效 本品具有防癌抗癌、生津养胃的功效，适合胃阴亏虚、咽干口燥的癌症患者食用。

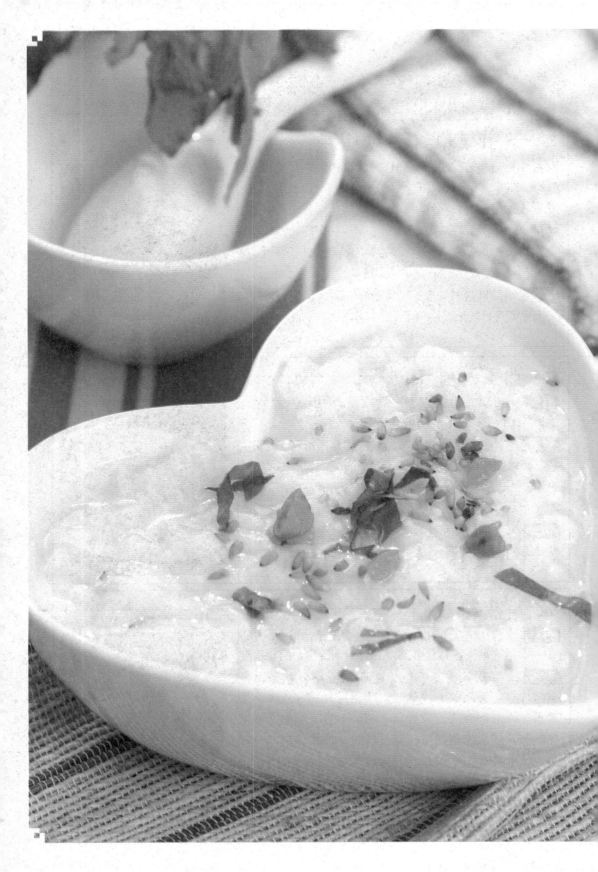

第二章

心脑血管、精神科疾病食疗药膳

心脑血管疾病又被称为"富贵病"，具有"发病率高、致残率高、死亡率高、复发率高、并发症多"即"四高一多"的特点。老年人常见的心脑血管疾病有：高血压、高血脂、糖尿病、冠心病、脑梗死等。常用于心脑血管疾病的中药材和食材有：天麻、川芎、丹参、三七、红花、山楂、枸杞、莲子、南瓜、冬瓜、木耳、芹菜等。老年人易患的精神性疾病为阿尔茨海默病（即老年痴呆症），常用于此病的中药材与食材有：核桃、灵芝、黑枣、黑米、鹌鹑、龙眼等，这些食物均有安神补脑、增强记忆的作用。

头痛

　　老年人在夏季头痛的发病率较高，这是由于夏季气候炎热，对于阳亢型体质的人来说，易发生头痛眩晕的症状，尤其是高血压、高血脂患者发生此病的概率较大。中医将这一现象称为"肝阳上亢"。其主要症状有头痛如裂，多以头顶痛为主，头晕目眩，心烦易怒，夜不得安眠，口干舌燥，咽喉肿痛，大便干燥等。

饮食宜忌

　　√患者应多食可改善脑血管循环的食物，如天麻、三七、丹参、川芎、山楂、菊花、枸杞、玉竹、兔肉、海参等。

　　√高血压引起的头痛患者宜选用具有降低胆固醇作用的中药材和食材，如黑芝麻、黄豆、南瓜、薏米、大蒜、绿色叶菜类、芦笋、黄精、决明子、山楂、鱼头、灵芝、枸杞、杜仲、玉米须、何首乌等。

　　×忌吃辛辣刺激、燥热上火的食物，如狗肉、羊肉、花椒、胡椒、桂皮等。

　　×忌含酒精的饮料（特别是红葡萄酒）以及含咖啡因的食物和饮料（巧克力、咖啡、茶和可乐）等。

生活保健

　　经常进行头部按摩，或者每天早上坚持用梳子梳头，注意要按照由下而上的顺序进行梳理，一方面可以疏通头部经络中的气血，另一方面也可以疏散局部的热邪，以达到清热止痛的作用。此外，脚心中央凹陷处是肾经涌泉穴，每天按摩此穴2次，每次按摩20～30分钟，对偏头痛有比较好的缓解作用；将冰块放在冰袋里或用毛巾包好，敷在头痛部位，待头部血管冷却收缩后，症状自然会减轻。

民间偏方

　　①取制川乌、白附子、生南星、川芎、细辛、樟脑、冰片各2克，研为细末，调成糊状，敷贴于两侧太阳穴，每次贴敷6～8小时，每日1次，5日为1个疗程。可引诸药达病位，降低血液黏度，改善大脑血液循环。

　　②萝卜（选辣者为佳）洗净，捣烂取汁，加冰片溶化后，仰卧，缓缓注入鼻孔，左痛注右，右痛注左。可开窍醒脑，能快速缓解偏头痛症状。

家常食疗

菊花枸杞绿豆汤

材料 枸杞10克，干菊花8克，绿豆120克，高汤适量，红糖8克

做法 ①将绿豆淘洗干净，泡发；枸杞、干菊花用温水洗净，备用。②净锅上火倒入高汤烧开，下入绿豆煮至快熟时，再下入枸杞、干菊花煲至绿豆熟透。③最后调入红糖搅匀即可。

功效 本品清热祛暑、养肝明目，夏季常饮可预防中暑。

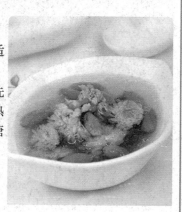

天麻枸杞鱼头汤

材料 鲑鱼头1个，西蓝花150克，蘑菇3朵，天麻、当归、枸杞各10克，盐2小匙

做法 ①鲑鱼头洗净，西蓝花洗净切小朵，蘑菇洗净，对切为两半。②将天麻、当归、枸杞以5碗水熬至剩4碗水左右，放入鱼头煮至将熟。③将西蓝花、蘑菇加入煮熟，调入盐即可。

功效 本品具有平肝潜阳、活血化瘀的功效，对因高血压、高血脂、动脉硬化引起的头痛有很好的疗效。

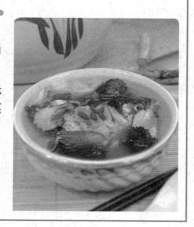

红花糯米粥

材料 红花、桃仁各10克，糯米100克，红糖适量

做法 ①将红花、桃仁均洗净；糯米洗净，泡发。②红花放入净锅中，加水煎煮20分钟，去渣，留药汁在锅中。③锅中加入糯米和桃仁，大火煮至米粒开花，再转小火煮成稠粥，加入红糖即可饮用。

功效 本品具有活血化瘀、理气止痛的功效，可用于气血瘀阻脉络所致的头痛、眩晕等症。

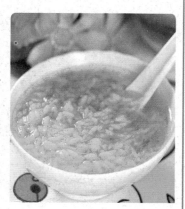

糖尿病

糖尿病是由各种致病因子作用于机体导致胰岛功能减退、胰岛素抵抗等而引发的糖、蛋白质、脂肪、水和电解质等一系列代谢紊乱综合征，临床上以高血糖为主要特点。其临床症状主要有："三多一少"，即多食、多尿、多饮、身体消瘦。血糖高，即空腹血糖≥7.0 mmol/L；餐后两小时血糖≥11.1 mmol/L。还有视力下降，手脚麻痹、发抖，夜间小腿抽筋，神疲乏力，腰酸等全身不适症状。

🍐 饮食宜忌

√糖尿病患者宜选用具有降低血糖浓度功能的中药材和食材，如苦瓜、黄瓜、洋葱、南瓜、荔枝、番石榴、银耳、木耳、玉米、麦麸、牡蛎、葛根、玉竹、枸杞、白术、何首乌等。

√宜选用具有对抗肾上腺素，促进胰岛素分泌功能的中药材和食材，如女贞子、桑叶、淫羊藿、黄芩、芹菜、柚子、番石榴、芝麻、葡萄、梨、鱼、香菇、花菜等。

√宜选用高蛋白、低脂肪、低热量、低糖食物，如乌鸡、兔肉、蛋清、菌菇类食物等。

×忌含量高的食物，如白糖、红糖、蜂蜜、巧克力、水果罐头等。

×忌高脂食品和高胆固醇类食品，如肥肉、奶油、动物内脏及蛋黄、松花蛋等。

🍐 生活保健

生活要有规律，可进行适当的运动，以促进碳水化合物的利用，减少胰岛素的需要量。注意个人卫生，预防感染。糖尿病患者常因脱水和抵抗力下降，皮肤容易干燥发痒，也易合并皮肤感染，应定时给予擦身或沐浴，以保持皮肤清洁。此外，应避免袜紧、鞋硬，以免血管闭塞而发生坏疽或皮肤破损而致感染。按时测量体重以作计算饮食和观察疗效的参考。

🍐 民间偏方

①取黄精50克、白茅根30克一同研成细末，每次取5~7克用开水送服，每日2次，可降血糖、解消渴，对于糖尿病有很好的疗效。

②取50克柚子肉切小丁，与甘草6克、茯苓9克、白术9克一同放入锅内加水煎汁，滤去药渣，取汁即可，每周1~3次，可促进胰岛素分泌，从而降低血糖，适合糖尿病患者服用。

家常食疗

山药枸杞莲子汤

材料 山药200克，莲子100克，枸杞50克，白砂糖适量

做法 ①山药去皮，切成滚刀块，莲子去心后与枸杞一起泡发。②锅中加水烧开，下入山药块、莲子、枸杞，用大火炖30分钟。③待熟后，煲入味，调入白砂糖搅拌均匀即可。

功效 山药、莲子均可健脾益气、止带止泻，对脾虚湿盛所致的带下量多、色淡质稀、有腥味者有一定的食疗效果。

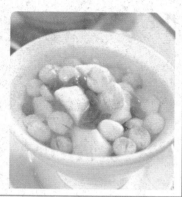

薏米南瓜浓汤

材料 薏米35克，南瓜150克，洋葱60克，葛根粉20克，盐3克

做法 ①薏米洗净入果汁机打成薏米泥；南瓜、洋葱洗净切丁，均入果汁机打成泥。②锅置火上烧热，将葛根粉勾芡，将南瓜泥、洋葱泥、薏米泥倒入锅中煮滚成浓汤，加盐调味即可。

功效 南瓜、洋葱、葛根粉均具有降低血糖的功效，非常适合糖尿病患者食用。此外，本品还能降血压，也适合高血压患者食用。

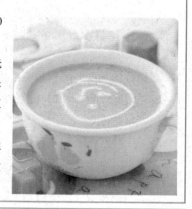

冬瓜玉米须

材料 带子冬瓜300克，玉米须20克，盐适量

做法 ①将冬瓜洗净，将冬瓜皮、肉、子切分开，并将冬瓜子剁碎；玉米须洗净备用。②将以上材料一起放入锅中，加入750毫升水，煮开后改小火再煮20分钟，调入盐即可。③滤渣取饮，冬瓜肉亦可食用。

功效 本品可降糖降压、清热利尿，能有效降低血糖，还能预防高血压、高血脂、肾炎等并发症的发生。

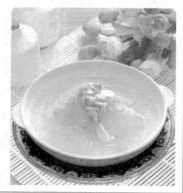

高血压

　　高血压是指在静息状态下动脉收缩压和（或）舒张压增高，常伴有心、脑、肾、视网膜等器官功能性或者器质性改变以及脂肪和糖代谢紊乱等现象。患者常有以下症状：头晕、头痛（多为持续性钝痛或搏动性胀痛，甚至有炸裂样剧痛）；精神症状如烦躁、心悸、失眠、注意力不集中，记忆力减退；神经症状如肢体麻木，常见手指、足趾麻木或皮肤如蚁行感或项背肌肉紧张、酸痛。

饮食宜忌

　　√高血压患者宜选用具有降低胆固醇作用的中药材和食材，如黑芝麻、黄豆、南瓜、大蒜、黄精、决明子、山楂、灵芝、枸杞、杜仲、玉米须、大黄、何首乌、兔肉等。

　　√宜选用具有清除氧自由基作用的中药材和食材，如大蒜、苍耳子、女贞子、丹参、五加皮、芦笋、洋葱、芹菜、蘑菇、禽蛋等。

　　√要选择膳食纤维含量高的食物，可加速胆固醇排出，如糙米、玉米、小米、荠菜、绿豆等。

　　×忌食饱和脂肪酸含量高的肉类及肉类加工品，如五花肉、香肠、牛、羊肉、熏肉等。

　　×忌食胀气食物和口味浓重的饼干，如番薯、干豆类等。

生活保健

　　合理安排作息时间，生活要有规律，避免过度劳累和精神刺激。应早睡早起，睡眠、工作和休息时间大致各占1/3。注意保暖，宜用温水洗澡，水温在40℃左右。避免受寒，因为寒冷可以引起毛细血管收缩，易使血压升高。进行体力活动和体育锻炼，有利于减肥，降低高血脂，防止动脉硬化，使四肢肌肉放松，血管扩张，有利于降低血压。

民间偏方

　　①取桑叶、黑芝麻各250克，丹皮、栀子各120克，一同研成粉末，加水制成梧桐子大小的药丸，早晚各用开水送服6~9克，主治高血压眩晕，适合高血压患者。

　　②取荠菜花30~60克，加入适量的水，煎汤内服，可代茶饮，适合高血压患者。

家常食疗

☕ 天麻川芎鱼头汤

材料 鲢鱼头半个，干天麻5克，川芎5克，盐6克

做法 ①将鲢鱼头洗净，斩块；干天麻、川芎分别用清水洗净，浸泡备用。②锅洗净，置于火上，注入适量清水，下入鲢鱼头、天麻、川芎煲至熟。③最后调入盐调味即可。

功效 本品具有降低血压、息风止痉、祛风通络、行气活血的作用，适合高血压、动脉硬化、中风后半身不遂以及肝阳上亢引起的头痛眩晕等患者食用。

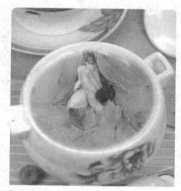

☕ 山楂冰糖羹

材料 山楂30克，大米100克，冰糖5克

做法 ①大米洗净，放入清水中浸泡半小时；山楂洗净。②锅置火上，放入大米，加适量清水煮至七成熟。③放入山楂煮至米粒开花，放入冰糖，煮至溶化后调匀即可。

功效 山楂所含的三萜类及黄酮类等成分，具有显著的扩张血管及降压作用，有抗心律失常、调节血脂及胆固醇的功能。

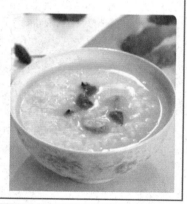

☕ 枸杞菊花茶

材料 菊花10克，枸杞15克，桑叶10克，决明子8克

做法 ①将菊花、枸杞、桑叶、决明子洗净备用。②将上述四味药材放入保温杯中，用沸水冲泡。③加盖闷10~15分钟即可，去渣代茶频饮。

功效 本品具有清肝泻火、降压降脂的功效，可用来治疗高血压所见的头痛头晕、目眩等，对高血压引起的心肌梗死、冠脉粥样硬化等并发症有较好的防治作用。

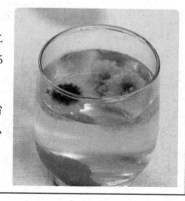

高血脂

高脂血症是血脂异常的通称，如果符合以下一项或几项，就患有高脂血症：总胆固醇、三酰甘油过高；低密度脂蛋白胆固醇过高；高密度脂蛋白胆固醇过低。轻度高血脂患者一般无明显的自觉症状，部分患者仅有轻度的头晕、神疲乏力、失眠健忘、肢体麻木、胸闷、心悸等症。重度高血脂患者会出现头晕目眩、头痛、胸闷气短、口角歪斜、肢体麻木等症状，最终会导致中风等严重疾病。

饮食宜忌

√高脂血症患者宜选用具有抑制脂肪吸收的中药材和食材，如玉米须、苍耳子、薏米、佛手、泽泻、山药、苍耳子、红枣等。

√宜选用具有抑制肠道吸收胆固醇作用的中药材和食材，如木耳、魔芋、黄瓜、决明子、金银花、蒲黄、大黄、栀子、紫花地丁等。

√宜吃增加不饱和脂肪酸的摄入、降低血脂、保护心血管系统的食物，如小米、绿茶、海鱼等。

√多食富含植物固醇的食物，如小麦、玉米、大豆等。

√多吃富含维生素、矿物质和膳食纤维的新鲜水果和蔬菜，如苹果、番茄、圆白菜等。

√适量饮茶，茶叶中含有的儿茶酸可增强血管的柔韧性和弹性，可预防血管硬化。

×少盐少甜，忌酒，少吃胆固醇含量高的食物，如动物脂肪。

生活保健

提倡坚持体育锻炼，适当运动减肥，控制肥胖是预防血脂过高的重要措施之一，降脂运动的时间安排在晚饭后或晚饭前2小时最佳，晚饭前2小时机体处于空腹状态，运动所需的热量由脂肪氧化来供应，可有效地消耗掉脂肪；晚饭后2小时运动，可消耗晚饭摄取的能量。

民间偏方

①取山楂3克、蒲黄10克，平均分成两份，用沸水冲泡，盖上杯盖，闷15分钟即可，每次用1份，每日2次，可降低血脂、活血化瘀，适用于高脂血症患者。

②取菠萝、苹果、圆白菜各30克，芦荟50克，分别洗净、切块后放入榨汁机中，搅打成汁，将果汁倒出后加入凉开水搅匀即可，可减少胆固醇的吸收，适用于高脂血症患者。

家常食疗

木耳炒山药

材料 山药350克，水发木耳50克，盐、味精、花生油、醋、酱油、葱片各适量

做法 ①山药去皮洗净，切成片状待用；水发木耳择洗干净，切成小片。②山药放清水锅中，加适量醋氽水，捞出沥干水分备用。③锅中加花生油烧热，下葱片爆香，放入山药片和木耳翻炒，加入盐、味精、醋和酱油，炒匀装盘即成。

功效 本品具有健脾益气、降脂减肥等功效，可辅助治疗高血脂、气虚疲乏、食欲缺乏、便秘等病症。

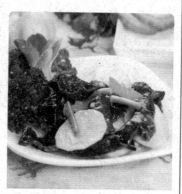

芹菜炒香菇

材料 芹菜400克，水发香菇50克，醋、干淀粉、酱油、菜油各适量

做法 ①芹菜择去叶、根，洗净，剖开切成约2厘米的长节，用盐拌匀腌渍约10分钟，再用清水漂洗，沥干待用。②水发香菇洗净切片；醋、干淀粉混合后装入碗内，加水约50毫升兑成汁待用。③炒锅置大火上烧热，倒入菜油30毫升，待油加热至无泡沫、冒青烟时，即下入芹菜爆炒30分钟，投入香菇片迅速炒匀，再加入酱油约炒1分钟，淋入芡汁速炒起锅即可。

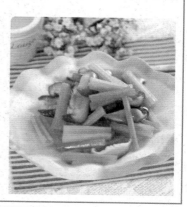

荠菜魔芋汤

材料 荠菜300克，魔芋200克，姜丝、盐各适量

做法 ①荠菜去叶，择洗干净，切成大片；魔芋洗净，切片。②锅中加入适量清水，加入荠菜、魔芋及姜丝，用大火煮沸。③转中火煮至荠菜熟软，加盐调味即可。

功效 荠菜可降低血液及肝脏内胆固醇和三酰甘油的含量，对高血脂和肥胖症患者大有益处。而食少量魔芋就易有饱腹感，是良好的降脂减肥的食品。

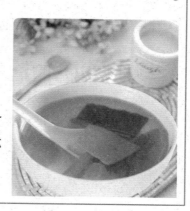

冠心病

　　冠状动脉粥样硬化性心脏病，简称冠心病，是由于冠状动脉粥样硬化病变致使心肌缺血、缺氧的心脏病。冠心病临床表现为、发作性胸骨后疼痛、心悸、呼吸困难、心绞痛、心肌梗死、心律失常，持续3～5分钟，常发散到左侧臂部、肩部、下颌、背部，也可放射到右臂。用力、情绪激动、受寒、饱餐等增加心肌耗氧情况下发作的称为劳力性心绞痛，休息和含硝酸甘油可缓解。

🍶 饮食宜忌

　　√冠心病患者宜选择具有扩张冠脉作用的中药材和食材，如玉竹、牛膝、天麻、香附、西洋参、红花、菊花、山楂、红枣、洋葱、猪心等。

　　√宜选择具有促进血液运行、预防血栓作用的中药材和食材，如丹参、红花、三七、当归、延胡索、益母草、香附、郁金、枸杞、海鱼、木耳、蒜等。

　　√多吃含有抗氧化物质的食物，如脱脂牛奶、豆及豆制品、芝麻、山药等。

　　√多吃膳食纤维含量较高的食物如杂粮、蔬菜、水果等。

　　×忌吃高胆固醇、高脂肪的食物，如螃蟹、动物内脏、肥肉、蛋黄等，否则会诱发心绞痛、心肌梗死。

　　×忌吃高糖食物，如马铃薯、甜点、糖果、奶油等，否则会加重肥胖，诱发糖尿病。

　　×忌吃使心率加快、增大大脑耗氧量的食物，如咖啡、浓茶、白酒等。

🍶 生活保健

　　自发性心绞痛患者要注意多休息，不宜外出；劳力性心绞痛患者不宜做体力活动，急性发作期应绝对卧床，并应避免情绪激动。恢复期患者不宜长期卧床，应进行活动。注意生活规律，早睡早起，劳逸适度。

🍶 民间偏方

　　①心火旺盛型冠心病小偏方：取菊花6克、甘草3克分别洗净放入锅内，加入300毫升水，以中火烧沸后转小火继续煮15分钟、滤去药渣，取汁加入30克白糖拌匀饮。

　　②心血瘀阻型冠心病小偏方：取丹参9克，红花9克分别洗净放入砂锅内，加水以大火烧沸，转用小火煎煮25分钟，滤出汁液，加水50毫升，煎20分钟后滤去药渣。将两次所得的药液合并，放入15克白糖混匀再分为两次服用。

家常食疗

当归三七乌鸡汤

材料 乌鸡肉250克，当归20克，三七8克，盐、味精、生抽、蚝油各适量

做法 ①把当归、三七用水洗干净；用刀把三七砸碎。②用水把乌鸡洗干净，用刀斩成块，放入开水中煮5分钟，取出来过冷水。③把所有的原料放入炖盅中，加水，慢火炖3小时，放入盐、味精、生抽、蚝油调味。

功效 三七、当归均是活血化瘀良药，三七还有很好的强心作用，两者合用，既能活血补血、行气止痛，又能祛瘀血、生新血，适合冠心病患者食用。

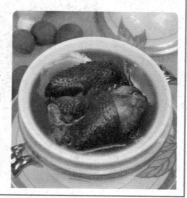

丹参山楂大米粥

材料 丹参20克，干山楂30克，大米100克，冰糖5克，葱花少许

做法 ①大米洗净，放入水中浸泡；干山楂用温水泡后洗净。②丹参洗净，用纱布袋装好扎紧封口，放入锅中加清水熬汁。③锅置火上，放入大米煮至七成熟，放入山楂、倒入丹参汁煮至粥将成，放冰糖调匀，撒上葱花便可。

功效 此粥能活血化瘀、降压降脂、消食化积，适合因血压、血脂过高所致的冠心病患者食用。

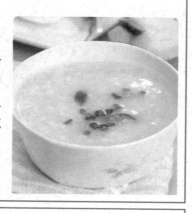

红花煮鸡蛋

材料 红花20克，鸡蛋2个，盐少许

做法 ①将红花洗净，放入锅中，加水适量煎煮至沸腾。②再往锅中加入鸡蛋煮至蛋熟。③蛋熟后加入适量盐，继续煮片刻便可。

功效 本品具有活血化瘀的功效，适合心血瘀阻型冠心病，症见胸痛如绞或如针刺，发作时面色晦暗或紫暗，舌质紫暗有瘀斑等。

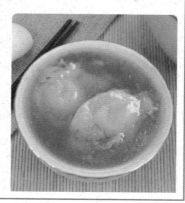

脑梗死

　　脑梗死是指脑动脉出现粥样硬化和形成血栓，使管腔狭窄甚至闭塞，导致脑组织缺血、缺氧、坏死。其多在安静休息时发病，有部分患者在一觉醒来后，出现口眼歪斜、半身不遂、流口水等脑梗死先兆症状。脑梗死的梗死部位及梗死面积不同，表现症状也有所不同，最常见的有：头痛头晕、耳鸣、半身不遂等。有家族病史者，高血压、糖尿病、高血脂、肥胖者，大量吸烟者为本病高发人群。

 ## 饮食宜忌

　　√脑梗死患者宜选用具有增强血管弹性作用的中药材和食材，如天麻、钩藤、白术、川芎、玉竹、半夏、菊花、芹菜、豆芽、黑木耳、黑莓、蓝莓、葡萄、李子等。

　　√宜选用具有增加脑血流量，预防血液黏稠的中药材和食材，如绞股蓝、桂枝、葛根、杏仁、丹参、红花、鲮鱼、豆腐、黄豆等。

　　√宜选择具有益气、化瘀、通络作用的食物，如冬瓜、决明子、玉米、无花果、大蒜、香蕉、苹果、海带、紫菜、奶制品、蜂蜜等。

　　√宜选择高蛋白、低脂肪、低胆固醇、低热量的食物，如鲫鱼、鳝鱼、兔肉、鸭肉、海参、牡蛎、扇贝等。

　　×忌食高脂肪、高胆固醇食物，如狗肉、肥猪肉、猪肝、鸡肉。

　　×忌食辛辣、刺激性强的食物，如辣椒、生姜、胡椒、浓茶等。

生活保健

　　恢复期和后遗症期的患者，应坚持进行有效的药物治疗和饮食调节，并进行相关的康复训练，同时控制好血压、血脂等危险因素。进行适当的体育锻炼，不宜做剧烈运动，散步、练习体操、打太极拳等，都是很好的选择，以不过量、不过度疲劳为度。

民间偏方

　　①取菊花3克、决明子10克、山楂15克分别洗净放入锅内，加入适量清水，以小火煎取药汁，滤去药渣即可，每日2次，有清肝明目、活血化瘀的功效。

　　②取葛根10克洗净切片，桑叶6克洗净，一同放入砂锅内，加入200毫升的清水，以大火煮沸后，转小火继续煮25分钟，滤出药液，再加100毫升水，煎煮20分钟，滤去药渣，取液与第一次所得药液合并，拌匀饮用，可清热解毒、降低血压。

家常食疗

芹菜炒鳝鱼

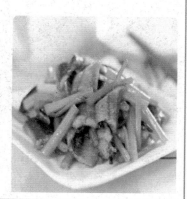

材料 芹菜200克，鳝鱼25克，盐5克，味精3克，葱、姜各适量

做法 ①将芹菜洗净后，切成小段；葱切段；姜切丝。②将鳝鱼洗净，切成片，用盐腌渍入味。③锅上火加油烧热，爆香葱段、姜丝后，下入鳝鱼爆炒，再加入芹菜段炒匀，调入味即可。

功效 鳝鱼可滋补肝肾、通络化瘀，芹菜可降压降脂，所以本品对动脉硬化、高血压等引起的脑梗死有很好的疗效。

灵芝丹参粥

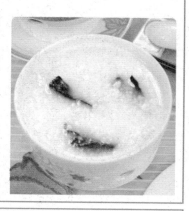

材料 灵芝30克，大米50克，茯苓5克，丹参5克，三七3克，白糖适量

做法 ①将灵芝、丹参、三七、茯苓洗净放锅内，加适量水共煎，取汁备用。②另起锅，加入药汁和大米，用文火煮成稀粥。③熟时调入白糖即可。

功效 本品具有补益气血、活血通络、养血安神的功效，对脑梗死引起的中风后遗症患者有较好的调理作用，可改善偏瘫、口眼歪斜、身体虚弱等症状。

天麻川芎酸枣仁茶

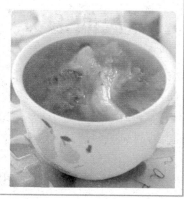

材料 天麻6克，川芎5克，酸枣仁10克

做法 ①将天麻洗净，用淘米水泡软后切片。②将川芎、酸枣仁洗净。③将川芎、酸枣仁、天麻一起放入碗中，冲入白开水，加盖10分钟后即可饮用。

功效 本品具有行气活血、平肝潜阳的功效，适合高血压、高血脂、动脉硬化症、脑梗死等患者食用，症见头痛、头晕、四肢麻痹等。

失眠

失眠是老年人在春季的常发病。春雨绵绵，容易影响人的情绪，引起烦躁失眠现象，尤其是对于心情较抑郁、工作压力较大以及对声音敏感的人来说，极易出现失眠症状，如入睡困难，不能熟睡，睡眠时间减少；或早醒、醒后无法再入睡，睡过之后精力没有恢复；或容易被惊醒。

饮食宜忌

√可常服用具有养心安神的药材和食材，如酸枣仁、柏子仁、夜交藤、合欢皮、茯神、远志、夜交藤、益智仁、灵芝、莲子、百合、龙眼肉、小米、牛奶、葵花子等，可有效缓解失眠症状。

√可选择富含铜、铁、色氨酸等物质，有助于睡眠的食物，如牡蛎、豌豆、鱼类、瘦肉、香蕉、无花果、葡萄、黄花菜等。

×忌花椒、羊肉、狗肉等燥热性食物，因其容易导致心肝火盛而影响睡眠；忌吃肥腻、不易消化的食物，如烤肉、烤鸭、扣肉、火腿等。

×忌吃辛辣与刺激神经的食物，如白酒、咖啡、浓茶、巧克力、碳酸饮料等。

生活保健

保持乐观、知足常乐的良好心态；生活规律，保持正常的睡—醒节律；创造有助睡眠的条件，如睡前洗热水澡、泡脚、喝牛奶等；白天适度进行体育锻炼，有助于晚上的入睡；远离噪音、避开光线刺激等；避免睡觉前喝茶、饮酒等。

民间偏方

①将莲子100克洗净、去心，桂花25克洗净，同入锅中，加适量清水以大火煮开，改小火熬50分钟，加适量冰糖末拌匀，待凉后去渣取汁即成。该方有补中益气、健脾养胃、清心安神的功效，适合心烦失眠、心神不宁、口舌生疮等症状。

②远志、夜交藤、松仁各9克，白砂糖适量。将三味药入锅加适量清水以大火煮沸，转小火煎15分钟，捞出松仁，去渣取汁。取一杯，加入适量白砂糖，兑入药汁，加松仁，搅匀即成，每日早晚各饮1杯，7日为1个疗程。该方有安神宁心、养血润燥、缓解失眠的功效，比较适合失眠患者、更年期心悸患者。

家常食疗

莲子安神汤

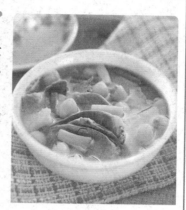

材料 猪心1只，莲子200克，茯神25克，葱、盐各适量

做法 ①猪心汆烫去血水，捞起，再放入清水中处理干净；葱切段。②莲子、茯神洗净入锅，加4碗水熬汤，以大火煮开后转小火约煮20分钟。③猪心切片，放入做好的材料煮滚后加葱、盐，即可起锅。

功效 莲子养心安神、补脾止泻，茯神健脾宁心，对心脾两虚、失眠多梦、便稀腹泻者有很好的疗效。

黄花菜炒牛肉

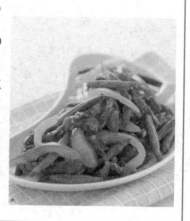

材料 瘦牛肉250克，干黄花菜30克，红、黄甜椒各50克，蚝油、太白粉、砂糖、油、白胡椒粉各适量

做法 ①牛肉切条，以调味料腌渍30分钟入味，黄花菜泡洗干净；红、黄甜椒去子后切成长条备用。②起油锅，放入牛肉炒2分钟，取出备用。③将黄花菜、甜椒及调料放入原油锅拌炒熟，再放入牛肉炒至熟即可。

功效 黄花菜富含多种生物活性物质，能够有效镇静情绪、安神，缓解忧郁、失眠症状。

柏子仁大米羹

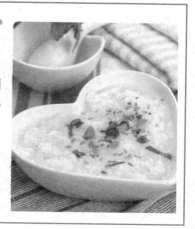

材料 柏子仁适量，大米80克，盐适量

做法 ①大米泡发洗净；柏子仁洗净。②锅置火上，倒入清水，放入大米，以大火煮至米粒开花。③加入柏子仁，以小火煮至呈浓稠状，调入盐拌匀即可。

功效 本品具有养心安神、解郁助眠的作用，可缓解抑郁症患者失眠多梦、心慌心悸、忧郁、焦虑、食欲缺乏等症状。

阿尔茨海默病

阿尔茨海默病，又叫老年性痴呆，是一种中枢神经系统变性病，起病隐匿，病程呈慢性进行性，是老年期痴呆最常见的一种类型。其主要表现为渐进性记忆障碍、认知功能障碍、人格改变及语言障碍等神经精神症状，严重影响社交、职业与生活功能。其临床症状主要表现为：记忆力减退，动作迟缓，走路不稳，偏瘫，甚至卧床不起，大小便失禁，不能自主进食等。

饮食宜忌

√患者应选择具有补肾填髓、益气抗衰老的食物，如人参、山药、白果、枸杞、益智仁、冬虫夏草、天麻、龙眼、芡实、百合、核桃、黑芝麻、花生等。

√应多食高蛋白、高卵磷脂的食物，如蛋类、奶类、鱼类、大豆、虾仁、海参、扇贝、牡蛎等。

√多食富含维生素的食物，如蔬菜、水果、菌类、海带、紫菜等。

√食用油应以富含不饱和脂肪酸的植物油为主，如大豆油、花生油、玉米油、橄榄油、葵花子油、麻油等，忌食动物油。

×患者忌食生冷性寒、破气耗气、辛辣烟酒食物，如槟榔、辣椒、香菜、大蒜、洋葱、酒等。

×忌食富含咖啡因的食物，如咖啡、巧克力，少喝碳酸饮料等。

生活保健

饮食强调做到"三定、三高、三低和两戒"，即定时、定量、定质，高蛋白、高不饱和脂肪酸、高维生素，低脂肪、低热量、低盐和戒烟、戒酒。此外，由于患病老人丧失了适应环境的能力，因此家属要常关心老人，多倾听老人的诉说，对老人的唠叨不要横加阻止，如天气变化要给老人及时添减衣被。尽量让老人自己多做些力所能及的事，以锻炼和维持其自理能力。

民间偏方

核桃仁30克、黑芝麻40克、花生50克，一起放入豆浆机中，加水适量，搅打成豆浆即可饮用。每周食用2~3次。本品对改善老年性痴呆症有一定的食疗效果，此外，还能预防老年人便秘。

家常食疗

灵芝鹌鹑汤

材料 灵芝60克，红枣12颗，鹌鹑2只，盐、味精、鸡精各适量

做法 ①鹌鹑宰杀，去毛、洗净；灵芝洗净，切碎；红枣洗净，去核。②将灵芝、红枣、鹌鹑放入砂锅中，加适量水，用武火烧开后改用文火煮至灵芝出味，再加入盐、味精、鸡精调味即可。

功效 鹌鹑富含优质蛋白，而灵芝是宁神定志、益智补脑的佳品，两者共用，适合患有阿尔茨海默病的老年人食用。

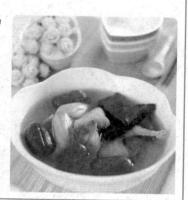

核桃莲子黑米粥

材料 黑米80克，莲子、核桃仁各适量，白糖4克

做法 ①黑米泡发洗净；莲子去心洗净；核桃仁洗净。②锅置火上，倒入清水，大火煮开，放入黑米、莲子煮至八成熟。③加入核桃仁同煮至浓稠状，调入白糖拌匀即可。

功效 本品具有养心安神、补脑益智的功效，适合心律失常、失眠健忘的患者食用，便秘以及贫血的老年人也可经常食用。

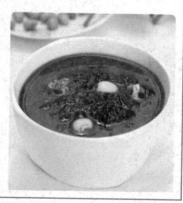

龙眼黑枣汤

材料 龙眼50克，黑枣30克，冰糖适量

做法 ①龙眼去壳，洗净去核备用；黑枣洗净。②锅中加水烧开，下入黑枣煮5分钟，加入龙眼。③一起煮25分钟，再下入冰糖煮至溶化即可。

功效 本品具有补益心脾、养血安神的功效，可改善睡眠，提高睡眠质量，适用于神经衰弱、心悸、失眠、多梦等症，适合患有阿尔茨海默病的老年人食用。

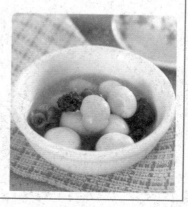

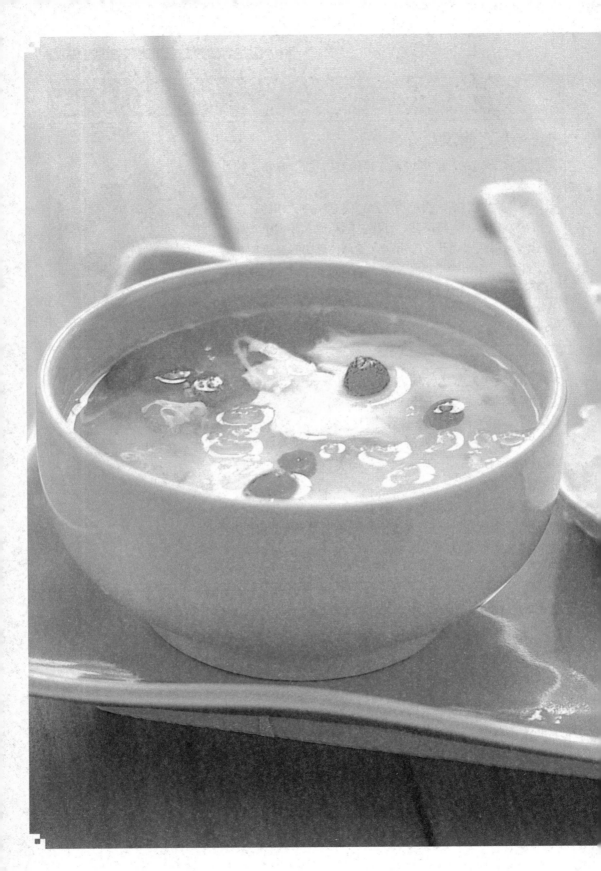

| 第三章 |

骨科、五官科及皮肤科疾病食疗药膳

　　骨科疾病常表现为身体的疼痛、神疲乏力、关节酸痛等，多发于50岁以上的中老年人。老年人最常见的骨科疾病有骨质疏松、骨质增生等。中医学认为，肾主骨，此类疾病多因肾气虚弱引起。此外，缺钙也是另一个重要因素，因此饮食以补肾、补钙为主。老年人常见的五官科疾病以白内障、耳鸣耳聋为主，多因老年人肝肾亏虚引起。因此治疗应多摄入滋补肝肾的食物。老年性皮肤瘙痒是老年人最常见的皮肤疾病，多因皮肤缺少水分、干燥引起的，因此治疗应以滋阴润肤为主。

肩周炎

肩周炎是冬季常发病，多因感受寒湿引起，肩周炎又称漏肩风、冻结肩，简称肩周炎。本病早期肩部呈阵发性疼痛，肩部寒冷，得暖稍减，有麻木感、沉重感，活动障碍，不能完成手臂向上举或向后的动作，沿手臂产生放射性疼痛，疼痛剧烈者面色苍白，肩部受到牵拉时，会引起剧烈疼痛。

饮食宜忌

√发病期间，应选择具有温通经脉、祛风散寒、除湿镇痛作用的中药材和食物，如附子、丹参、当归、鸡血藤、川芎、羌活、枳壳、蕲蛇、蚕沙、川乌、肉桂、桂枝、三棱、莪术、黄檗、胆南星、两面针、青风藤、天仙子、薏米、细辛、木瓜、葱、白花椒、豆卷、樱桃、木瓜、胡椒、狗肉、生姜等。

√静养期间则应以补气养血或滋养肝肾等扶正法为主，宜吃桂皮、桑葚、葡萄、板栗、鳝鱼、鲤鱼、牛肝、红枣、阿胶等。

×少吃生冷性凉的食物，如绿豆、海带、香蕉、柿子、西瓜等。

生活保健

受凉常是肩周炎的诱发因素，因此要注意防寒保暖，尤其是肩部，一旦受凉，应及时就诊治疗。其次要加强功能锻炼，特别是肩关节肌肉的锻炼，经常伏案、双肩经常处于外展状态的人，要注意纠正不良姿势，要加强营养，补充足够的钙质。另外，除积极治疗患侧肩周炎外，还应对健侧肩周进行保护。

民间偏方

①取熟附子20克与羊肉300克，适量的姜片一同放入砂锅内，注入清水2500毫升，以大火烧沸，转小火继续煲2小时，捞起熟附子丢弃，调入适量的盐即可。本品有壮阳补肾、消炎止痛的功效，适合肩周炎患者食用。

②取附片15克、川芎10克、羊肉300克一起放入炖锅内，再加入适量的葱、盐、料酒，注入清水600毫升，以大火烧沸，转小火炖煮40分钟。每次吃羊肉50克，每日2次，全蝎6克磨成细粉，分2次用羊肉汤送服，有补气活血、消炎止痛的功效，适合肩周炎患者食用。

家常食疗

散寒排骨汤

材料 羌活、独活、川芎、细辛各5克，党参15克，柴胡10克，茯苓、甘草、枳壳、干姜各5克，排骨250克，盐4克

做法 ①药材洗净煎汁。②排骨斩块，入沸水中汆烫，捞起冲净，放入炖锅，加药汁，再加水至盖过材料，以大火煮开，转小火炖约30分钟。③加盐调味即可。

功效 本品具有祛湿散寒、理气止痛的功效，适合肩周炎、风湿性关节炎、风湿夹痰者食用。

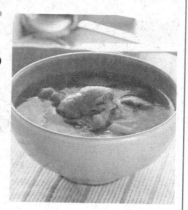

川乌生姜粥

材料 川乌5克，粳米50克，生姜少许，蜂蜜适量

做法 ①把川乌洗净备用。②粳米加水煮粥，粥快成时加入川乌，改用小火慢煎，待熟后加入生姜，待冷后加蜂蜜，搅匀即可。每日1剂，趁热服用。

功效 川乌可祛散寒湿、通利关节、温经止痛，与生姜同食，散寒除湿的效果更佳，对肩周炎有一定的辅助治疗作用。

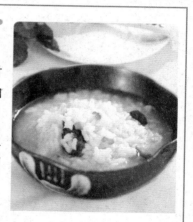

花椒猪手冻

材料 花椒1大匙，猪手500克，盐1小匙

做法 ①猪手剔去骨头，洗净，切小块，放入锅中，加入花椒。②加水至盖过材料，以大火煮开，加盐调味，转小火慢煮约1小时，至汤汁浓稠。③倒入容器内，待冷却即成冻，切块食用即可。

功效 本品具有温中健胃、祛寒保暖的功效，适合肩周炎、坐骨神经痛、冻疮、四肢冰凉的寒证患者食用。

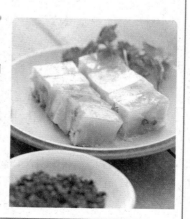

风湿性关节炎

《黄帝内经》记载："伤于湿者，下先受之"。其意思是湿邪伤人，最容易伤人下部，这是因为湿的形成往往与地的湿气上蒸有关，故其伤人也多从下部开始，如下肢关节痛、湿性脚气等。风湿性关节炎有两个特点：一是关节红、肿、热、痛明显，不能活动；二是疼痛游走不定。

饮食宜忌

√消除发热症状是治疗风湿病的前提，常见的中药材和食材有：连翘、柴胡、薄荷、金银花、菊花、梨、甘蔗、西瓜、莲藕、赤小豆、丝瓜、绿豆等。

√宜食具有促进皮质激素分泌功能的中药材和食材，如肉桂、附子、干姜、巴戟天、党参、花椒、茶叶、薏米等。

√宜吃富含维生素和钾盐的瓜果、蔬菜及碱性食物，如番茄、马铃薯、红薯、白菜、苹果、牛奶、玉米、花菜等。

×慎食高热量和高脂肪的食物，如狗肉、螃蟹、虾、咖啡等。

×尿酸过高引起的关节炎患者忌食含嘌呤多的食物，如牛肉、动物内脏、鹅肉、鹌鹑等。

生活保健

患者平时要加强锻炼，增强身体素质。要尽量避免风湿邪的侵袭，否则可能使病情加重，所以在春季要注意关节处的保暖，湿的衣服、鞋袜要尽快换掉，防止淋雨和受潮；夏季时不要暴饮冷饮，空调温度要适宜；秋季和冬季要添衣保暖，防止风寒侵袭。

民间偏方

①取薏米60克装入纱布袋中，放入装有500毫升白酒的酒罐中，密封浸泡7天即可，每次取适量饮用，有健脾祛湿的功效，对于风湿性关节炎等有很好的疗效。

②土茯苓50克，薏米、生地黄、蝎子各30克，将以上材料均洗净，一起放入锅中煎煮20分钟，取药汁分两次服用，连服7日。

🍵 家常食疗

☕ 桑寄生连翘鸡脚汤

材料 桑寄生30克，连翘15克，鸡爪400克，蜜枣2颗，盐5克

做法 ①桑寄生、连翘洗净；蜜枣洗净。②鸡爪洗净，去爪甲，斩件，入沸水中氽烫。③瓦煲内加入1600毫升清水，煮沸后加入桑寄生、连翘、鸡爪、蜜枣，大火煲开后，改用小火煲2小时，加盐调味即可。

功效 本品补肝肾、强筋骨、清热毒、祛风湿，对肝肾不足、腰膝酸痛、关节肿痛等症有较好的效果。

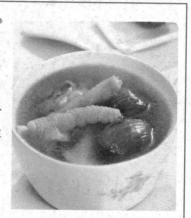

☕ 羌活川芎排骨汤

材料 羌活、独活、川芎、鸡血藤各10克，党参、茯苓、枳壳各8克，排骨250克，姜片5克，盐4克

做法 ①将所有药材洗净，煎取药汁，去渣备用。②排骨斩件，氽烫，捞起冲净，放入炖锅，加入熬好的药汁和姜片，再加水至盖过材料，以大火煮开。③转小火炖约30分钟，加盐调味即可。

功效 本品具有祛风除湿、行气活血、益气强身等功效，适合风湿性关节炎患者食用。

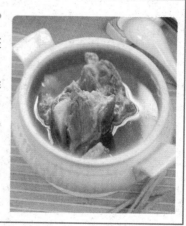

☕ 仙灵脾药酒

材料 仙灵脾60克，白酒500毫升

做法 ①将仙灵脾洗净，控干水分。②将仙灵脾浸泡在装有500毫升的酒瓶内，封口。③每天将酒瓶摇动一次，3周后即可饮用，一次饮用50毫升，每日2次。

功效 本品具有补肾助阳、祛风除湿、活血通络的功效，可辅助治疗痛风引起的关节肿大变形、疼痛难耐等症状。

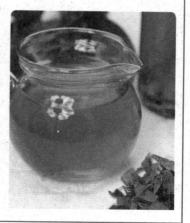

骨质疏松

原发性骨质疏松症主要是骨量低和骨的微细结构有破坏，骨组织的矿物质和骨基质均有减少，导致骨的脆性增加和容易发生骨折。老年人由于牙齿脱落及消化功能降低，进食少，多有营养缺乏，致使骨代谢紊乱，易导致继发性骨质疏松。骨质疏松以疼痛为常见的症状，多为腰背酸痛，其次为肩背、颈部或腕、踝部；还可导致脊柱变形、弯腰、驼背、身材变矮；易骨折。

饮食宜忌

√宜选用具有补充钙元素作用的中药材和食材，如猪骨、紫菜、海带、发菜、黑木耳、黑芝麻、牛奶、虾、螃蟹、青菜、石膏、珍珠、龙骨、牡蛎、钟乳石、花蕊石、海浮石、鹅管石、紫石英等。

√宜选用具有补充维生素D作用的中药材和食材，如鸡蛋、奶油、鸡肝、鱼肝油、沙丁鱼、鳜鱼、青鱼、鸡蛋、薏米、山楂、鲑鱼、黑芝麻、人参、核桃等。

×少吃含磷较多的食物，如动物肝脏、虾、蟹、蚌等。

×少喝或少吃含咖啡因较多的饮料和食物，如咖啡、碳酸饮料、巧克力、浓茶、可乐等。

生活保健

锻炼可使骨量增加，骨骼负重和肌肉锻炼可获理想效果，包括走步、慢跑和站立的锻炼，同时需摄入足够的钙量，如果钙剂在进餐后服用，同时喝200毫升液体则吸收较好。补钙剂以每天500~1000毫升为宜。

民间偏方

①取酒炒川芎10克放入锅内，注入100毫升水，煮25分钟，取药液放入炖锅内，加入牛奶，以大火烧沸，放入适量冰糖末，搅拌均匀代茶饮用。本品有活血行气、补充钙质的作用，适用于骨质疏松患者。

②取枸杞20克、红枣12颗，一同放入锅内加水煮沸，打入2个鸡蛋，稍煮片刻，最后加入适量的红糖调味即可，每次服用1小碗，每日2次。本品有健脾和胃、补虚益气的功效，可为机体补充维生素D，促进机体对钙的吸收，适合骨质疏松患者食用。

家常食疗

锁阳炒虾仁

材料 锁阳15克，山楂10克，核桃仁15克，虾仁100克，姜、葱、盐、素油各适量

做法 ①把锁阳、核桃仁、山楂洗净，虾仁洗净，姜切片，葱切段。②锁阳放入炖杯内，加水50毫升，煎煮25分钟去渣，留药汁待用。③素油锅置火上烧热，加入核桃仁，用文火炸香，下入姜片、葱段爆香，再下虾仁、盐、锁阳汁液，炒匀即成。

功效 本品富含钙质，具有补肾壮阳、强腰壮骨的功效，适合骨质疏松的患者食用。

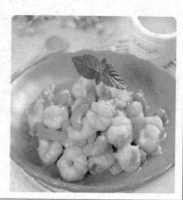

板栗玉米排骨汤

材料 猪排骨350克，玉米棒200克，板栗50克，盐3克，葱花、姜末各5克，高汤适量

做法 ①将猪排骨洗净，剁成块，氽水。②玉米棒洗净，切块；板栗洗净，备用。③净锅上火倒入油，将葱花、姜末爆香，下入高汤、猪排骨、玉米棒、板栗，调入盐煲至熟即可。

功效 本品可补肾壮骨、补充钙质，可缓解骨质疏松的症状。

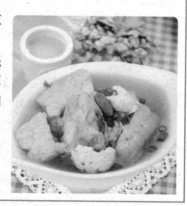

黑豆猪皮汤

材料 猪皮200克，黑豆50克，红枣10颗（去核），盐、鸡精各适量

做法 ①猪皮刮干净，或者可用火炙烤去毛，入开水氽烫，待冷却之后切块；②黑豆、红枣分别用清水洗净，泡发半小时，放入砂锅里，加适量水，煲至豆烂；③加猪皮煲半小时，直到猪皮软化，便可加入适量盐、鸡精，用勺子搅拌均匀即可。

功效 本品具有补肾壮骨、补充钙质、补血养颜等功效，适合骨质疏松、腰椎间盘突出、皮肤粗糙的患者食用。

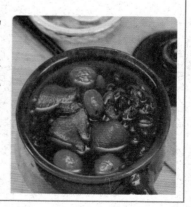

骨质增生

骨质增生是骨关节退行性改变的一种表现，可分为原发性和继发性两种。其临床表现为关节边缘骨质增生，关节发僵、发累，伴有疼痛，活动后发僵现象好转，疼痛缓解，持续活动后疼痛又加重，关节有时轻度肿大，关节边缘压痛，两膝与手指关节最为明显。其多由于中年以后体质虚弱及退行性变，长期站立或行走及长时间地保持某种姿势，由于肌肉的牵拉或撕脱，血肿机化，形成刺状或唇样的骨质增生。

饮食宜忌

√宜食用可增强体质的中药材和食材，如杜仲、补骨脂、骨碎补、续断、熟地、牡蛎、蛤蜊、板栗、黑芝麻、黑豆、鳝鱼、猪腰、羊腰等。

√宜食用可抗衰老的中药材和食材，如人参、冬虫夏草、三七、天麻、枸杞、山药、白术、西洋参、菠菜、洋葱等。

√宜食含钙量丰富的食物，以供应机体充足的钙质，如排骨、脆骨、海带、木耳、虾皮、发菜、核桃仁等。

√宜食蛋白质含量丰富的食物，如鱼、鸡、瘦肉、牛奶、鸡蛋、豆类及豆制品等。

×忌食辛辣、过咸、过甜等食品，如茴香、辣椒、花椒、胡椒、桂皮、酒等。

生活保健

骨质增生患者应减轻关节的负担，进行适当的休息，避免深蹲、负重、上下楼梯等活动，同时应避免在潮湿处睡卧，避免出汗后立即以凉水洗浴或者洗脚，以防风、湿、寒三邪气侵害关节。

民间偏方

①取黑豆放入炒锅内炒熟，装入装有3000毫升料酒的坛子里，将桂枝、丹参、制川乌各150克捣碎后同时加入，密封浸泡3日，滤去药渣，取酒适量饮用，有祛瘀除痹、温经通脉的功效，适用于骨质增生患者。

②取人参、枸杞、何首乌、天冬、麦冬、熟地、当归各60克，白茯苓30克，一同捣碎，装入纱布袋中，放入装有6000毫升白酒的酒坛中密封浸泡7天，取药酒适量饮用。

🫖 家常食疗

☕ 杜仲煲排骨

材料 杜仲30克，排骨200克，精盐适量

做法 ①将排骨洗净砍成小段，杜仲洗净，切成条状。②将排骨、杜仲一起放入锅中，加水适量，用武火煮开，再转文火煲煮40分钟，以排骨熟烂为度，最后加入精盐调味即可。

功效 杜仲可补肝肾、强健筋骨；排骨可补钙壮骨，常食本品可延缓骨骼老化速度，有效防治骨质增生。

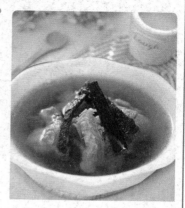

☕ 蛤蜊炖蛋

材料 蛤蜊250克，鸡蛋3个，葱6克，盐6克，味精2克，鸡精3克

做法 ①蛤蜊洗净，下入开水锅中煮至开壳，取出洗净泥沙。②鸡蛋打入碗中，加入调味料搅散。③将蛤蜊放入鸡蛋中，入蒸锅蒸10分钟即可。

功效 蛤蜊和鸡蛋均富含维生素D，对骨骼有很好的益处，常食对骨质增生患者也有一定的食疗效果。

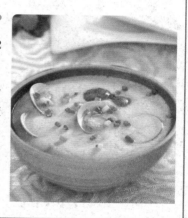

☕ 杜仲腰花

材料 杜仲12克，猪腰250克，料酒25克，葱、盐、酱油、大蒜、生姜、白糖、花椒、油各适量

做法 ①将猪腰对剖两半，片去腰臊筋膜，切成腰花；将杜仲洗净切成小片；生姜切片，葱切段。②将猪腰用盐、料酒、酱油腌渍入味。③锅上火，用武火烧热，倒油烧热，放入花椒，投入腰花、葱、姜、大蒜，加杜仲快速散炒即可。

功效 本品可补肝肾、壮腰脊，对骨质疏松、腰膝酸软、肝肾亏虚者有一定疗效。

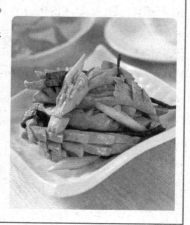

白内障

　　各种原因，如老化、遗传、营养障碍、免疫与代谢异常等，都能引起晶状体代谢紊乱，导致晶状体蛋白质变性而发生浑浊，形成白内障。中医学认为，本病多为肝肾阴不足、脾气精血亏损、眼珠失养而致。西医学认为，本病患者血液中锌含量偏低。其症见无痛楚下视力逐渐减弱，对光敏感，经常需要更换眼镜镜片的度数，复视，需在较强光线下阅读，晚上视力比较差，看到颜色褪色或带黄。在早期，患者还常有固定不飘动的眼前黑点，亦可有单眼复视或多视。

饮食宜忌

　　√白内障患者应尽量避免紫外线的照射，可常食雪莲子、青椒、黄瓜、菜花、小白菜、鲜枣、梨等。

　　√宜食富含天然维生素C的新鲜蔬菜和水果，如芹菜、白菜、草莓、柑橘、青枣、胡萝卜、番茄、葡萄、柠檬、香蕉等。

　　√宜食具有益精、退翳、明目、清肝作用的药材和食物，如枸杞、枸杞叶、首乌、菊花、决明子、动物肝脏、甲鱼、菠菜、海带、大枣、龙眼、秋葵等。

　　×慎食性味辛辣刺激的食物，如酒、辣椒、胡椒、花椒、大蒜、桂皮、大葱、芥菜等。

　　×慎食香燥、性热助火的食物，如糖类、羊肉、狗肉、牛肉等。

生活保健

　　注意光线适宜，光线太强会刺激眼睛，造成瞳孔持续收缩，容易疲劳；光线太弱，瞳孔则会持续放大，也易疲劳。夏天太阳直射，紫外线较多，易损伤视力，因此要防止太阳直射，出门尽量保护好自己的眼睛，以免眼睛受到伤害。不可用手指揉眼，这样易损伤眼睛，加重炎症。

民间偏方

　　①将桑白皮60克、芒硝18克洗净，放进新药罐内，加入适量的水煎煮，倒出澄清的汁液，待其变温后用来洗眼，每天可洗多次，效果较好。

　　②将桑寄生15克洗净，和煮熟去壳的鸡蛋2个一起放入锅内，加入适量的水煮25分钟，加适量白糖调味即可食用。每日1次，有退翳障、明眼目的功效。

🍵 家常食疗

🍵 决明鸡肝苋菜汤

材料 苋菜250克，鸡肝2副，决明子15克，盐2小匙

做法 ①苋菜剥取嫩叶和嫩梗，洗净，沥干。②鸡肝洗净，切片，汆去血水后捞起。③决明子装入棉布袋，扎紧口，放入煮锅中，加水1200克熬成高汤，药袋捞起丢弃。④加入苋菜，煮沸后下鸡肝片，再煮开后加盐调味即可。

功效 决明子清肝明目，鸡肝可养肝血，苋菜清热泻火，三者同食，可降低眼内压，缓解白内障不适症状。

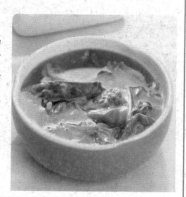

🍵 苍术瘦肉汤

材料 瘦肉300克，苍术、枸杞、五味子各10克，盐3克，鸡精2克

做法 ①瘦肉洗净，切件；苍术洗净，切片；枸杞、五味子分别洗净。②锅内烧水，待水沸时，放入瘦肉去除血水。③将瘦肉、苍术、枸杞、五味子放入汤锅中，加入清水，大火烧沸后以小火炖2小时，调入盐和鸡精即可食用。

功效 苍术可清肝明目，有效降低眼内压，与枸杞、五味子同食，效果更佳。

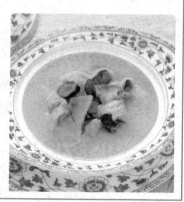

🍵 凉拌虎皮椒

材料 青椒、红椒各150克，葱10克，盐、老抽各5克，酱油3毫升，油适量

做法 ①青椒、红椒分别用清水洗净后，切去两端蒂头备用；葱用清水洗净，切段备用。②锅洗净，置于火上，倒油加热后，下入青椒、红椒炸至表皮松起时捞出，盛入盘内。③加入葱、盐、老抽、酱油拌匀即可。

功效 本品富含维生素E，有很强的吸收紫外线、抗氧化的作用，能预防眼睛老化，延缓视力衰退。

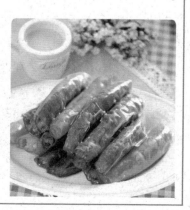

耳聋、耳鸣

耳鸣是指人们在没有任何外界刺激条件下所产生的异常声音感觉，常常是耳聋的先兆，因听觉功能紊乱而引起，此病多发于中老年人。耳鸣分为4个层次。①轻度耳鸣：间歇发作，仅在夜间或安静的环境下出现耳鸣，如流水声。②中度耳鸣：持续耳鸣，在十分嘈杂的环境中仍感到耳鸣。③重度耳鸣：持续耳鸣，严重影响听力和注意力，经常听不清别人的讲话。④极重度耳鸣：长期持续的耳鸣，常有头晕目眩，患者难以忍受耳鸣带来的痛苦。耳聋是指不同程度的听觉减退，甚至消失，耳聋可由耳鸣发展而来。

饮食宜忌

√耳聋、耳鸣与体内缺乏铁元素有关，缺铁使红细胞变硬，运氧能力下降，导致耳部养分供给不足，使听力下降，所以患者可选择具有增强红细胞运氧功能的中药食材，如熟地、人参、白术、黄芪、当归、阿胶、何首乌、黄精、海参、鹿茸、紫菜、黑芝麻、黑木耳、苋菜等。

√可选择富含锌元素和维生素的食物，如白菜、柑橘、苹果、番茄等。

×忌吃富含脂肪的食物，如动物内脏、奶油、肥肉、鱼子等。

×忌烟酒、茶叶、咖啡、辣椒等辛辣刺激性食物，忌煎炸类食物以及冷饮等。

生活保健

患者首先应调整心态，不要过度紧张，应及时接受医生的诊治。平日里可培养其他业余爱好，如看书、打太极拳、唱歌等，分散对耳鸣的注意力。避免过多地接触噪声，避免使用耳毒性药物。生活作息要规律，睡眠不宜过长，中青年7~8小时，老年人6小时即可。

民间偏方

①血虚型耳鸣、耳聋小偏方：将鸡血藤15克、熟地15克、当归12克、白芍10克洗净，入清水中浸泡2小时，将药材入锅中加适量水煎煮40分钟，去渣取汁即可饮用。可滋养肝肾、明目解毒、补益精血，为人体补充铁元素。

②心肝火旺型耳鸣小偏方：将磁朱丸9克（布包）、杭芍9克、远志9克、石菖蒲3克、龙胆草1克，共用水煎服，每日1剂，分2~3次服。

家常食疗

山药黄精炖鸡

材料 黄精30克，山药100克，鸡肉1000克，盐4克

做法 ①将鸡肉洗净，切块，入沸水中去血水；黄精、山药洗净备用。②把鸡肉、黄精、山药一起放入炖盅，加水适量。③隔水炖熟，下入盐调味即可。

功效 黄精具有滋阴益肾、健脾润肺的功效，山药可健脾补肾，鸡肉可益气补虚，三者同食，对肝肾阴虚所致的卵巢功能早衰有很好的疗效，能有效调理肾与卵巢的功能，改善低雌激素症状，包括潮热盗汗、性欲低下等。

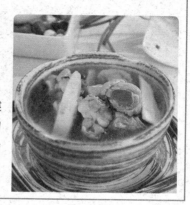

河车鹿角胶粥

材料 鹿角胶15克，鲜紫河车1/4具切块，粳米100克，生姜3片，葱白、食盐各适量

做法 ①先将洗净的粳米做粥，待沸后放入洗净的鹿角胶、紫河车块、生姜片、葱白同煮为稀粥。②煮好后加入食盐调味。

功效 本品补肾阳、益精髓，适用于肾气不足所致的耳鸣失聪、精力不济等症的辅助治疗。口干舌燥、尿黄便秘者忌服。

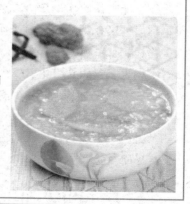

何首乌黑豆煲鸡爪

材料 鸡爪8只，猪瘦肉100克，黑豆20克，红枣5颗，何首乌10克，盐3克

做法 ①鸡爪斩去趾甲洗净，备用；红枣、何首乌洗净泡发，备用；猪瘦肉洗净，余烫去腥，沥水备用。②黑豆洗净放锅中炒至豆壳裂开。③全部用料放入煲内加适量清水煲3小时，下盐调味即可。

功效 本品滋阴补肝肾、益气养血、美颜祛斑，对更年期女性有很好的滋补作用，对耳鸣有一定食疗作用。

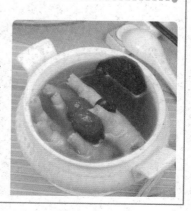

咽炎

秋季人们大多会觉得鼻干咽燥，渴饮不止，燥邪伤津，容易出现一片干涸之象，如咽干、口干、皮肤干燥等。咽炎也是秋季的常发病，有急性咽炎和慢性咽炎之分。慢性咽炎多由急性咽炎迁延不愈而起，主要症状是初起咽部干燥、灼热，继而疼痛，吞咽唾液时咽喉痛往往比进食时更为明显，可伴发热、头痛、食欲缺乏和四肢酸痛，侵及喉部时可伴声嘶和咳嗽。

饮食宜忌

√慢性咽炎的发生和患者自身抵抗力低下有关，所以患者应选择具有提高免疫力、增加抗病能力功能的中药食材，如灵芝、人参、香菇、猴头菇、草菇、白木耳、黑木耳、百合等。

√急性脓毒性咽炎是由溶血性链球菌所引起的，故急性脓毒性咽炎患者可选择具有杀灭溶血性链球菌功能的中药食材，如蒲公英、连翘、升麻、藿香、射干、辛夷花、前胡、葛根、甘草等。

√尽量多食用含维生素C较多的水果和蔬菜，如柑橘、菠萝、甘蔗、橄榄、梨、苹果等。

×忌食辛辣刺激性食物及燥热性食物，如羊肉、狗肉、花椒、龙眼等，忌食熏制、腊制及过冷、过热的食物，如腊肉、冰镇饮料、冰激凌等。

×忌吃炒货、零食类食物，如炒瓜子、炒花生、薯片等，忌吸烟、饮酒。

生活保健

要防治口鼻疾病，注意口腔卫生，坚持早晚及饭后刷牙；戒烟戒酒，减少有害气体的刺激；加强身体锻炼，增强体质，预防呼吸道感染；要保持室内合适的温度和湿度，开窗通气，保持室内空气新鲜。

民间偏方

①将麦冬12克、酸浆草9克、桔梗9克、甘草6克用水煎服，可治慢性咽炎。

②取马鞭草（叶子）10克，洗净捣成汁，加入人乳调和，分2~3次含服，每日1次，可清热、消炎、止痛，治疗咽喉疼痛。对抗生素不敏感的慢性咽炎反复发作患者有很好的疗效。

家常食疗

玄参萝卜清咽露

材料 白萝卜300克，玄参15克，蜂蜜30克，黄酒20毫升

做法 ①将白萝卜洗净，切成薄片，玄参洗净，用黄酒浸润备用。②用碗1只，放入2层萝卜，再放入1层玄参，淋上蜂蜜10克，黄酒5毫升。③如此放置4层，余下的蜂蜜加冷水20毫升，倒入碗中，旺火隔水蒸2小时即可。

功效 本品可清热利嗓、滋阴生津，对慢性咽炎、咽喉干燥等症均有食疗效果。

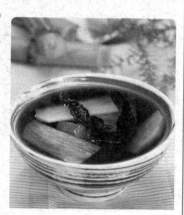

胖大海饮

材料 胖大海20克，冰糖适量

做法 ①将胖大海洗净，放入净锅后，加水煎煮10分钟，再加入冰糖即可。

功效 本品甘寒质轻，能清宣肺气、化痰利咽开音，用于急慢性咽炎，症见声哑、咽喉干燥或有疼痛、刺激性干咳等。

小贴士 近年来一些研究者认为胖大海有肾毒性，故肾功能不全者禁服。

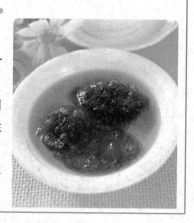

毛丹银耳

材料 西瓜20克，红毛丹60克，银耳5克，冰糖5克

做法 ①银耳泡发，去除蒂头，切小块，放入沸水中余烫，捞起沥干；西瓜去皮，切小块；红毛丹去皮，去子。②将冰糖和适量水熬成汤汁，待凉。③最后将西瓜、红毛丹、银耳、冰糖水放入碗中，拌匀即可。

功效 银耳可滋阴润燥、利咽润肺；红毛丹、西瓜均可清热泻火，且毛丹营养丰富，富含碳水化合物、各种维生素和矿质元素。因此，本品适合咽炎患者食用。

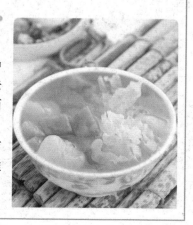

湿疹

湿疹是夏季老年人的常发病。夏季空气闷热潮湿，身体容易出汗，有些患者尤其是湿热体质者容易出现皮肤起丘疹、瘙痒流水，或足趾间瘙痒，破溃、流水等症状。湿热型湿疹，特点为发病迅速，皮肤灼热红肿，或见大片红斑、丘疹、水疱、渗水多，甚至黄水淋漓，黏而有腥味，后期干燥脱屑，瘙痒剧烈。

🍐 饮食宜忌

√湿疹患者常因剧烈瘙痒而痛苦不堪，所以当务之急是止住瘙痒，常用的中药材和食材有：防风、白鲜皮、地肤子、牡丹皮、地榆、蛇床子、苦参、白芷、茶叶、薄荷、豆类、芝麻、花生等。

√宜吃具有清热、利湿作用的食物，如黄花菜、绿豆、苋菜、荠菜、水芹、西瓜、薏米、绿豆、木瓜等。

√宜吃富含维生素和矿物质的食物，如番茄、胡萝卜、新鲜蔬菜、柠檬等。

×慎食海鲜、发物、油腻食物和刺激性食物，如鱼、牛肉、鳝鱼、羊肉、鸡肉、鸭蛋、虾、鸡蛋、葱、辣椒、茴香、咖喱等。

×慎食钠和糖含量高的食物，如食盐、雪里蕻、巧克力、荔枝等。

🍐 生活保健

夏季避免居住在潮湿环境中，尽可能做到空气流通、清爽、干燥。不饮酒，不喝浓茶、咖啡。不吃酸、辣菜肴或其他刺激性食物。湿疹发作期，尽量避免外界刺激物和局部刺激，不抓挠，不用力揩擦，不用热水和肥皂烫洗，忌食海虾、海鲜等容易引起过敏的食物。

🍐 民间偏方

①取枳实、黄芩、猪苓、知母、瞿麦、通草、升麻、海藻、冬葵子各3克，地肤子9克分别洗净，放入锅中，注入600毫升清水，以中火煎至剩下200毫升即成，分3次温服，有祛风止痒、消肿、抗过敏的功效，适用于湿疹患者。

②取苦参200克、荆芥500克、白芷500克研为细末，加入适量水和蜂蜜炼成梧桐子大的药丸，每次取用4.5克，每日2次，儿童用量酌减，有燥湿止痒作用。

家常食疗

去湿解毒汤

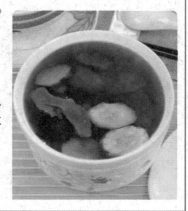

材料 薏米50克，土茯苓50克，大黄瓜1条，陈皮8克，盐适量，水1000毫升

做法 ①将所有药材清洗干净、备用，大黄瓜去皮、切片备用；②将薏米、土茯苓、大黄瓜、陈皮一起放入锅中，加水适量，以大火煮滚后转小火煲约1小时，再加盐调味即可。

功效 薏米健脾和中、利湿解毒；土茯苓解毒、除湿、杀菌。此汤可辅助治疗湿疹。

菊花土茯苓汤

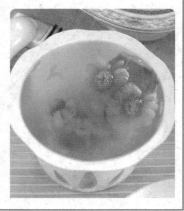

材料 土茯苓30克，野菊花15克，冰糖10克

做法 ①将野菊花去杂洗净；土茯苓洗净，切成薄片备用。②砂锅内加适量水，放入土茯苓片，大火烧沸后改用小火煮10~15分钟。③加入冰糖、野菊花，再煮3分钟，去渣即成。

功效 菊花、土茯苓均能清热解毒，对湿疹有很好的疗效。

大芥菜红薯汤

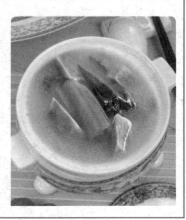

材料 白花蛇舌草10克，大芥菜450克，红薯500克，花生油5毫升，盐3克

做法 ①大芥菜洗净，切段；白花蛇舌草洗净，备用；红薯去皮，洗净，切成块状。②锅内加入花生油、姜片、红薯爆炒5分钟，加入1000毫升沸水。③煮沸后加入大芥菜、白花蛇舌草，煲滚20分钟，加盐调味即可。

功效 白花蛇舌草、大芥菜均可清热利湿、解毒杀菌，能消炎抗感染，抑制细菌生长，对湿疹有食疗作用。

老年皮肤瘙痒症

老年皮肤瘙痒症是临床上常见的皮肤病之一，分全身性和局限性两种，常见于60岁以上的老年人。局限性皮肤瘙痒症发生于身体的某一部位，常见的有肛门瘙痒症、阴囊瘙痒症、外阴瘙痒症、头部瘙痒症等。因老年人体内固有水分和细胞中的水分逐渐减少，出现了慢性生理性失水现象，引起皮肤干燥、皱纹增多，皮肤易受周围环境冷热变化的刺激，因此易诱发瘙痒发生。

 ## 饮食宜忌

√老年人皮肤水分较少，容易皮肤干燥引起瘙痒，应多食具有滋阴润肤、生津止渴的药材和食物，如生地、石斛、百合、玉竹、桑葚、银耳、苹果、冬瓜、猪蹄、金针菇等。

√饮食宜清淡，宜食富有营养、易消化的食物，如瘦肉、鸡肉、鱼肉等，多饮水及果汁，补充维生素。

√适宜多摄入含膳食纤维多的食物，如苹果、菠菜、马铃薯、芹菜等有助于通便与毒素的排出。

×忌食辛辣、煎炸、刺激性、燥热的食物，忌饮酒，这些食物都会加重皮肤血管扩张，激发或加重皮肤瘙痒。

×忌食海鲜类等过敏食物，如虾、蟹，以免过敏而诱发或加重皮肤瘙痒。

 ## 生活保健

此病患者忌搔抓患处，因为皮肤瘙痒不断搔抓不仅可使皮肤增厚，而且皮质变厚后反过来又加重了皮肤瘙痒，因此会形成愈抓愈痒、愈痒愈抓的恶性循环。此外，不宜烫洗患处，因为烫洗的方法只能起到暂时缓解症状的作用，不仅没有治疗效果，而且会使病情加重。冬季老年人洗澡次数不要过多，水温不宜太高，应保持在50℃左右，不要使用碱性大的肥皂。

 ## 民间偏方

①血热型皮肤瘙痒小偏方：赤芍12克，黄菊花15克，冬瓜皮20克，煎取药汁，加蜂蜜饮用。此品活血凉血、透疹解毒，可用来治疗荨麻疹、疥疮、皮肤瘙痒等病症。

②阴虚燥热型皮肤瘙痒小偏方：取金银花10克，冰糖10克，黄豆30克，绿豆60克，玉竹10克，水1升，用水煎煮。此品清热凉血、滋阴润肤。

家常食疗

苦瓜败酱草瘦肉汤

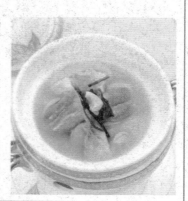

材料 瘦肉400克，苦瓜200克，败酱草100克，盐、鸡精各5克

做法 ①瘦肉洗净，切块，汆去血水；苦瓜洗净，去瓤，切片；败酱草洗净，切段。②锅中注水，烧沸，放入瘦肉、苦瓜慢炖。③1小时后放入败酱草再炖30分钟，加入盐和鸡精调味即可。

功效 败酱草具有清热解毒、利湿止痒、消炎止带的功效，苦瓜可清热泻火，二者合用，可有效治疗湿热引起的皮肤瘙痒、阴道瘙痒等症。

苍耳薏米粥

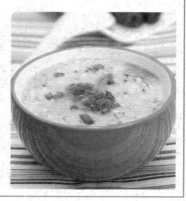

材料 苍耳子10克，薏米20克，大米100克，白糖10克

做法 ①将苍耳子、薏米去杂质后洗净，大米淘洗干净。②把苍耳子装入纱布袋包好，扎紧袋口，将所有材料放入锅中，加水700毫升。③把锅置武火上烧沸，再用文火炖煮45分钟，取出苍耳子即成。

功效 本品清热祛湿、解毒杀菌，对荨麻疹、皮肤瘙痒等病症均有疗效。

雪蛤蛋白枸杞甜汤

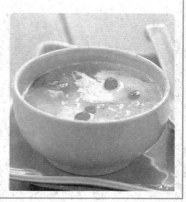

材料 雪蛤3只，蛋白适量，枸杞10克，冰糖适量

做法 ①雪蛤腹部剪开，取出卵巢部分，弃杂质，以清水泡发沥干，加适量水煮开，将雪蛤的卵巢（即雪蛤）加入煮开。②蛋白打至发泡，加入雪蛤、枸杞、冰糖煮1分钟即可。

功效 本品具有滋阴润燥、美白润肤的功效，对老年人皮肤干燥引起的瘙痒有很好的改善作用。

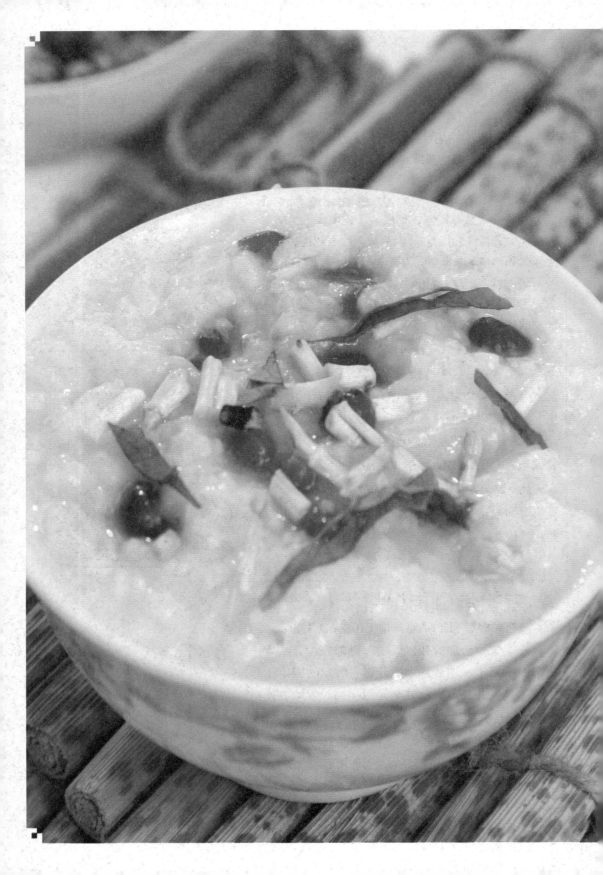

第四章

泌尿、生殖系统疾病食疗药膳

　　老年人常见的泌尿系统疾病有慢性肾炎、尿路结石等。老年女性常见的生殖系统疾病为老年性阴道炎、子宫脱垂。老年男性常见的生殖系统疾病为前列腺增生。常用于慢性肾炎、尿路结石、老年性阴道炎、前列腺增生的药材与食材有：泽泻、玉米须、石韦、车前草、核桃、竹叶、白茅根、竹叶、土茯苓、马齿苋、绿豆、西葫芦等。常用于子宫脱垂的药材与食材有：党参、黄芪、山药、芡实、母鸡、甲鱼等。

尿频

尿频是中老年人的常见症状，并非疾病。正常成人白天排尿4~6次，夜间0~2次，排尿次数明显增多称尿频。多种原因可引起小便次数增多，但无疼痛，又称小便频数。中医学认为尿频主要由于体质虚弱，肾气不固，膀胱约束无能所致。此外，还可伴有平日精神倦怠、神疲乏力、怕冷、四肢冰凉、腰腹寒冷等阳虚症状。

饮食宜忌

√中医学认为，夜尿频多多因肾气亏虚、膀胱不固，无力约束小便引起，所以治疗本病应以补益肾气为主，宜食用金樱子、覆盆子、桑螵蛸、海螵蛸、菟丝子、益智仁、黄芪、白术、升麻、乌药、党参、芡实、五味子、陈皮、猪肚、牛肉等补肾缩尿的药材和食材。

√对于阳气虚衰、小便清长者，宜多吃温补肾阳的食物，如生姜、肉桂、羊肉、猪肚等。此外，还应多吃蔬菜。

×少食寒凉生冷食物，以及咖啡、碳酸饮料等刺激性食物。

×少吃有利尿作用的食物，如绿豆、西瓜、赤小豆、薏米、冬瓜、甘蔗等。

生活保健

尿频的老年人要养成良好的作息和卫生习惯，避免过劳，晚饭后避免饮水，睡觉前排空膀胱内的尿液，可减少小便次数。此外，冬季少吃寒凉生冷食物，多进食温补收涩食物。患者可训练白天憋尿，即当出现尿意时，主动控制暂不排尿，开始可先推迟几分钟，慢慢再延长时间，有助于遗尿的治疗。平时可多做膀胱括约肌收缩运动，锻炼膀胱括约肌，改善尿失禁症状。

民间偏方

①将新鲜猪膀胱洗净，不加盐煮熟，每日吃3次，每次15~30克。连续食用10天至半个月，此症便可明显好转。

②取火麻仁、覆盆子各15克，杏仁、生白芍各10克，生大黄6克，枳壳、厚朴各5克，桑螵蛸12克，将以上药材煎水，分2次服用，每日1剂。

🫖 家常食疗

☕ 生姜肉桂炖猪肚

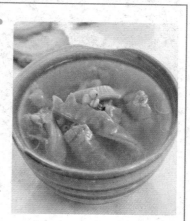

材料 猪肚150克，猪瘦肉50克，生姜15克，肉桂5克，薏米25克，盐6克

做法 ①猪肚洗净，汆水后切长条；猪瘦肉洗净切块。②生姜洗净，拍烂；肉桂浸透，洗净；薏米淘洗干净。③将以上用料放入炖盅内，加适量清水，隔水炖2小时，调入盐即可。

功效 本品具有温肾助阳、温里散寒的功效，适合阳虚畏寒、四肢冰凉、长冻疮的患者食用。

☕ 海螵蛸鱿鱼汤

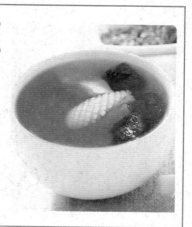

材料 鱿鱼100克，补骨脂30克，桑螵蛸、红枣各10克，海螵蛸50克，盐、味精、葱花、姜片各适量

做法 ①将鱿鱼泡发，洗净切丝；海螵蛸、桑螵蛸、补骨脂、红枣洗净。②将海螵蛸、桑螵蛸、补骨脂水煎汁去渣。③放入鱿鱼、红枣，煮至鱿鱼熟后，加盐、味精、葱花、姜片调味即可。

功效 本品可温肾益气、固涩止遗，适合肾虚腰膝酸软、夜尿频多的老年人食用。

☕ 覆盆子米粥

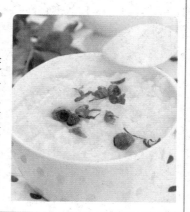

材料 大米100克，覆盆子20克，盐适量

做法 ①将大米洗净，泡发半小时后捞出沥干水分；覆盆子洗净，用纱布包好，置于锅中，加适量清水煎取汁液备用。②锅置火上，倒入清水，放入大米，大火煮至米粒开花。③再倒入覆盆子汁液同煮片刻，再以小火煮至浓稠状，调入盐拌匀即可。

功效 覆盆子可滋补肝肾、涩精止遗，适合肝肾亏虚引起的五心烦热、尿频或遗尿等症。

前列腺炎

秋季老年男性易得前列腺炎，前列腺炎的主要症状为会阴或耻骨上区域有重压感，若有小脓肿形成，则可出现疼痛加剧而不能排便；尿道症状为排尿时有烧灼感、尿急、尿频、尿痛，可伴有排尿终末血尿或尿道有脓性分泌物。急性前列腺炎除上述症状外，还可有恶寒、发热、乏力等症状。本病患者应养成良好的生活习惯，不吸烟、少饮酒。

饮食宜忌

√前列腺炎患者宜选用具有增加锌含量功能的中药材和食材，如桑葚、枸杞、熟地、杜仲、人参、牡蛎、腰果、冬瓜皮、金针菇、苹果、鱼类、贝类、莴笋、番茄等。

√宜选用具有消炎杀菌功能的中药材和食材，如白茅根、冬瓜皮、南瓜子、洋葱、葱、蒜、花菜等。

√宜食含脂肪酸多的食物，如南瓜子、花生等。

√宜食新鲜水果、蔬菜、粗粮及大豆制品，如西瓜、马蹄、柚子、小麦、糙米等。

√宜食具有利尿通便作用的食物，如蜂蜜、绿豆、赤小豆等。

×忌食辣椒、生姜、狗肉、羊肉、榴莲等辛辣刺激性食物，禁烟、酒。

生活保健

前列腺炎患者应注重自我保健调理，建议多穿通风透气、散热好的内裤，春冬季节尤其注意防寒保暖，养成及时排尿的习惯，不久坐和长时间骑车，以免前列腺血流不畅。同时可在临睡前做自我按摩，具体方法如下：仰卧，左腿伸直，左手放在肚脐的神阙穴上，用中指、示指、无名指三指旋转，同时，右手的中指、示指、无名指三指放在会阴穴部做旋转按摩，做100次后换手，做同样的动作。

民间偏方

湿热下注型前列腺炎小偏方：取干荷叶、车前子、枸杞各5克分别洗净，一起放入锅中，加水煮沸后熄火，加盖闷泡10～15分钟，滤出茶渣后调入蜂蜜即可饮用，具有清热解暑、利尿消肿的功效，适合前列腺炎、尿路感染、水肿等患者服用。

家常食疗

赤小豆薏米汤

材料 赤小豆100克，薏米100克

做法 ①赤小豆、薏米分别洗净，浸泡数小时。②置锅于火上，加水500毫升，大火煮开，再倒入赤小豆、薏米，转中火煮至赤小豆八成熟，再转文火煮烂即可。

功效 本品具有清热解毒、健脾利尿的功效，适合小便涩痛、肾炎水肿、尿路感染等热性病症的患者食用。

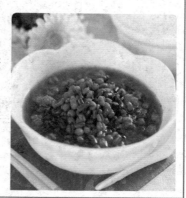

鲜荷双瓜汤

材料 新鲜荷叶半张，西瓜1/4个，丝瓜100克，薏米50克，盐少许

做法 ①新鲜荷叶洗净，切块；西瓜肉与瓜皮切开，西瓜肉切粒；西瓜皮洗净，切块。②丝瓜削去棱边，洗净，切块；薏米浸泡，洗净。③瓦煲内加清水和西瓜皮、薏米，用大火煲至水沸，改中火煲1小时，入丝瓜煲至薏米软熟、丝瓜熟，去掉西瓜皮，放入新鲜荷叶和西瓜肉，稍开，以盐调味即可。

功效 本品清热泻火、利尿通淋、解毒排脓。

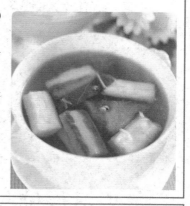

茅根赤小豆甜粥

材料 粳米80克，鲜茅根50克，赤小豆40克，白糖适量

做法 ①粳米泡发洗净，鲜茅根洗净，切段；赤小豆泡发洗净。②锅置火上，倒入清水，放入粳米与赤小豆，以大火煮开。③加入鲜茅根煮至浓稠状，最后调入白糖拌匀即可。

功效 本品可清热利尿、解毒消肿，对少尿、无尿、尿血、尿痛等泌尿系统疾病均有食疗作用。

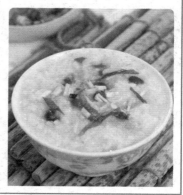

慢性肾炎

慢性肾小球肾炎是指以蛋白尿、血尿、高血压、水肿为基本临床表现，病情迁延，病情缓慢进展，最终将发展为慢性肾衰竭的一种肾小球病。患者可出现以下症状：①水肿，轻者仅早晨起床后发现眼眶周围、面部肿胀或午后双下肢踝部出现水肿；严重者可出现全身水肿。②高血压。③尿异常改变，尿异常改变几乎是慢性肾炎患者必有的表现。

饮食宜忌

√慢性肾炎患者宜选用具有消除肾炎水肿功能的中药材和食材，如赤小豆、海金沙、茯苓、猪苓、泽泻、石韦、西瓜翠衣、黄花菜、竹笋、冬瓜皮、冬瓜、玉米须、车前子、黄瓜、玉米、薏米、紫菜、海带、海藻等。

√宜选用具有增强排钠能力的中药材和食材，如茯苓、冬菇、番茄、蘑菇、白菜、黄蘑等。

√宜吃低蛋白、补充热能的食物，如鱼汤、米饭、植物油、淡水鱼。

✕忌食钠含量高的食物，如咸菜、皮蛋、香蕉、百合、玉米、红薯、糙米。

✕慎食辛辣、油腻、难以消化的食物，如动物内脏、肥肉、酒、浓茶、咖啡、咖喱、芥末、辣椒等。

✕慎食含挥发油多的蔬菜，会影响肾功能，如韭菜、茴香、芹菜、蒿子秆、菠菜、白萝卜、竹笋、苋菜等。

生活保健

慢性肾炎患者的抵抗力、免疫功能、体力均较差，容易受到感染，使慢性肾炎急性发作，或导致肾功能恶化，所以平时的生活与工作要保持规律。要劳逸结合，避免过劳过累，尽量避免长途旅游，同时应该适量运动，增强自身的抗病能力。切忌盲目进补，切忌使用庆大霉素等具有肾毒性的药物，以免引起肾功能的恶化。

民间偏方

血热瘀结型慢性肾炎小偏方：取金银花、连翘、石韦各20克，紫丹参、白茅根各30克，加水煎服，每日1次，分3次服用，有清热解毒、活血化瘀的功效，对于慢性肾小球肾炎有很好的辅助疗效。

家常食疗

泽泻薏米瘦肉汤

材料 猪瘦肉60克，泽泻15克，白术30克，盐、味精各适量

做法 ①猪瘦肉洗净，切件；泽泻、薏米洗净，薏米泡发。②把猪肉、泽泻、薏米一起放入锅内，加适量清水，大火煮沸后转小火煲1~2小时，拣去泽泻，调入盐和味精即可。

功效 泽泻具有利水、渗湿、泄热的功效；白术具有健脾除湿的作用；猪肉能补气健脾。三者同用，对慢性肾炎水肿、小便不利有很好的辅助治疗作用。

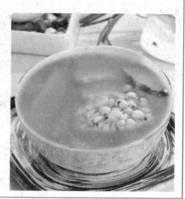

玉米须鲫鱼煲

材料 鲫鱼450克，玉米须90克，莲子50克，盐、味精各少许，葱段、姜片各5克，油适量

做法 ①将鲫鱼清洗干净，在鱼身上打上几刀；玉米须洗净；莲子洗净、泡发备用。②锅上火倒入油，将葱段、姜片炝香，下入鲫鱼略煎，再倒入水，加入玉米须、莲子煲至熟，调入盐、味精即可。③食用前，将玉米须捞出丢弃，饮汤食鱼肉。

功效 本品健脾固肾、利水消肿，对慢性肾炎所见的水肿、少尿、高血压等有很好的效果。

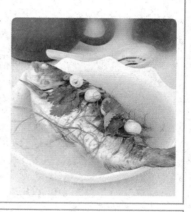

石韦蒸鸭

材料 石韦10克，鸭肉300克，清汤、盐各适量

做法 ①石韦用清水冲洗干净，用纱布袋包好，扎紧袋口。②放入杀好、去骨、洗净的鸭肉中，加盐及清汤。③上笼蒸至鸭肉熟烂后食用。

功效 石韦具有清热生津、利水通淋的功效，用于尿频、尿急、尿痛、尿血等症的辅助治疗。鸭肉具有清热解毒、益气补虚的功效，对慢性肾炎患者有一定的食疗作用。

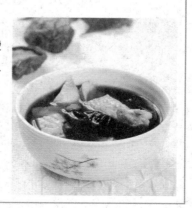

尿路结石

尿路结石又称尿石症，是泌尿系统各部位结石病的总称，是泌尿系统的常见病，根据结石所在部位的不同，常分为肾结石、输尿管结石、膀胱结石。其典型临床表现有：腰腹绞痛、血尿，或伴有尿频、尿急、尿痛等膀胱刺激症状，有些可见尿液中有泥沙样结石等泌尿梗阻和感染症状。

饮食宜忌

√ 尿石症患者宜选用具有利尿排石作用的中药材和食材，如金钱草、车前草、夏枯草、白茅根、紫菜、木瓜等。

√宜选用具有平衡酸碱功能的中药材和食材，如竹笋、马铃薯、白菜、包菜、荷叶、海带、西瓜、葡萄、草莓、栗子等。

√多喝水，保证一天的饮水量在2升左右。

√多食富含纤维素、维生素A的食物，如胡萝卜、西蓝花、杏仁、香瓜、南瓜、牛肝等。

×忌食富含草酸盐的食物，如芹菜、青椒、香菜、菠菜、葡萄、草莓、巧克力等。

×慎食高钙食物，如黄豆、牛奶、干酪、奶油及其他乳制品等。

×慎食嘌呤含量高的食物，如鸭肝、鳗鱼、草鱼、鲍鱼、虾等。

生活保健

要保持良好的心情，压力过重可能会导致酸性物质的沉积；保持生活规律，切忌熬夜，养成良好的生活习惯；改变饮食结构，多吃碱性食品，改善酸性体质；远离烟、酒等典型的酸性食品；适当地锻炼身体，一方面可增强抗病能力，另一方面，运动出汗有助于排出体内多余的酸性物质。

民间偏方

①取车前草50克、金钱草30克洗净装入纱布袋，放入淘米水中浸泡1小时，取药汁放入锅内，加入白砂糖，烧至沸腾停火待凉饮用，每日1次，有清热止痛、利尿排石的作用。

②取白茅根60克、海金沙15克，加入适量的水煎服，每日1次，有利尿排石的功效，适用于泌尿系结石患者。

家常食疗

鲜车前草猪肚汤

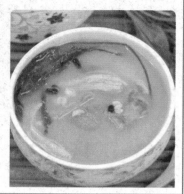

材料 鲜车前草30克，猪肚130克，薏米、赤小豆各20克，蜜枣1颗，盐、生粉各适量

做法 ①鲜车前草、薏米、赤小豆洗净；猪肚翻转，用盐、生粉反复搓擦，用清水冲净。②锅中注水烧沸，加入猪肚汆至收缩，捞出切片。③将砂煲内注入清水，煮滚后加入所有食材，以小火煲2.5小时，加盐调味即可。

功效 本品具有利尿排石、益气补虚的功效，对尿路结石有很好的疗效。

核桃海金粥

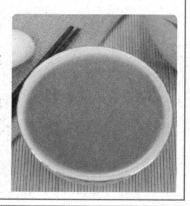

材料 核桃10个，海金沙15克，粳米100克

做法 ①桃仁去壳留仁，捣碎，海金沙用布包扎好。②置锅火上，加水600毫升，大火煮开，加入海金沙、核桃仁小火煮20分钟后，拣去海金沙，加入粳米煮成粥。

功效 核桃具有一定的排石作用，海金沙是常用的利尿排石药。本品具有化石、排石的功效，对尿路结石有一定的食疗效果。

竹叶茅根茶

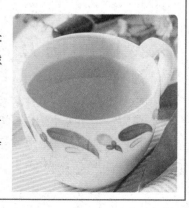

材料 鲜竹叶、白茅根各15克

做法 ①鲜竹叶、白茅根洗净备用。②将鲜竹叶、白茅根放入锅中，加水600毫升，煮开后转小火煮10分钟，滤渣即可饮用。

功效 竹叶有清热除烦、生津利尿、促进睡眠等功效，白茅根可清热利尿、凉血止血，二者配伍，对尿路结石引起的尿痛、尿急、尿频、尿闭或血尿均有较好的疗效，还有助于缓解牙痛、口糜舌疮及口腔溃疡等症。

老年性阴道炎

老年性阴道炎常见于绝经后的老年妇女，因卵巢功能衰退，雌激素水平降低，阴道壁萎缩，阴道黏膜变薄，阴道内pH值上升，局部抵抗力降低，致病菌容易入侵繁殖引起炎症。老年性阴道炎主要症状为：白带增多，色黄，呈水状，严重时呈脓性，有臭味，有时可有血性白带或伴点滴出血，外阴有瘙痒或灼热感，干燥疼痛，下腹部坠胀，波及尿道时，有尿频、尿急、尿痛等。

饮食宜忌

√阴道炎患者宜选用具有抗黏膜病变作用的中药材和食材，如上海青、桑葚、人参、芥菜、菠菜、鸡蛋、牛奶、青蒜等。

√宜选用具有抗阴道滴虫作用的中药材和食材，如白花蛇舌草、白鲜皮、地肤子、黄檗、苦参、薄荷、洋葱、葱等。

√饮食宜清淡，以免酿生湿热或耗伤阴血，宜食薏米粥、绿豆汤、荞麦粥、燕麦粥、牛奶、鸡蛋、大豆及豆制品等。

×慎食生冷、辛辣温热、刺激性之物，如螃蟹、辣椒、羊肉、狗肉等。

×避免摄取富含单糖和酵母的食物，如蔗糖、蜂蜜、乳酪、花生、水果干、红薯等。

生活保健

患者应保持外阴清洁、干燥，瘙痒时切勿搔抓摩擦、热水烫洗，可以用卫生清洁剂浸泡、擦拭。注意卫生，勤换内裤，注意外阴清洁，内裤、毛巾用后应煮沸消毒，用弱酸配方的女性护理液每天冲洗外阴一次。急性感染期间要绝对禁止性生活，待症状好转后，性生活要戴避孕套，以防止交叉感染。

民间偏方

①老年性阴道炎小偏方：取油菜叶200克，放进烧沸的水中煮5分钟后捞出，置于碗内，用汤匙压取叶汁，取汁加盐调味饮用，每日2~3次，可祛瘀消肿，促进血液循环。

②滴虫性阴道炎小偏方：取黄檗、苍术、金银花各6克，苦参10克，生甘草5克一同放入砂锅内，加水烧沸，转小火继续煎煮25分钟后停火，取药汁加白砂糖搅匀饮用，每日3次，每次150毫升，有杀虫抑菌、清热消炎、止痒消肿的作用。

家常食疗

土茯苓绿豆老鸭汤

材料 土茯苓50克，绿豆200克，陈皮3克，老鸭500克，盐少许

做法 ①先将老鸭洗净，斩件，备用；②土茯苓、绿豆和陈皮用清水浸透，洗干净，备用。③瓦煲内加入适量清水，先用大火烧开，然后放入土茯苓、绿豆、陈皮和老鸭，待水再开，改用小火继续煲3小时左右，以少许盐调味即可。

功效 本品清热解毒、利尿通淋，非常适合老年性阴道炎患者食用。

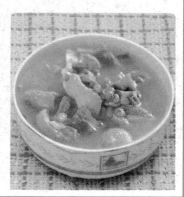

马齿苋荠菜汁

材料 鲜马齿苋、鲜荠菜各200克，盐适量

做法 ①把马齿苋、荠菜洗净，在温开水中浸泡30分钟，取出后连根切碎，放到榨汁机中，榨成汁。②把榨后的马齿苋、荠菜渣用温开水浸泡10分钟，重复绞榨取汁。③合并两次的汁，过滤，放在锅里，用小火煮沸，加盐调味即可。

功效 本品清热解毒、燥湿止痒、消肿止痛，对湿热下注引起的阴道炎、外阴瘙痒等症均有很好的疗效。

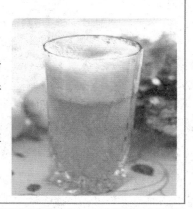

银花连翘甘草茶

材料 金银花5克，连翘5克，甘草5克，砂糖适量

做法 ①将金银花、连翘、甘草均洗净，煮锅加400毫升水，放入药材。②以大火煮开，转小火续煮20分钟。③加入砂糖，熄火取汁即可饮用。

功效 金银花、连翘具有清热解毒、消炎止痛的功效，对因热毒蕴结引起的阴道炎有较好的疗效，症见外阴肿胀、瘙痒或伴烧灼感疼痛，或小便涩痛、排尿不畅、口干舌燥、大便燥结等。

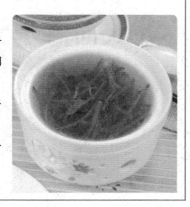

子宫脱垂

　　子宫脱垂，医学上是指子宫从正常位置沿阴道下降，宫颈外口达坐骨棘水平以下，甚至子宫全部脱出于阴道口以外。子宫脱垂主要由分娩时损伤造成的，如分娩时软产道过度伸展撕裂，没有及时修补，或是子宫口没有开全时过早用力，及难产处理不当等，都可造成支撑子宫的盆底组织松弛或撕裂。此外，产后过早劳动或患有慢性咳嗽、习惯性便秘，以及长期从事蹲、站等工作，均会造成腹腔内压力增加，使子宫下移而造成脱垂。

饮食宜忌

　　√应多食高蛋白食物，如瘦肉类、鸡、蛋类、鱼类、豆制品等，蛋白质是机体组织修复不可缺少的营养素，能加强肌肉的弹性。

　　√多食具有补气、补肾作用的食物，如山药、大枣、莲子、乌鸡、牛肉、猪肚等。

　　×忌食会引起下坠的寒性水产品，如蚌肉、田螺等水产品性寒，食用后会伤脾胃，或造成子宫虚冷下滑。

　　×忌食燥热性食物，如羊肉、狗肉、红参等；忌辛辣刺激性食物，如辣椒、葱、蒜、韭菜、花椒、酒等，这些食物会使得脱出的子宫充血、红肿，引起局部炎症或糜烂。

生活保健

　　注重劳逸结合，加强体育锻炼，提高身体素质，以加强盆底组织的支托作用。加强孕期保健，定期做产前检查，纠正贫血，增加营养，及时发现并纠正异常胎位，防范发生滞产、难产。妊娠期也应避免不适当的体力劳动。

民间偏方

　　①中气下陷型子宫脱垂小偏方：升麻10克，胡麻仁100克，猪大肠300克，调料适量。将大肠洗净，升麻布包，与芝麻同放入大肠中，置锅中，加清水适量同炖至大肠熟后，去升麻，加入食盐、味精调味，饮汤食肠，隔日1剂，连续3周，可益气固脱。

　　②肾气亏虚型子宫脱垂小偏方：金樱子150克，蜂蜜适量。将金樱子水煎取汁，共煎2次，两液合并，文火浓缩后兑入等量蜂蜜，煮沸候温装瓶，每日2次，每次20～30毫升。

🫖 家常食疗

☕ 党参老母鸡汤

材料 党参20克，枸杞、红枣各少许，老母鸡1只，盐3克，姜少许

做法 ①将老母鸡洗净，切块；枸杞、红枣、党参洗净；姜洗净，切丝。②锅内注水，放入老母鸡、党参、枸杞、红枣、姜丝一起炖煮。③煮至熟时，加入盐调味，起锅装碗即可。

功效 此汤具有补气养血、升举内脏的功效，适合因气血亏虚所致的子宫脱垂等慢性消耗性疾病的患者食用。

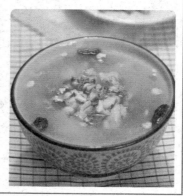

☕ 黄芪山药鱼汤

材料 黄芪15克，山药20克，鲫鱼1条，姜、葱、盐适量

做法 ①将鲫鱼去鳞、内脏，洗净，在鱼两侧各划一刀备用；姜洗净，切丝；葱洗净，切成葱花。②将黄芪、山药放入锅中，加适量水煮沸，然后转文火熬煮约15分钟后转中火，放入鲫鱼煮约10分钟。③鱼熟后，放入姜、葱、盐调味即可。

功效 鲫鱼可以益气健脾；黄芪可补气健脾、升阳举陷，山药可补肺、脾、肾三脏。三者搭配同食，能够提高机体免疫力，增强患者体质，对子宫脱垂有一定的食疗效果。

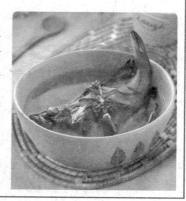

☕ 甲鱼芡实汤

材料 甲鱼300克，芡实10克，枸杞15克，红枣6颗，盐4克，姜片2克

做法 ①将甲鱼处理干净，斩块，入沸水中汆烫，去血水；芡实、枸杞、红枣均洗净备用。②净锅上火倒入水，调入盐、姜片，下入甲鱼、芡实、红枣，大火煮开，转小火煲煮2小时。③最后下入枸杞续煮5分钟即可关火。

功效 本品具有益气补虚、滋阴益肾等食疗作用，对老年性子宫脱垂有一定的食疗效果。

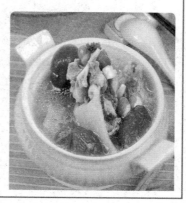

前列腺增生

前列腺增生是老年男性常见疾病，其病因是由于前列腺的逐渐增大对尿道及膀胱出口产生压迫作用，导致泌尿系统感染、膀胱结石和血尿等并发症，对老年男性的生活质量产生严重影响。前列腺增生主要表现为两组症状：一类是膀胱刺激症状，即尿频、尿急、夜尿增多及急迫性尿失禁；另一类是因增生前列腺阻塞尿路产生的梗阻性症状，如排尿费力、尿线变细、尿滴沥、血尿、尿潴留等。

饮食宜忌

√前列腺增生患者宜选用具有增加锌含量功能的中药材和食材，如桑葚、枸杞、熟地、杜仲、腰果、冬瓜皮、金针菇、苹果、鱼类、贝类、莴笋、圣女果、番茄等。

√宜选用具有消炎杀菌功能的中药材和食材，如白茅根、冬瓜皮、南瓜子、洋葱、葱、蒜、花菜等。

√宜食含脂肪酸多的食物，如南瓜子、花生、板栗、核桃等坚果类食物；宜食新鲜水果、蔬菜、粗粮及大豆制品。

√宜食具有利尿通便作用的食物，如车前子、玉米须、马蹄、西葫芦、冬瓜、蜂蜜、绿豆、赤小豆等。

×忌食辣椒、生姜、狗肉、羊肉、榴莲等辛辣刺激性食物，忌烟、酒。

生活保健

前列腺增生患者应注重自我保健调理，建议多穿通风透气、散热好的内裤，春冬季节尤其注意防寒保暖，同时可在临睡前做自我按摩。具体方法如下：仰卧，左腿伸直，左手放在肚脐的神阙穴上，用中指、示指、无名指三指旋转按摩，同时，右手同样的三指放在会阴穴部做旋转按摩，做100次后换手，做同样的动作。

民间偏方

湿热下注型前列腺增生小偏方：取干荷叶、车前子、枸杞各5克分别洗净，一起放入锅中，加水煮沸后熄火，加盖闷泡10～15分钟，滤出茶渣后调入蜂蜜即可饮用，具有清热解暑、利尿消肿的功效，适合前列腺炎、前列腺增生、尿路感染等患者服用。

家常食疗

圣女果烩鲜贝

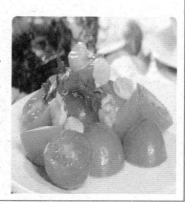

材料 鲜贝200克，圣女果150克，葱段、鸡精各5克，盐3克，高汤、淀粉各10克

做法 ①鲜贝、圣女果洗净，将圣女果切成两半。②炒锅入油，以中火烧至三成热时加入鲜贝及圣女果滑炒至熟，捞出沥干油。③锅中留少许底油，爆香葱段，放入鲜贝、圣女果炒匀，放入盐、鸡精、高汤调味，以淀粉勾芡即可。

功效 鲜贝和圣女果均富含锌，对男性前列腺炎有很好的食疗效果。

百合西葫芦

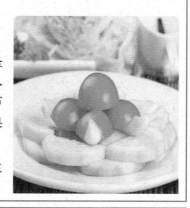

材料 西葫芦300克，鲜百合、圣女果各100克，白糖、盐、油、鸡精各适量

做法 ①西葫芦去皮、子，洗净切片；鲜百合洗净；圣女果洗净后切成两半。②炒锅上火，放油烧热，先放入西葫芦片煸炒一会儿，再放入百合煸炒。③炒至西葫芦片变色时加鸡精、白糖、盐调味，盛出装盘后用圣女果装饰即可。

功效 西葫芦可利尿通淋，圣女果富含锌，百合滋阴生津，三者合用，可辅助治疗老年性前列腺增生。

黄绿汤

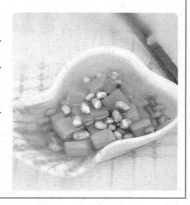

材料 南瓜350克，绿豆100克，冰糖少许

做法 ①将南瓜去皮、子，洗净切丁；绿豆淘洗干净备用。②净锅上火倒入水，下入南瓜丁、绿豆烧开，调入冰糖煲至熟即可。

功效 南瓜富含多种维生素，绿豆清热利尿，非常适合前列腺疾病的患者食用。此外，本品还适合尿路感染、上火等症者食用。

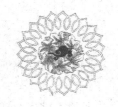